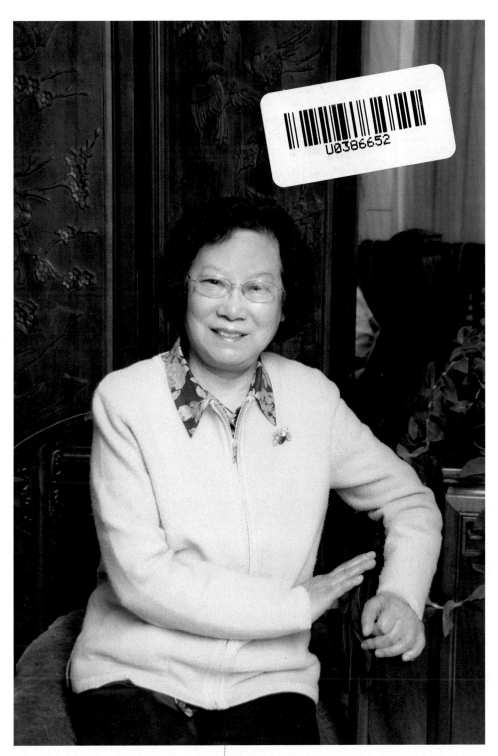

邹燕勤教授

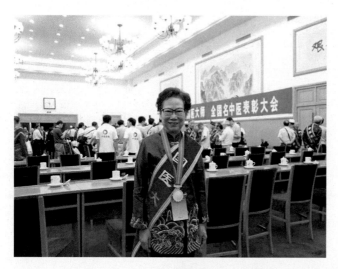

邹燕勤教授在北京参加
国医大师表彰大会

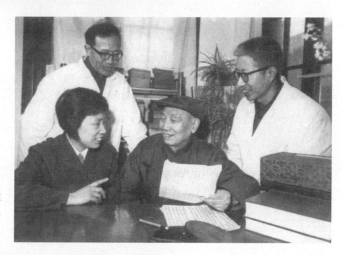

邹云翔教授（前一排
左二）与女儿邹燕勤
教授（前一排左一）

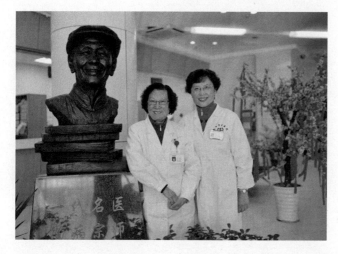

本书主编孔薇与恩师
邹燕勤教授合影

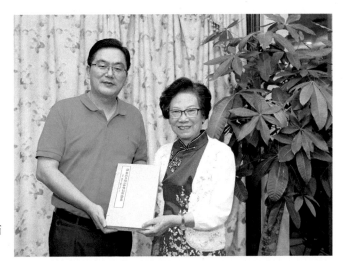

本书主编周恩超与恩师
邹燕勤教授合影

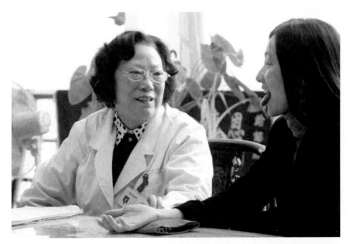

邹燕勤教授工作照

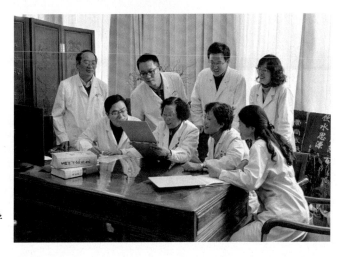

邹燕勤教授指导
她的师承弟子

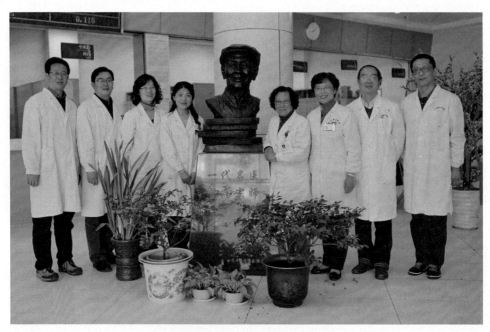

邹燕勤教授和她的师承弟子合影

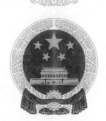

邹燕勤 同志：

国 医 大 师

荣誉称号

2017年5月

邹燕勤教授的国医大师证书

中医名家讲堂系列图书

邹燕勤

肾病十讲

邹燕勤国医大师传承工作室

孔薇 周恩超 主编

科学出版社

北京

内 容 简 介

邹燕勤教授为第三批国医大师，第二至六批全国老中医药专家学术经验继承工作指导老师，国家中医药管理局第一至四批中医优秀临床人才指导老师。邹燕勤教授长期从事中医肾病临床及研究工作，有丰富的学术经验与临床技术专长，她将中医药理论与自身实践经验相结合，形成丰富、独到的学术经验和特色，并培养了众多的学术继承者。为了弘扬和发展老中医药专家的学术经验与技术专长，突出名老中医药专家的特色经验，故笔者将其学术经验加以提炼，并以授课的形式体现，并将第一手材料进行保存和出版，以利于中医学术经验的继承和传播，同时更方便读者学习和体会。

本书适用于中医及中西医结合临床医师，特别对中青年医师丰富临床中医治疗肾病的经验，提高临床治病疗效，扩宽视野大有收益。

图书在版编目（CIP）数据

邹燕勤肾病十讲 / 孔薇，周恩超主编. —北京：科学出版社，2019.10
（中医名家讲堂系统图书）
ISBN 978-7-03-061322-6

Ⅰ. ①邹⋯ Ⅱ. ①孔⋯ ②周⋯ Ⅲ. ①肾病（中医）－中医临床－经验－中国－现代 Ⅳ. ①R256.5

中国版本图书馆 CIP 数据核字（2019）第 102816 号

责任编辑：陆纯燕 孙 曼 / 责任校对：杨 赛
责任印制：黄晓鸣 / 封面设计：殷 靓

科 学 出 版 社 出版
北京东黄城根北街 16 号
邮政编码：100717
http://www.sciencep.com

广东虎彩云印刷有限公司 印刷
科学出版社发行 各地新华书店经销
*

2019 年 10 月第 一 版 开本：B5（720×1000）
2024 年 11 月第二十六次印刷 印张：14 1/2 插页：2
字数：235 000
定价：80.00 元
（如有印装质量问题，我社负责调换）

编 委 会

主 编

孔 薇 周恩超

副主编

易 岚 仲 昱

编 委（按姓氏笔画排序）

于 翔 孔 薇 朱昕玥

仲 昱 易 岚 周恩超

邹燕勤教授简介

　　邹燕勤，女，1933 年 4 月 26 日出生，江苏省无锡市太湖镇（前无锡县东绛镇）人，双学士，南京中医药大学教授，主任医师，博士生导师，江苏省中医院全国中医肾病医疗中心学术带头人，江苏省名中医，享受国务院特殊津贴专家，首届江苏省国医名师，第三批国医大师，为我国中医肾病创始人、著名中医肾病学家邹云翔先生的学术传人。其曾任江苏省中医院肾病专业负责人、学科带头人，为第二至六批全国老中医药专家学术经验继承工作指导老师，担任国家中医药管理局第一至四批中医优秀临床人才指导老师，南京中医药大学中医师承博士生导师。2011 年 11 月，国家中医药管理局批准了"全国名老中医专家学术传承邹燕勤工作室"。2013 年 1 月被国家中医药管理局聘为中医传承博士后导师，并被邀作为江苏省 5 名导师的代表赴京，接受了时任卫生部副部长王国强同志授予的导师证书。

　　邹燕勤曾任南京中医学院中医系副主任及附属医院副院长，党委副书记，江苏省第六、七届政治协商会议成员，中国中医药学会第二届理事，江苏省中医药学会第四至六届理事，并曾任全国中医肾病专业委员会副主任委员，江苏省中医肾病专业委员会第一届主任委员，国家新药（中药）第四、五届审评委员会委员，国家自然科学基金会通讯评委。邹燕勤目前仍为中华中医药学会肾病分会顾问，世界中医药联合会肾病专业委员会顾问，江苏省中医肾病专业委员会顾问。

　　1957 年，邹燕勤于南京师范学院毕业后留校任教，为师承其父邹云翔先生（我国著名中医肾病、老年病学家）而转学中医。

邹云翔先生医术精湛，经验丰富，精于内、妇、儿科，尤对肾病、老年病见解独特。1968年，邹燕勤于南京中医学院中医系毕业后，留校担任中医系工作，长期从事中医肾病临床、教学、科研工作。在中医药治疗肾系疾病方面，特别是在慢性肾小球肾炎和慢性肾衰竭的中医药治疗上有独到的见解和深入的研究，积累了丰富的经验，并取得了丰硕的成果。

在长期临床实践过程中，邹燕勤一方面坚持及发扬中医特色，通过辨证论治，取得了显著疗效；另一方面，她不断学习现代医学新技术、新进展，弘扬而不拘泥于中医，将现代医学的诊治经验、研究成果灵活运用于中医的医疗及科研之中，使中医肾病专科医疗、学术水平不断提高。邹燕勤主持研究了卫生健康委员会课题"慢性肾功能衰竭辨证论治临床规律和原理研究"，江苏省教育厅课题"健脾益肾补气法治疗慢性肾炎气虚证的临床与实验研究"，江苏省科学技术厅课题"保肾片治疗慢性肾衰的新药研究"等。至今，邹燕勤以第一作者发表论文三十余篇，以第二作者及指导学生撰写论文八十余篇，编写专业著作八部，参篇著作四部，其代表作有《邹云翔学术思想研究选集》《中国百年百名中医临床家丛书·邹云翔》《现代中医肾脏病学》《中国现代百名中医临床家丛书·邹燕勤》《中华中医昆仑·邹云翔卷》《邹云翔实用中医肾脏病学》《邹燕勤治疗肾病临证经验医案集要》等。

序

自我记事起，父亲悬壶乡里，耳濡目染了家父诊病及救治患者的情形。迁居南京后我也经常去父亲行医的药房，潜移默化之间，为我今后从事中医工作播下了一粒种子，对中医有了一些感性认识。

1957 年，我于南京师范学院本科毕业后留校任生物系植物学助教。因国家中医传承工作需要，我于 1962 年 2 月奉命调入南京中医学院中药系药用植物教研室任教，并随父临床，又在职经过中医系六年制本科的系统学习。之后我边临床，边教学，边跟随父亲出诊、会诊（门诊、病房），勤观细琢。通过帮助父亲整理资料、总结医案、撰写经验，我收获颇多。父亲医术精湛，经验丰富，长期担任中央领导人的保健会诊医师，经常受邀去北京，我也每次陪同协助工作，经历多次重大会诊，记录、书写中医病历，这是很好的学习与磨炼的机会。父亲精于内、妇、儿科，尤其对肾病、老年病见解独特。经父亲言传身教、耳提面命加之自己勤勉，我渐得父亲真传，医术日精，特别在中医药治疗肾系疾病及老年病方面有了较深的认识和感悟。

经过数十年的实践、总结、凝练，形成了较为完整而系统的邹氏中医肾病学术体系，2013 年我带领弟子们完成了国家"十一五"重点图书《邹云翔实用中医肾病学》的编写。书中提倡以"保肾气"为核心的学术思想，认为肾气不足是肾脏病发生的根本内在因素，维护肾气、补益肾元是治病求本的体现；在治疗肾脏病时强调以肾为主，兼顾他脏，或从脾、从肺、从肝、从心论治，或多脏同治，整体调摄；提出"补肾必顾脾"，调理脾胃以强先天；肾病辨证首重虚实，治疗当抓住主要矛盾分期、分阶段进行；慢性肾脏病纯虚或纯实证候较少，以虚实夹杂证候较多，治疗以"扶正祛邪"为总的原则，视标本缓急分主次先后；治法崇尚和缓，平补平泻，用药轻灵，忌重浊厚腻；提倡"久病必和络"，并将活血和络贯穿于病程始终。这些学术观点和经验在《中国现代百名中医临床家·邹燕勤》《邹燕勤中医肾病临床求真》《邹燕勤中医肾病学术经验传承与创新》《邹燕勤治肾病临证经验医案集要》等多部专著中均有体现。2017年，我有幸被评为第三届国医大师，对我来说，是荣誉，更是一种重要责任，那就是在继续学习、提高自己时要带出更多优秀的弟子，将邹氏中医肾病继承好、发扬好，为人民服务好。

我认为继承好中医，首先，要做到"四个结合"，即大学教育与师承、家传学习相结合；学习经典著作与选读名医医案相结合；门诊跟师抄方与病房管床、名师查房指导相结合；集众家之长与悟一己心得相结合。其次，要坚持"三个勤"，即"勤思"，就是多用脑、多自问、多体悟，通过自己的努力找出答案；"勤手"，多实践之意，医学乃经验科学，有道是"熟读王叔和，不如临证多"，必须多临床、善临床，实践出真知，老师教得再好，但要变成自己的经验，必须经过实践这一关；"勤笔"，多记录、多总结、及时撰写论文、参与编写著作，这样促进自己不断提高。1976年，我在《新中医》发表总结邹云翔经验的《治疗肾炎的几点体会》一文；1978年，在《中华内科杂志》发表邹云翔学术经验《论治疗肾炎水肿的常用大法》一文；1981年，出版了《邹云翔医案选》，之后又出版了《邹云翔学术思想研究选集》等多部著作；1990年，我在《中国中西医结合杂志》发表《中药治疗IgA肾病40例》；1992年，在《中华肾脏病杂志》发表《IgA肾病的中医治疗》等几十篇文章。后来，更多的是指导研究生和学术继承人撰写论文，但近三年我还亲自写文章发表在学术期刊上。

江山代有才人出，中医事业必须有接班人，必须有具备真心、热心、钻心、恒心的同志们扛起邹氏中医肾病事业的重任。我的许多学生、弟子均已成为各大三级甲等中医院的学科带头人和业务骨干，他们不断地在实践中传承、创新和发展中医。这次，我的几位学术传承人将我平时的一些经验和体会，以及病案整理结集出版，目的是让更多的肾脏学科的同道能够相互交流、参考，共同促进我国的肾病事业，这也是响应政府关于"继承好、发展好、利用好"中医药的指示。我虽已八十有五，但身体尚健，还有几个愿望，即高高兴兴上班，服务广大人民和患者；高标准地带教好每批学生，为社会多培养优秀人才；高质量地从事中医肾病学术和临床研究，为中医肾病的发展奉献我的微薄之力。这是我晚年幸福生活的一些小目标。希望这本书能让大家读有裨益。

邹燕勤

于戊戌年冬至

目 录

第 一 讲
慢性肾病从肾治疗思路及临床运用

邹燕勤教授作为著名中医肾病、老年病专家邹云翔先生的传人，在中医药治疗肾系疾病及老年病调理方面研究颇深。邹云翔先生认为肾病，特别是慢性肾病，多见肾虚，治疗上注重维护肾元，这一学术思想对邹燕勤教授治肾学术思想的形成及遣方用药具有深远影响。

第一节　肾的生理及病理特点

1. 肾气化以主水

《素问·逆调论》说："肾者水脏，主津液。"肾主水，指肾脏具有蒸腾气化，主宰和调节水液代谢平衡的功能。而膀胱则储存及排泄尿液，即《黄帝内经》谓："州都之官，津液藏焉，气化则能出矣。"水入于胃，由脾而上升于肺，肺气肃降，水则下流归于肾。"三焦者，决渎之官，水道出焉"，人体通过三焦的气化功能维持着水液的代谢，使清者上升，浊者下降，而肾则为气化功能的主宰。肾系疾病中，由于水液的气化、排泄功能失职导致的"水肿""癃闭""淋证"等疾病很常见。肾气的充足与否，与水液的代谢密切相关。自《黄帝内经》始，把肾阴肾阳统称为"肾气"，张仲景所创的肾气丸，乃是平补肾阴肾阳以壮肾气的代表方药，正如明代吴崑所云："肾中水火俱亏者，此方主之。"金元时期则强调肾阴、肾阳及命门学说，并认为肾为水火之宅，张介宾言："肾中自有水火，水虚本不能滋养，火虚尤不能化生。"多年来，受"水为阴邪，非温不化"观点的影响，历代医家治疗水肿等症常用温阳化气、利水消肿之法。而随着现代疾病演变及药物等因素的影响，偏气虚、阴虚者尤为多见，故温化肾气之法渐为少用。邹燕勤教授在临证中甚为重视"肾气"，认为肾气不足、气化失司乃肾炎、肾衰竭的常见病机，主张对慢性肾病的治疗应注重以"保肾气"为根本原则，故创立了"保肾片"，该药通过平补阴阳、调摄肾气、补中寓泻治疗慢性肾衰竭；另外，还创立了"健肾片"，该药以健脾益肾、培补肾气，兼以化湿立意，用于慢性肾炎之脾肾气虚证。

2. 肾藏精微，宜固不宜泄

肾为先天之本，肾主藏精，主骨生髓。《素问·金匮真言论》云："夫精者，身之本也。"肾所藏之精，按其来源有"先天之精"与"后天之精"的区别："先天之精"禀受于父母，与生俱来，故《灵枢·本神》有"生之来谓之精"之说；后天"脏腑之精"乃水谷精微化生而来，藏之于肾，并不断充养先天之精。肾精是人体生命活动的物质基础，包括人体多种生命必需物质（如蛋白质），并参与血液的生成。邹燕勤教授认为，慢性肾炎患者尿中蛋白质及红细胞丢失乃精微物质之丢失，除部分由湿热困扰所致外，大多责之于肾气不足、固摄藏精功能失职，特别是无明显临床表现的蛋白尿及多形红细胞尿。故在治疗中，邹教授常用益肾固摄之法，防其精微下泄。

3. 与脾共主升清降浊

邹燕勤教授认为，生理上，脾、肾为先、后天之本，相互依存，相互促进，共同维持人体的生命活动。《景岳全书》云："人之始生，本乎精血之原；人之既生，由乎水谷之养。非精血，无以立形体之基；非水谷，无以成形体之壮……是以水谷之海本赖先天为之主，而精血之海又必赖后天为之资。"此外，脾肾在人体的水液代谢过程中相互协调。尽管人体水液精微的受纳、转输、布散、排泄，与肺、脾、肾、膀胱、三焦等脏腑有关，但与脾、肾关系最为密切。脾主运化水液，肾主水液代谢。脾肾功能正常，则保证水液的生成、输布与排泄过程正常，开阖有节，清者上升，浊者下趋膀胱，排出体外。在病理上，脾肾常相互影响，互为因果。如慢性肾衰竭即典型的肾元衰竭，开阖失度，水液代谢紊乱，清浊不分之病变。《医门法律》言："关门不利，则水无输泄而为肿满。"肾气不化乃水湿内蕴的根本原因，而水湿久积成浊，浊者不降，清者不升，故可导致"尿毒症性毒性物质"潴留体内，蛋白质及红细胞等精液物质下泄从尿中排出的升降失常的局面。张景岳提出"凡水肿等证，乃脾、肺、肾三脏相干之病。盖水为至阴，故其本在肾……水惟畏土，故其制在脾"。脾作为水湿之户枢，与肾同主升清降浊。

4. 主骨生髓

肾主骨，生髓，充脑。血液的生成、骨骼的发育常与肾藏精的功能密切相关，并且，脑为髓海，肾中精气上充于脑。肾的精气充盛，则骨骼轻劲有力，思维敏捷；若肾中精气不足，则小儿发育迟缓，骨软行迟，老人骨质脆弱。邹燕勤教授认为，慢性肾衰竭之际，肾元衰竭，肾精不足，骨髓不充，故化生血液障碍，常可伴见贫血、面色少华等血虚之象，也可见骨质疏松、骨关节疼痛等肾性骨营养不良的表现。

5. 主生长发育及生殖

肾具有主管人体生长发育的功能。《素问·上古天真论》说："女子七岁，肾气盛，齿更发长；二七而天癸至，任脉通，太冲脉盛，月事以时下，故有子；三七，肾气平均，故真牙生而长极；四七，筋骨坚，发长极，身体盛壮；五七，阳明脉衰，面始焦，发始堕；六七，三阳脉衰于上，面皆焦，发始白；七七，任脉虚，太冲脉衰少，天癸竭，地道不通，故形坏而无子也。丈夫八岁，肾气实，发长齿更；二八，肾气盛，天癸至，精气溢泻，阴阳和，故能有子；三八，肾气平均，筋骨劲强，故真牙生而长极；四八，筋骨隆盛，肌肉满壮；五八，肾气衰，发堕齿槁；六八，阳气衰竭于上，面焦，发鬓斑白；七八，肝气衰，筋不能动，天癸竭，精少，肾脏衰，形体皆极；八八，则齿发去。"此处说明人体生长发育情况可以从头发、牙齿、骨骼及生殖功能等方面表现出来。在人生、长、壮、老的各个阶段，肾中精气的盛衰变化决定其生理状态的不同。若肾中精气不足，小儿生长发育会迟缓；中年人则可见性功能减退，或出现早衰。

肾还主生殖。当人生长发育至青年时期，肾中精气充盛，女子出现"月事以时下"，男子出现"精气溢泻"，则提示人体具备了生殖功能。

6. 主纳气

《类证治裁·喘证》曰："肺为气之主，肾为气之根。肺主出气，肾主纳气，阴阳相交，呼吸乃和。若出纳升降失常，斯喘作焉。"因此，呼吸虽然由肺主管，但是肺吸入之清气，有赖于肾的摄纳作用。肾主纳气，是指肾有帮助肺保持吸气的深度，防止呼吸浅表的作用。若肾中精气不足，摄纳无力，不能帮助肺维持吸气的深度，则会出现呼吸浅表，或呼多吸少，动则气短等病理表现，称为"肾不纳气"。

第二节 慢性肾病肾虚特点

邹燕勤教授对慢性肾病，特别是慢性肾炎和慢性肾衰竭等有独到的见解及深入的研究，认为肾气不足是发病之本，并常与脾虚失运相关，而感受外邪则是疾病加重的诱因，久病入络，遂致湿瘀交结，迁延难愈。邹燕勤教授认为患者产生慢性肾病主要有下列几个方面的特点。

1. 病分内外，损伤肾气

六淫邪气影响人体，是致病的外在因素；饮食、情志、起居、劳倦失调，是致病的内在因素，内外因均可损伤肾气，而致肾病。肾藏精气，是人体生命活动的根本。肾精充足，精气发挥正常功能活动，脏腑各司其职，保持正常的生理状态，则人体健康。肾的精气不足，则导致气化、固摄等功能失调，并产生水湿、湿热、瘀血等病理因素及相应病证，如肾病的水肿、尿血、肾劳、肾功能损害等。而导致肾精不足之因则不外乎先天禀赋不足及后天损伤两大因素，根据其起病方式而分为内在因素致病和外在因素致病。

（1）内在因素致病：①先天不足，房劳过度。患者禀赋薄弱，体衰多病；或父母患有肾病，则先天精气不足，肾元亏虚；或因生育不节，房劳过度，肾气内伐，肾精亏耗，皆可导致气化失司。水液代谢紊乱，水湿泛溢，而成水肿；精微不摄，而成蛋白尿、血尿之症。②饮食不节，脾运失健。因脾主运化水湿，若暴饮暴食，或饥饱不一，饮酒过度，或饮食偏嗜，皆可损伤中焦脾胃。脾失健运则水湿不化，泛溢肌肤，而发为水肿。③情志失调，气机失畅。七情过度，忧思伤脾、郁怒伤肝、恐惧伤肾，均可导致脏腑气机逆乱，水液运化失常，成为引发肾病的诱因。

（2）外在因素致病：①风邪外袭，风为百病之长，又为百病之始，或兼热，或夹寒。风寒则使肺气郁闭，风热则使肺失清肃，均影响水之上源。肺失通调肃降，风遏水阻，风水相搏，泛溢肌肤，而成水肿之风水相搏证。

②湿毒浸淫，肺主肃降，通调水道，为水之上源；脾位于中焦，主运化水湿。肺主皮毛，脾主肌肉四肢。若湿热之邪蕴于肌肤，郁久则热甚成毒，湿毒壅阻局部，则化为痈疡疮痍。若不能及时清解消透，则疮毒之邪从皮毛内归于肺，从肌肉内归于脾，致肺失宣降而致水道不通，脾失健运而不能运化水湿，水湿不行，运行受阻，溢于肌肤四肢，发为水肿；热毒内归，下焦热盛，则可灼伤肾络而为血尿。③湿邪侵袭，由于脾主肌肉、四肢，主运化水湿。久居湿地，或暴雨涉水，或水中劳作，则水湿之邪内侵，困阻脾土，脾运失健，水湿泛溢而发为水肿；或湿邪化热，湿热留恋，灼伤肾络，损伤肾阴，精微失固而成蛋白尿、血尿之症。④药毒伤肾，一些中西药物，可直接损伤肾气，而致肾病或加重肾病。如西药中的氨基苷类药物，以及一些中药，如汉防己、关木通、马兜铃、天花粉、朱砂等均有肾毒性，对某些肾气不足或已患肾病者，这些药毒可直接克伐其肾气，使气化失司，水湿不行，泛溢肌肤而成水肿、蛋白尿或肾功能损害等症。

内因和外因对慢性肾病的发病均有一定的影响，在疾病的某些阶段或以外因为主者也不乏其例，如急性肾小球肾炎急性期，慢性肾小球肾炎、肾病综合征等疾病的发作阶段，均可表现为水湿、湿热、风邪外袭的标实证，宜采用以祛除外因为主的治标之法。而内在因素中的劳倦、饮食、情志也影响着脾肾功能，克伐先天之精及损伤后天之本，使肾失气化，脾失转输，精微不固，水湿泛溢，并且也可导致疾病的反复及加重。在内因和外因中，起根本作用的是内因，而外因通过内因起作用，这种认识也符合《素问·刺法论》中所述"正气存内，邪不可干"的理论。

2. 虚实夹杂，肾虚始因

肾所藏之精是人体功能活动的物质基础，宜固不宜泄。肾气充足，水液正常排泄，精微固摄，不致发生水肿、蛋白尿、血尿等症。而多种内外因损伤肺、脾、肾三脏正常的生理功能，特别是损伤肾之精气，则可致肾不藏精、封藏失职、开阖失节、水湿内蕴而见水肿、蛋白尿、血尿等症状。"精气夺则虚"，所以肾虚的本质是精气不足，古人也认为"肾病多虚证"。从临床来看，慢性肾病病程长、反复发作、迁延不愈，临床表现往往也以正虚症状为主。

对肾病病机的认识，从邹云翔先生开始，就已确立了肾气不足乃发病之因的论点，其提出慢性肾炎的发病虽有先天不足、后天失养、六淫侵袭、药物损害、七情所伤、劳倦过度、房室不节及素体肾虚等因素，但肾气不足是其发病的根本内因。邹云翔先生常列举临床上患扁桃腺炎、咽喉炎、猩红热、丹毒或皮肤化脓性疾病的患者，其中不是所有的患者都会发生肾炎，有的原发疾病很重而不发肾炎，有的原发疾病很轻却发生肾炎，这除了与病灶感染即六淫致病因素等外因有关外，个体差异这一内在因素也起着主要作用。邹云翔先生认为这个内因就是肾气。肾气充足的人，即使存在外感六淫或疮毒之邪入侵，或肾毒药物常规剂量的使用，也不会发生肾炎。这种认识符合《灵枢·百病始生》中"风雨寒热，不得虚，邪不能独伤人"等论述。而肾气不足之体，在外感六淫与疮毒之邪的侵袭下，病邪可乘虚而入导致肾炎的发生，也符合《素问·评热病论》中"邪之所凑，其气必虚"之理。邹燕勤教授认为，邹云翔先生所述之"肾气"，应理解为人的体质，泛指肾的气化功能，人体的正气，也包括免疫调节、抵抗肾炎发生等功能。"肾气"不足，不仅包括肾的气化功能不足，也包括人体的正气、体质及免疫功能等内在因素的紊乱。从临床来看，无论是肾炎、肾病综合征的水肿、蛋白尿，还是肾衰竭的氮质潴留、肾性贫血等症状，无不与肾虚病理有关。尽管有时疾病可主要表现为水湿、湿热、湿浊、瘀血等邪实症状，医者可采用以祛邪为主的治疗手段，但病本为虚，一旦标证缓解，仍需补肾固本。

邹燕勤教授在卫生健康委员会课题"慢性肾功能不全辨证论治的临床规律和原理研究"中，通过对慢性肾衰竭辨证规律的研究，阐明了慢性肾衰竭的主要病机是肾元衰竭、水毒潴留。肾元包括肾的真阴、真阳，肾元衰竭为病发之本，并由此导致的水毒潴留为病发之标，故慢性肾衰竭属本虚标实之证。在由她主持的江苏省科学技术厅课题"保肾片治疗慢性肾衰竭的中药新药研究"中，保肾片的组方亦是针对肾元衰竭的根本病机而设，由此确立了慢性肾衰竭的治疗以维护肾元、调摄阴阳、平补平泻为基本原则。

虽然不同的病证，其肾之阴阳虚损程度有差异，但肾虚为其内因之本。例如，慢性肾炎，病情轻浅之时，以功能性损害为主，气化固摄失职，病机以气虚及气阴两虚较为多见。而病及肾衰竭阶段，功能性及器质性损害均较严重，由浅入深，阴阳俱损，以肾元衰竭概括之更为恰当。不同的病种，肾虚的侧重面各有不同。在慢性肾炎患者中,脾肾气虚及气阴两虚者占绝大多数;糖尿病肾病及慢性肾盂肾炎患者则以气阴两虚证更为多见,并常伴有瘀血、水湿、湿热、湿浊等兼证。

3. 用药失当,易损肾气

在疾病治疗过程中,如用药不当,可损伤肾气,其中包括误治伤肾及药毒伤肾两个方面。

(1)误治伤肾:①误补,肾病多见虚证,在证候上可见肾阴虚、肾阳虚、肾精不足、肾气虚弱、肾气阴两虚等证,在治疗上常采用补肾之法。若将温补药用于肾阴虚,或将养阴药用于肾阳虚则更易伤阴损阳,加剧病情。且补益填精之品易滋腻助湿,伤脾碍胃,也可产生变证。②过用苦寒或辛热之品,由于肾病多见湿热病证,故常用苦寒清热之法。但苦能化燥,过用苦药则可克伐其阴,日久导致肾阴不足;寒可伤阳,过用寒凉之药,驱除邪热的同时又会引起肾阳亏损。另外,肾病多见水肿,医者常被"水为阴邪,非温不化"观念所束缚,故常导致温热之品滥用。而由于近年来饮食、气候及利尿剂或激素等药物的影响,肾炎、肾病综合征患者非但少见阳虚,反而气阴两伤者占多数。故该类患者即使出现水肿之症,也不可使用辛热之品。而阳虚者如过用、久用温热之品,也易消灼阴液,导致肾阴亏损。③过用攻逐,在肾病出现水肿、氮质潴留等本虚标实之症时,应攻补兼施,缓缓图之。若用药配伍不当,一味攻逐利水或泻下逐毒,则易伐气伤阳,损伤脾肾正气,加重病情。

(2)药毒伤肾:近年来,人们已逐渐认识到一些药物有肾毒性,可损伤肾气。有些肾脏疾病则因药物损伤肾气而成,或有些患者本身肾气不足,或已患有肾炎、肾病综合征等疾病,加之药物损伤,而致雪上加霜,损者益损,促使病情加重。西药中氨基苷类药物如庆大霉素、卡那霉素等对肾小管上皮细胞有损伤作用,严重者出现少尿或急性肾衰竭,故老年人及肾病患者应严格禁用。其他药物如解热镇痛药、化疗药物、碘造影剂、其他抗肿瘤药物等的肾毒性损伤也屡见报道。而一些中药的肾毒性也为人们所认识,有报道常用中药及成药中关木通、汉防己、青木香、马兜铃、斑蝥、雷公藤、蜈蚣、蜂毒、马钱子、朱砂、鱼胆、铅丹、雄黄、三黄片、龙胆泻肝丸、中华跌打丸等均有肾毒性损害。一些药物毒性与使用剂量、时间长短、配伍失当、缺少炮制相关。因此有肾毒性的中药在使用时需慎重,必须使用者应注意配伍，不可剂量过大或长时间服用，并注意监测服药患者尿蛋白及肾功能情况，如出现肾毒性损伤应及时停用，并予以积极辨证治疗。邹燕勤教授临床治疗中药伤肾病例中，以含关木通的中成药龙胆泻肝丸导致肾脏损害的病例就有多例。其中1例为一幼女，因性早熟，乳房过早发育，医以龙胆泻肝丸治之，患者觉之有效，遂自行加大剂量，长期服用，来诊时患者已因肾脏损害严重而无法避免透析治疗。另外，有些患者因胆囊炎或长期饮酒而服用龙胆泻肝丸而致肾脏损伤。邹教授临证时曾遇一例恐癌者，为"预防"肿瘤发生，自行配制马钱子制剂长期服用，而致肾功能不全，故远道来宁求医。

药可治病，也可致病，在临床上有毒药物应慎用、少用或尽量不用。对老年人及小儿等特殊人群，尤须慎防药物损伤肾气，因小儿肾气未充、脏腑全而未壮；老年人肾气已衰，精气不足，故有肾毒性的中西药物尤易损伤其肾气。对已患肾炎、肾病综合征的患者，也应避免使用具有肾毒性影响的中西药物，如必须使用者，则应结合保肾治疗，减轻肾毒性损伤。例如，冬虫夏草等具有防护药毒伤肾，促进肾损伤恢复的作用，金水宝胶囊、百令胶囊等人工虫草类中成药也有一定的保肾效果。

第三节　慢性肾病治肾思路

1. 维护肾气，治病求本

肾主水，藏精，只宜固藏，不宜泄露。肾气不足是导致水液代谢失调，精微下泄，出现水肿、蛋白尿、血尿的主要内因。故邹燕勤教授在慢性肾病的治疗上强调以维护肾气，加强肾的气化、固摄功能为根本原则。临证时应根据肾精、气、阴、阳虚损不同及程度差别，而分别选用填精、补气、滋阴、温阳之法，或合并用药。由于近年来人们生活条件较好，饮食肥甘或激素、利尿剂等药物因素的影响，肾气虚及阴虚者较为多见，曾统计慢性肾炎患者中气阴两虚者约占38.5%，而气虚者占48%，所以补益肾气、滋养肾阴是邹燕勤教授的常用治法。如确有阳虚且辨证得当者，短期服用温肾阳药也可获效，但使用此药大多取其通阳化气、通调水道之意，不可大剂久服，并常配合养阴填精之品防其温燥伤阴。邹燕勤教授常用的补益肾气药有川续断、桑寄生、厚杜仲、制狗脊、怀牛膝等；滋补肾阴药有生地黄、熟地黄、山茱萸、何首乌、枸杞子、旱莲草、女贞子等；温补肾阳药有菟丝子、淫羊藿、仙茅、冬虫夏草、肉苁蓉、制附子、肉桂等；补肾填精药常用紫河车、龟板、鳖甲、鹿角胶、阿胶等。邹燕勤教授之方，根据肾病表现特点，常以平补平泻组方，长期服用，缓缓图效，对病情严重患者延缓病情进展也很有效。

2. 治肾结合调脾，巩固后天

邹云翔先生十分注重调理脾胃，以补养后天。邹云翔先生常说："病者有胃气则生，无胃气则死""医生如司厨，用药配伍必须注意调味，以适合患者且其能接受为好，慎用苦寒伤败胃气之方药"。邹燕勤教授在临证时也十分注重脾胃功能的调理，认为脾胃的强弱决定了疾病的发生、发展及预后。况且药物作用能发挥也依赖于脾胃的敷布与转输功能。此外，益气滋肾养阴之品大多滋腻助湿，若脾胃之气不旺，则虚不受补，徒增其害。所以通过调理脾胃，可使"胃气壮，五脏六腑皆壮也"。在遣方用药时，健脾益气化湿为常用之法，因脾胃健运，可绝其生湿之源，常用参苓白术散或六君子汤加减。药用潞党参或太子参、生黄芪、生白术、生薏苡仁、茯苓皮、怀山药等。邹燕勤教授在治疗水湿、湿浊证时主张淡渗利湿，轻药重投，不主张过用攻逐利水或苦寒清利之品，以防伤脾胃之气。在慢性肾衰竭阶段，由于脾胃健运失职，升降失调，胃气上逆更为常见，故其治疗时常通过灵活运用调理脾胃方法来取得较好疗效。此外，对慢性肾衰竭湿浊证使用大黄时，主张以制者为宜，因肾衰竭患者需长久服药，生大黄大量或久用易苦寒败胃，更损脾胃之气。

3. 注重诱因，治标固本

患者脾肾亏虚，素体卫外失固，如肺卫受邪，失于通调水道，则促使脾肾之气更为虚损，蒸腾气化及转输敷布失职，水邪、湿浊更为肆虐，使邪愈实而正益衰。感受外邪，肺卫失和，患者常可见到咽喉红肿疼痛，咽痒而干，扁桃体肿大，或伴发热、咳嗽。邹燕勤教授认为此乃风邪热毒犯肺，蕴结咽喉，不可忽视。重者先祛邪，后扶正，方药专以清肺利咽，缓图治肾，常选用玄麦甘桔汤及银翘散加减，药用金银花、连翘、玄参、麦冬、桔梗、山豆根、射干、牛蒡子、重楼、蝉衣、制僵蚕、芦根、生甘草等。如肺经热盛，加用桑白皮、炒黄芩、炒栀子；轻则扶正化湿兼以利咽祛邪，常用邹云翔先生自拟补气清利汤，其主要药物为太子参、白术、连皮茯苓、金银花、炒黄芩、制僵蚕、黑玄参、福泽泻、桔梗、生甘草等。如为慢性咽炎，咽喉久痛隐隐，则用金银花、生甘草、胖大海泡茶频频饮用，咽喉局部可喷以西瓜霜或锡类散。蝉衣、制僵蚕、广地龙除具有清热解毒、利咽消肿作用外，尚有消除蛋白尿作用，故对蛋白尿伴咽喉不利患者尤为适宜。

4. 辨证辨病，灵活结合

邹燕勤教授认为，辨证论治是中医学的精华，但在辨证的基础上，了解不同肾脏疾病的病因及病理变化，辨证结合辨病，可提高临床疗效。如高血压、肾小动脉硬化所致肾病或慢性肾炎合并明显高血压，表现为阴虚阳亢者，在滋补肾阴的基础上，常配用钩藤、天麻、制何首乌、枸杞子、怀牛膝、夏枯草、制豨莶草、丹参、丹皮、川芎等平肝和络。糖尿病或糖尿病肾病患者常见血糖和血脂升高，以及瘀血征象，伴有血液黏稠度升高，病理多见肾脏硬化性改变，在辨证中常见肾阴虚或气阴两虚，在滋补肾阴或益气养阴时，临床常配合降糖及活血化瘀药，如生黄芪、山茱萸、生地黄、枸杞子、丹皮、丹参、赤芍、桃仁、红花、地锦草等，血脂升高常用荷叶、山楂、决明子等品。对水肿难消或尿蛋白明显者，常用地龙、僵蚕、全蝎、水蛭或大黄䗪虫丸等活血通络。慢性乙型肝炎相关性肾病或肾病伴肝功能异常者，常在益肾药中伍以养肝清利之品，常用当归、赤芍、白芍、枸杞子、五味子、垂盆草、田基黄、鸡骨草、马鞭草等。慢性肾盂肾炎多用益肾清利的中药，如独活、桑寄生、川续断、黄柏、鸭跖草、瞿麦、萹蓄、荔枝草、白花蛇舌草等；伴泌尿系结石，配合清利排石之品，如金钱草、海金沙、冬葵子、车前子、石韦等；出现血尿者加用白茅根、小蓟、仙鹤草、参三七等。此外，根据肾脏病理类型的轻重而确定治疗方案及用药深浅，辨证与辨病相结合，也是邹燕勤教授临床治疗肾病的特色之一。

5. 整体调摄，辨证护理

邹燕勤教授在临床中重辨证，整体调治，常在肾病治疗中结合治肺、治脾、治心、治肝，注重多脏腑调理，如脾肾同治、心肾同治、肺肾同治、肝肾同治、肺脾肾同治等，从而在治疗中收到很好的疗效，对延缓病情发展或稳定病情有很大的作用，体现了中医辨证论治的优势及特色。

邹云翔先生十分强调摄生保健，要求患者三分治疗，七分调养。邹燕勤教授继承其父在肾病、老年病方面注重整体调摄的经验，在肾脏病缓解期仍然注意采用中药整体调理，而对老年及慢性疾病患者配合养身膏方以调整人体气血阴阳、纠其盛衰、旺盛生机、健身延年，更有利于对疾病的防治。此外，邹燕勤教授强调慢性肾病患者平素应保持心情愉悦，注意季节变化，适时调摄，避免外感，防止体力过劳及房劳耗伤肾气，这些均是摄生保健、防病治病、提高疾病治疗效果所不可或缺的。

6. 药食并用，相得益彰

邹燕勤教授认为，慢性病及老年病患者应注重保全胃气，强调保全胃气更在于饮食。除了药物治疗外，肾脏疾病饮食调理也是至关重要的。慢性肾病患者饮食应以清淡营养为宜，不可过咸，过食生冷寒凉，过食肥甘油腻，以免加重肾脏损伤。慢性肾炎患者应注意饮食清淡，并应避免食用海腥发物，以免诱发或加重病情。而患石淋之人，大多平素不喜饮水，并常见饮食偏嗜，或喜食肥甘厚味，或过食辛辣酸咸，或喜饮酒醴饮料，易致脾胃不运，积湿生热，湿热蕴结，影响肾与膀胱的分清泌浊，使气化功能失司，故对该类患者，嘱其时时饮水，节制辛辣肥甘，注意饮食调理，才可绝其滋生湿痰之源。而她常给慢性肾病患者介绍的养生药膳食疗方如冬虫夏草老鸭煲、黄芪粥、地黄枸杞粥、首乌菟丝子粥、百合莲子粥等大多具有益肾健脾、药食并治的作用。

第四节　保肾"治未病"养生抗衰老的运用

邹氏两代人在辨治肾脏疾病及养生抗衰老方面，均注重辨证论治，维护肾气，并将传统的中医学与现代医学融会贯通，其保肾"治未病"的养生抗衰老学术思想在遣方用药中可见一斑。

1. 维护肾气，防病抗邪

（1）肾气充沛，却病延年：肾为先天之本，生命之根，主水，具有气化蒸腾，主宰和调节水液代谢平衡的功能；肾主藏精，"先天之精"禀受于父母，与生俱来，后天"脏腑之精"乃水谷精微化生而来，藏之于肾，并不断充养先天之精；肾主骨生髓，主纳气，为气之根。邹云翔先生认为，肾是全身脏腑功能的化源，对人的生长发育、预防疾病、健康延年等至关重要。肾气充沛，可促进生长发育，减少疾病，却病延年。因此，在防治肾脏病和养生抗衰老过程中，应特别注意维护肾的功能，注重保肾摄精，培补先天之本，这充分体现了"未病先防""治未病"的理论原则。

（2）**邪伤肾气，固肾为本**：肾精充足，则脏腑各司其职，内邪无以化生，外邪难以入侵，然邪既伤肾，当注意固肾为本，以防病情进一步进展。

2. 调摄养生，先安未受邪之地

邹燕勤教授认为，冬季膏方根据不同的个体，辨证处方，整体调摄，补养与治病相结合，扶正与祛邪相呼应，使人体强壮，"正气存内，邪不可干"，适宜慢性虚弱性疾病，可用于抗衰强身。慢性疾病大多病程较长，久病体虚，则机体气血阴阳不足。久病多虚，虚则补之。人到中老年时期，精神气血日渐衰弱，抗衰延年乃长久之事，应选择相应的补益药物来调理将养，维持人体阴阳平衡，加强脏腑气血功能，从而可达到强身抗老、延年益寿的目的。此外，特别应该注重调补先天之本肾及后天之本脾，使气血生化有源，正气旺盛，足以御邪。

3. 权衡阴阳，治肾各有侧重

邹燕勤教授在防治肾脏疾病及养生抗衰老方面，注重维护肾气来"治未病"。但辨肾虚当根据阴阳虚损的侧重不同而各有所治，调补肾中阴阳之时，补肾阴既不可过分凉润滋腻，防其助湿伤阳，又不可过于温燥伤阴。正如《灵枢·终始》所言："阴阳俱不足，补阳则阴竭，泻阴则阳脱，如是者，可将以甘药……"宜选择甘温或甘寒补益之品，并应根据患者偏阴虚或偏阳虚的不同，采用益肾养阴或温补肾气之法，但两者常配合应用，即《景岳全书》所云："善补阳者，必于阴中求阳，则阳得阴助而生化无穷；善补阴者，必于阳中求阴，则阴得阳升而源泉不竭。"

第五节　常用治肾法则及方药

一 常用治肾法则及临床运用

1. 常见肾虚证

（1）肾气虚弱

症状：腰膝酸软，耳鸣重听，眩晕健忘，溺有余沥，小便频数或失禁，男子遗精，女子带下稀白，面色㿠白，气短乏力，舌质淡胖、有齿印，苔薄白，脉细弱。

治则：补肾益气。

方药：大补元煎加减。太子参或党参、山药、熟地黄、杜仲、续断、枸杞子、当归、山茱萸、炙甘草等。

如为脾肾气虚，伴见少气懒言或自汗，面色萎黄，食欲减少，面浮足肿，大便溏薄者，治以补气健脾益肾，方选六君子汤加减，或用邹氏健肾片（药方附后）。如为腰酸腰痛，尿解欠畅者，可用独活寄生汤或无比山药丸加减。

（2）肾阳不足

症状：腰膝酸冷，尿少，肢体浮肿，夜尿频多、色清，畏寒肢冷，面色㿠白，头昏耳鸣，阳痿滑精，五更泄泻，舌淡胖嫩，苔白润，脉沉细。

治则：温补肾阳。

方药：金匮肾气丸或右归丸加减。桂枝、制附子、熟地黄、山茱萸、枸杞子、杜仲、菟丝子、山药、茯苓、丹皮、泽泻等。

如果为脾肾阳虚，伴见面色黧黑，食欲不振或食后作胀，脘冷喜温或口吐清涎，大便稀溏或五更泄泻，面肢浮肿，按之凹陷难起者，治以健脾益肾，温阳利水，方选附子理中汤和济生肾气丸加减。

（3）肾阴亏虚

症状：形体羸瘦，头昏健忘，失眠，梦遗，耳鸣耳聋，腰膝酸软，男子精少，女子经闭，低热虚烦，尿浊或尿多如脂，舌红少苔，脉细数。

治则：滋养肾阴。

方药：六味地黄丸或左归丸加减。熟地黄、山药、茯苓、山茱萸、菟丝子、枸杞子、丹皮、泽泻、女贞子、旱莲草等。

如果为肝肾阴虚，见头昏头痛，眩晕耳鸣，目赤心烦，腰酸膝软，口干咽燥，五心烦热者，治以滋补肝肾，平肝潜阳，方选杞菊地黄汤加减。而出现倦怠乏力，腰膝酸软，口干咽燥，夜尿清长，舌淡有齿痕，脉沉细者，为气阴两虚，常用益气养阴补肾之法，方选参芪地黄汤加减。

2. 常见肾虚兼标实证

（1）肾（阳）虚水泛

症状：全身浮肿，下肢尤甚，脐腹胀满，小便短少，或咳嗽气喘，痰多清稀，心悸目眩，畏寒肢冷，舌淡苔白，脉沉滑。

治则：温肾利水。

方药：真武汤或济生肾气丸加减。制附子、肉桂、白术、山药、丹皮、茯苓皮、泽泻、猪苓、生薏苡仁等。

（2）肾虚火旺

症状：潮热盗汗，五心烦热，虚烦少寐，头昏目眩，颧红唇赤，腰膝酸软，口干咽燥，尿赤便闭，舌红少苔，脉细数。

治则：滋阴降火。

方药：知柏地黄丸加减。知母、黄柏、生地黄、山茱萸、山药、丹皮、泽泻等。

 # 二 常用自拟治肾方剂介绍

1. 保肾片

保肾片是邹燕勤教授临床上用于治疗慢性肾衰竭的常用自拟方剂，为邹云翔先生保肾乙丸方精减化裁而来，现为院内制剂。保肾片的主要药物为制何首乌、菟丝子、太子参、茯苓、枸杞子、怀牛膝、泽兰、泽泻、车前子、制大黄等。其中制何首乌、菟丝子为该方中的君药。制何首乌味甘、苦、涩，性微温，归肝、肾二经，具有养血滋阴、补益肝肾、收敛精气之功，为平补阴血之良药，又具有微温之性，有阴中化阳之功；菟丝子味辛、甘，性平，归肾、肝、脾经，《本草品汇精要》谓其为"阳中之阴"药，主要功能为补肾益精，养肝明目，亦属阴阳平补之剂而偏于补阳，能于阳中生阴。制何首乌、菟丝子共为君药，两者配合，使阴中生阳、阳中生阴、阴阳生化无穷而具补益肾元、平调阴阳之功。太子参补脾益气，枸杞子、怀牛膝益肾，助君药培补肾元，牛膝可活血通络，引药下行，上三药并为臣药。茯苓、泽兰、泽泻、车前子、制大黄共为佐药，具有渗利泄浊、解毒利湿之功。诸药合用以补益肾元，健运脾胃，活血和络，渗湿泄浊，平补阴阳，缓泻湿浊（毒）。该方补而不滋腻滞邪，泻而不峻猛伤正，缓缓图治而达延缓肾衰竭进展之目的。诚如《灵枢·终始》所言："阴阳俱不足，补阳则阴竭，泻阴则阳脱，如是者，可将以甘药，不可饮以至剂。"故保肾片的甘平缓泻终可调摄阴阳，维护肾元，缓缓祛邪，纠正本虚标实之证。

邹燕勤教授认为肾为先天之本，生命之根，为全身脏腑功能之化源。而慢性肾衰竭则是由于肾元衰竭，湿浊（毒）潴留所致。肾元衰竭就是指肾之真阴真阳包括肾气俱衰、湿浊（毒）潴留是指由肾元衰竭而致的各种代谢废物如湿浊、瘀血等不能排出，从而潴留体内。保肾片则针对该病机所设立，功效为补益肾元，泄浊解毒，适用于慢性肾衰竭代偿期、氮质血症期、尿毒症早期及中期，以及中医诊断为肾元衰竭、湿浊（毒）内蕴证的患者。

1996 年，"治疗慢性肾功能衰竭的新药研究"将保肾片新药研发列为江苏省科学技术委员会（现科学技术厅）"九五攻关"项目，完成了中药新药研究的全部临床前研究工作。动物实验及临床实验均证实该方具有改善肾功能，延缓慢性肾衰竭病程进展的良好作用。并且分子生物学实验也证实该药具有抑制肾小球系膜细胞增殖、基质增生和间质成纤维细胞增殖的作用，从分子细胞水平阐明了该药的作用机制。

1999 年，保肾片项目转让至江苏康缘药业股份有限公司，并按照中药三类新药的技术要求对其进行创新开发，2001 年获得新药临床研究批件。2003 年 6 月至 2004 年 12 月，根据国家食品药品监督管理局（现国家药品监督管理局）批件（2001ZLI75）要求，采用随机、双盲双模拟、多中心、平行对照方法，观察保肾片治疗慢性肾衰竭气阴两虚兼湿浊证的临床疗效与安全性。治疗组采用保肾片治疗，对照组选用肾康宁片治疗。试验结果表明，保肾片能明显改善慢性肾衰竭气阴两虚兼湿浊证患者的中医症状，并降低尿素氮、血肌酐水平，减少尿蛋白丢失，提高内生肌酐清除率，在一定程度上纠正患者的贫血状态，疗效优于对照组。2010 年 9 月，该药物获得新药证书和生产批件，按照中药新药命名原则，命名为参乌益肾片（批准文号：国药准字 Z20100051）。

2. 健肾片

健肾片是邹燕勤教授临床上用于治疗慢性原发性肾小球肾炎脾肾气虚证的常用自拟方剂。邹燕勤教授认为肾为气化之根本，脾胃为气血生化之源，且是气化运动的枢纽。临床上慢性原发性肾小球肾炎以长期反复的水肿及尿的异常为典型症状，其产生和发展，无不以脾肾气化功能的虚弱为基础。若肾气虚弱，气化无权，开阖失司，则水湿不能化生尿液排出体外，遂出现尿少浮肿。而脾虚不能升清，则谷气下流；肾气不固，肾精当藏不藏，精微随尿液下泄，是蛋白尿产生的主要原因。据统计，慢性原发性肾小球肾炎脾肾气虚证现已为该病的主要证型，约占慢性原发性肾小球肾炎的 48%，邹燕勤教授以健脾益肾补气为原则创立了健肾片，该方主要适用于慢性原发性肾小球肾炎脾肾气虚证的患者。

健肾片的主要药物为党参、生黄芪、白术、怀山药、生薏苡仁、茯苓、山茱萸、菟丝子、桑寄生、怀牛膝等。其中党参、生黄芪为该方中的君药。党参味甘，性平，具健脾补肺、益气生血之功，且其性中和，补而力缓。张山雷《本草正义》说："党参力能补脾养胃，润肺生津，健运中气，本与人参不甚相远。其尤可贵者，则健脾运而不燥，滋胃阴而不湿，润肺而不犯寒凉，养血而不偏滋腻，鼓舞清阳，振动中气而无刚燥之弊。"生黄芪味甘，性温，归肺、脾二经，主要取其健脾益气、利水消肿之功。黄芪、党参合用，以健脾益气，利水消肿，且脾气健运可绝其生湿之源。而白术、山茱萸、菟丝子共为臣药。其中白术助黄芪、党参以健脾益气，化湿助运；山茱萸益肾填精，偏于养阴，菟丝子补肾益精，养肝明目，平补阴阳，而偏于补阳，两者一阴一阳，补益肾元，助君药党参、生黄芪益气扶本。怀山药、生薏苡仁、茯苓健脾化湿，桑寄生、怀牛膝益肾和络，上药共为佐药。诸药合用，共达益气健脾、益肾化湿之功，该方采用甘平之剂，综合水肿等症状，以"其本在肾""其制在脾"为原则，以健脾益肾之法治其根本，而非运用利水攻逐之品，防其更伤脾肾之气，同样取得了较好疗效。

通过江苏省教育厅课题"健脾益肾补气法治疗慢性原发性肾小球肾炎脾肾气虚证的临床和实验研究"，从临床及动物实验方面均证实了邹燕勤教授设立的健肾片具有改善慢性原发性肾小球肾炎脾肾气虚证症状，有效降低蛋白尿的作用。另外，健肾片对嘌呤霉素实验性肾病大鼠模型也具有较好的治疗作用，其可明显降低实验模型的尿蛋白含量，升高血清白蛋白，调节血脂及免疫功能，调节氧自由基反应失衡及一氧化氮异常。该研究已于 1996 年通过省级鉴定，1997 年获江苏省科学技术进步奖四等奖。

3. 独活寄生汤加减方

独活寄生汤为孙思邈《备急千金要方》中用于治疗由"肾气虚弱，卧冷湿地当风"而致腰背痛的著名方剂。该方具祛风湿、止痹痛、益肝肾、补气血之功。

邹燕勤教授临证常以该方加减治疗慢性原发性肾小球肾炎、慢性肾盂肾炎、泌尿系统结石等以腰酸隐痛为主要表现者。其常用加减基本方及用量为炒独活 6g，桑寄生 20g，川续断 20g，怀牛膝 15g，杜仲 20g，太子参 30g，茯苓皮 30g，赤芍 15g，白芍 15g，车前子 30g，泽兰 15g，泽泻 15g。加减后该方具有健脾益肾、祛风化湿、利水和络的作用。慢性肾盂肾炎伴尿频、尿急、尿痛、尿解不畅者宜加用清利之品，如瞿麦、萹蓄、鸭跖草、凤尾草、黄柏、白花蛇舌草等；慢性原发性肾小球肾炎恢复期，浮肿已退，腰酸隐痛为主者加用山茱萸、生黄芪、制狗脊以加强补肾之力；泌尿系统结石表现为腰痛、尿排砂石者，加用金钱草、海金沙、冬葵子、制苍术、六一散、乌药等以清利排石。

4. 益肾清利，祛风通络方

邹燕勤教授自拟益肾清利，祛风通络方治疗难治性肾病综合征。难治性肾病综合征病情复杂，缠绵难愈，正虚及邪实均非常突出，临床主要表现为大量蛋白尿，伴或不伴有高度水肿。肾脏病理类型多表现为膜性肾病、局灶节段性肾小球硬化、膜增生性肾炎、中重度系膜增生等。该疾病的患者对激素及免疫抑制剂不敏感或依赖，临床治疗非常棘手。对于该类难治性肾病综合征的患者，邹燕勤教授辨其脾肾不足，肾气虚惫，风寒或热湿瘀胶结于肾为基本病理环节，治疗上须健脾益肾，大补肾元，健运脾胃，搜风剔络，活血利水。基本方药为川续断、桑寄生、生黄芪、党参（太子参）、炒白术、茯苓、生薏苡仁、僵蚕、蝉衣、赤芍、丹参、川芎、景天三七、玄参、射干、甘草。

对于脾肾虚衰证，邹燕勤教授主张脾肾同补，药用川续断、桑寄生、生黄芪、党参（太子参）、炒白术、茯苓、生薏苡仁、甘草等。邹燕勤教授尤其擅用大剂生黄芪大补脾肾之气。《神农本草经》将黄芪列为上品，其味甘，性微温，归脾、肺、肝、肾经；"耆，长也，黄耆色黄，为补者之长，故名"（《本草纲目》）。文献报道，以黄芪为主的方剂可调整辅助性 T 淋巴细胞免疫失衡，抗菌，升高白蛋白，还能减少白细胞介素-6（interleukin-6，IL-6）、转化生长因子-β_1（transforming growth factor-β_1，TGF-β_1）等多种炎症因子及促肾脏纤维化因子的表达和细胞外基质的积聚，抑制肾小球硬化，减轻肾间质纤维化，保护足细胞等。邹燕勤教授常于方中使用生黄芪 30g，只要无明显脘胀纳差，剂量可渐增至 60～80g，配合党参（气阴两虚者用太子参）、炒白术、茯苓、生薏苡仁补益脾肾，并佐以防风、佛手等疏肝理气，防止补气太过、滞脾碍胃。另生黄芪走表，配合防风、炒白术、茯苓皮、猪苓、车前子等兼有补气固表、利水消肿之意，不仅可使水肿消退，还可扶助正气，使卫表坚固，减少患者感冒的次数，亦大大减少肾病复发的机会。

邹燕勤教授认为难治性肾病风寒湿交结，抑或风湿热交结，湿性黏滞下趋，流注肾脏。风气入肾，风性开泄，合于湿热或寒湿扰于肾关，致肾气失固，精微物质流失，产生蛋白尿、血尿；若合并高血压肝风鸱张，亦可下扰肾关，关门不利，加重蛋白尿、血尿。风寒（热）湿胶结不解，气血运行不畅，加之病久入络，气滞血瘀日盛，导致肾脏硬化、纤维化。邹燕勤教授抓住肾病会出现风、湿、瘀的病理环节，在大补元气、调理脾胃基础上，重点采用祛风通络、活血利湿之法，中药常用僵蚕、蝉衣，少效或无效者可渐增全蝎、地龙、水蛭、蜈蚣等品，取虫类药钻透剔邪，搜风通络，兼以熄风化痰之功。但剂量应尽量控制在《中华人民共和国药典》所规定的范围内，不可过剂。邹燕勤教授运用活血化瘀药物大多采用当归、赤芍、丹参、川芎、桃仁、红花、景天三七等活血通络之品，兼以养血不伤气血。现代研究表明虫类药及活血化瘀药具有免疫调节，抗纤维化，抗炎、抗凝、溶栓，促进肾组织修复的作用。

难治性肾病常因感冒咽痛而诱发或复发，因此，邹燕勤教授认为清利咽喉是治疗肾脏病不可分割的一部分，有效清除感染灶，控制炎症，有利于肾脏病的恢复。邹燕勤教授常于方中配伍清咽渗利之品，喜用玄参、金银花、射干、麦冬、桔梗、车前草、白花蛇舌草、僵蚕、蝉衣，热毒甚者加黄芩、栀子，配合茯苓、生薏苡仁等同用，一方面清热解毒，控制咽炎；另一方面，清利湿热，使热毒湿热之邪从下而走，使邪有出路，避免及减轻肾脏损伤。

治疗难治性肾病，邹燕勤教授将益肾清利、祛风通络诸法合用，并坚持守法守方数月甚至数载，使正气渐充，邪气渐去，尿蛋白渐降，取得疗效。

三 常用益肾验方及药膳

1. 洋参虫草饮

西洋参 5g，冬虫夏草 3g。上二味煎汤代茶饮用。功效：补益肾气。本品可用于急、慢性肾衰竭及药物性肾损伤者。

2. 枸杞菊花茶

枸杞子 5g，菊花 5g。上二味用沸水泡茶饮用。功效：滋肾平肝。本品可用于肾阴不足、肝火上炎者。

3. 山药天地汤

山药 250g，天花粉 15g，生地黄 15g，黄芪 9g，麦冬 9g。将上五味煎汤代茶，长期饮用。功效：健脾益肾，降低血糖。本品适用于糖尿病肾病脾肾气虚或气阴两虚患者。

4. 虫草老鸭煲

老鸭 1 只，冬虫夏草 5～10g，生姜 2 片。将老鸭去毛、内脏，洗净，将冬虫夏草放入老鸭肚中，隔水文火炖烂，食肉嚼服冬虫夏草，分数日吃完，一般在冬至节气后服用。功效：滋阴补肾。本品适用于多种急、慢性肾脏病或肾功能减退的患者。

5. 芡实粳米粥

芡实 30g，莲子 30g，粳米 50g。上药及粳米洗净后，加水煮粥即成，分 1～2 次服用。功效：补气健脾，益肾涩精。本品适用于脾肾亏虚的尿频或蛋白尿患者。

6. 粟米山药粥

粟米 50g，山药 15g。将粟米、山药洗净，放入锅中，加适量的水，用武火煮沸，文火熬煮成粥。功效：补中益气，健脾益肾。本品适用于脾肾气虚的尿频或蛋白尿患者。

第六节　常用治肾病案举例

案 1. 气虚湿浊之肾劳

【初诊】郭某，男，44 岁，2011 年 6 月 23 日。

患者因眩晕反复十余年，腰酸乏力 2 个月而就诊。患者有家族性高血压病史，10 年前因眩晕做检查后发现高血压，平日服用美托洛尔、氯吡格雷、丹参片等药，2003 年发现肾功能不全，有时小便有泡沫，伴腰部不适，无明显水肿。近 2 个月自觉腰酸乏力，头昏，口干，面黄欠华，纳谷尚可，无恶心呕吐，小便量可。血生化：尿素氮 29.8mmol/L，肌酐 862μmol/L，尿酸 504μmol/L，三酰甘油 5.18mmol/L；血常规：红细胞计数 $3.8×10^{12}$/L，血红蛋白 107g/L；尿常规：蛋白质＋＋。患者贫血貌，下肢无水肿，舌淡红，苔薄黄，脉细弦。故根据辨证，中医临床诊断为"肾劳"之肾虚湿浊证，西医诊断为"慢性肾衰竭（尿毒症期）""肾小动脉硬化症"。病机为肝脾肾气阴两虚，湿浊内蕴，络脉失和。治拟益肾健脾、化湿泄浊、活血和络法，方用保肾片方加减。

处方：川续断 15g，桑寄生 15g，杜仲 20g，川牛膝 15g，制何首乌 20g，菟丝子 10g，太子参 30g，生黄芪 30g，生薏苡仁 30g，茯苓皮 50g，炒白术 10g，谷芽 20g，麦芽 20g，丹参 20g，赤芍 15g，川芎 10g，桃仁 10g，积雪草 20g，土茯苓 10g，六月雪 20g，制大黄 15g，生牡蛎 40g，昆布 10g，车前子 30g，萹蓄 20g。日服 1 剂，28 剂。

【二诊】2011 年 7 月 28 日，服药后，患者胸闷缓解，腰不酸，仍感头晕，小便正常，偶有泡沫，夜尿 1 次，大便日行 2 次，微稀，一般情况尚可。7 月 27 日查血生化：尿素氮 21mmol/L，肌酐 906μmol/L，钙 2.1mmol/L，磷 1.72mmol/L；尿常规：蛋白质＋＋；血常规：红细胞计数 $3.62×10^{12}$/L。血红蛋白 101g/L。舌淡红，苔黄，脉细，血压 130/85mmHg，现仍服用氯吡格雷、美托洛尔、硝苯地平控制血压。病机当属肝脾肾气阴两虚，肝阳上亢，湿浊内蕴，络脉失和。治疗转从平肝潜阳、益肾泄浊方进治。

处方：钩藤 20g，天麻 10g，杜仲 20g，怀牛膝 30g，夏枯草 15g，制何首乌 20g，枸杞子 20g，太子参 30g，生黄芪 30g，生薏苡仁 30g，茯苓 30g，川续断 15g，桑寄生 15g，土茯苓 30g，积雪草 20g，六月雪 20g，萹蓄 20g，制大黄 15g，昆布 10g，车前子 30g，生牡蛎 40g，菟丝子 10g。日服 1 剂，28 剂。

【三诊】2011 年 9 月 1 日，患者一般情况尚可，无肢体浮肿，小便无泡沫，大便日行 2 次，成形，8 月 31 日查尿常规：隐血＋，尿蛋白＋＋；血常规：白细胞计数 $3.83×10^{9}$/L，红细胞计数 $3.65×10^{12}$/L，血红蛋白 106g/L；血生化：尿素氮 22.2mmol/L，肌酐 676μmol/L，尿酸 453.4μmol/L，三酰甘油 2.66mmol/L，高密度脂蛋白胆固醇 0.74mmol/L。血压 140/90mmHg。舌淡红，苔黄，脉细弦。患者病情改善，继守原方，酌加活血和络之品。

处方：2011 年 7 月 28 日原方加丹参 20g，赤芍 15g，川芎 10g。日服 1剂，28 剂。

【四诊】2011 年 10 月 13 日，患者服上药 1 个月病情持续稳定，10 天前外感后咳嗽，咳痰不多，无发热，腹胀便干，纳谷尚可，10 月 12 日查肾功能：血肌酐 552.9μmol/L，尿素氮 21.94mmol/L，尿酸 434.3μmol/L。舌淡红，苔薄黄，脉细。患者本属气阴不足，加之外感风邪，肺失宣肃，治疗先从急则治其标入手，治法为益气养阴、清肺化痰止咳，兼以益肾泄浊。

处方：南沙参 15g，杏仁 10g，紫菀 10g，款冬花 10g，金荞麦 30g，鱼腥草 15g，冬瓜仁 20g，橘络 10g，佛手 10g，生薏苡仁 30g，浙贝母 15g，川续断 10g，槲寄生 10g，玉米须 30g，萆薢 20g，土茯苓 20g，积雪草 20g，六月雪 20g，制大黄 15g，生牡蛎 40g，车前子 30g。日服 1 剂，7 剂。

【五诊】2011 年 10 月 20 日，患者感冒已愈，无浮肿，不咳嗽，精神饮食均可，时有嗳气，大便日行 2~3 次，夜尿 2~3 次，舌淡红，苔薄黄，脉细。因外感标证已去，故治法转从益肾健脾，和络渗湿。

处方：川续断 15g，桑寄生 15g，杜仲 20g，制狗脊 15g，川牛膝 15g，太子参 30g，生黄芪 30g，生薏苡仁 30g，茯苓 30g，丹参 20g，赤芍 15g，川芎 10g，红花 10g，积雪草 20g，土茯苓 10g，六月雪 20g，制大黄 15g，生牡蛎 40g，昆布 10g，车前子 30g。日服 1 剂，28 剂。

11 月 16 日复查血生化：肌酐 584.2μmol/L，尿素氮 20.84mmol/L，尿酸 407.6μmol/L，病情基本稳定。

【按语】慢性肾衰竭为本虚标实、虚实夹杂之症，治疗既要补益，又要祛邪。邹燕勤教授治疗慢性肾衰竭强调维护肾气，平补平泻。特别对气阴两虚患者，她强调扶正养阴不可滋腻，益气不宜温燥，祛邪淡渗泄浊，化湿不可伤阴，通腑不可攻逐，宜缓泻湿浊，防峻猛之剂损伤正气。维护肾气、平补平泻是其治疗中贯穿始终的辨治原则。

因慢性肾衰竭病机是肾元衰竭，气血阴阳不足，虚弱劳损，故邹燕勤教授在治疗中强调维护肾气，即"保肾元"，以求增一份元阳、复一份真阴。邹燕勤教授治疗慢性肾衰竭在继承其父邹云翔先生的学术思想与经验的基础上进一步发挥，其补益肾元之品不用峻补而用平补。根据《灵枢·终始》所述"阴阳俱不足，补阳则阴竭，泻阴则阳脱，如是者，可将以甘药，不可饮以至剂"，以及王肯堂《证治准绳·关格》中指出"治主当缓"，辨证中不妄投辛热、苦寒、阴凝之品，以防温燥伤阴，寒凉遏阳，滋腻湿滞，而以甘平之剂为主，补而不滞，滋肾不腻，温而不燥，缓缓图治而获良好疗效。

因本虚而产生的病理产物即浊毒潴留于体内为实邪，治疗中则要祛邪解毒。祛邪常用攻法，而攻邪也有猛攻与缓泻之别。邹燕勤教授主张治疗中祛邪缓攻，不妄投辛热、苦寒、阴凝之品，防温燥伤阴、寒凉遏阳、损伤正气，以甘平之剂缓缓图治，从而达到延缓慢性肾衰竭进展速度的目的。

补益肾元之品选用滋阴而助阳，益阳而育阴之品，达平补肾元之目的。在祛邪方面，亦不用峻猛攻逐之品，如利水不用甘遂、大戟等峻下逐水之品而用补气利水、健脾利水、淡渗利水之品。解毒少用生大黄，以适量制大黄配伍，以佐药置之，并用多种泄浊法则，祛邪而不伤正气，达平泻湿浊之功。

而在病情出现外感等标实证变化时，应急则治标，若其外感不治，将会加重病情。而待病情稳定后再以健脾益肾、和络渗湿之法治疗本病。

案 2. 肾虚湿热之腰痛

【初诊】孙某，女，53 岁，1997 年 12 月 30 日。

患者十余年前腰扭伤后，时有腰痛。2 年前劳累后出现尿频、尿痛，腰痛明显，诊为"尿路感染"，经治而愈。近四月腰痛加剧，无明显尿频、尿痛，B 超提示右肾盂积水，并有镜下血尿。就诊时症见腰酸腰痛，小便色黄，口干欲饮，肢体无浮肿，舌淡红，苔薄黄，脉细。尿红细胞计数 22 万/mL，均一型。中医辨证属"腰痛"之肾虚湿热证，西医诊断为"尿路感染""肾盂积水"。病机为肾气不足，湿热内阻，肾府失和，治拟益肾清利之独活寄生汤加减。

处方：炒独活 6g，桑寄生 15g，川续断 15g，功劳叶 10g，生地黄 10g，枸杞子 10g，制狗脊 15g，女贞子 10g，旱莲草 10g，瞿麦 15g，萹蓄 15g，鸭跖草 15g，白茅根 30g，仙鹤草 15g，蒲公英 15g，车前子 30g（包煎）。

上方根据病情酌加调整，连续服用 1 个月，腰痛明显好转，复查 B 超无肾盂积水。

【按语】本例患者原有腰痛久疾，并有"淋证"病史，乃肾气亏虚、湿热未尽之证，此次发病虽无明显湿热蕴结下焦，膀胱气化失司的尿频、尿痛，但其腰痛加剧及肾盂积水、镜下血尿均是湿热内蕴、肾络失和的症状及客观指标。肾虚湿热证是慢性肾盂肾炎及反复尿路感染中最常见的中医证型。其发作期湿热征象明显者宜以清利湿热为主，方选八正散或知柏地黄丸加减；缓解期以肾虚表现为主，或腰酸腰痛为主症者，常选独活寄生汤加减。独活寄生汤乃孙思邈《备急千金要方》中用于治疗"肾气虚弱，卧冷湿地当风"而致腰背痛的著名方剂。其具祛风湿、止痹痛、益肝肾、补气血之功。此处经加减用于肾虚湿热之腰痛取其补肝肾、强腰膝、清利湿热、和络止痛之功。尿路感染是导致肾盂积水的常见原因，而大多数清热利湿药物具有"消炎"之功，故在肾盂积水时常常选用。此外，镜下血尿也常属于湿热内蕴下焦，络伤血溢的"微观"尿血，仍须凉血止血，临床常选清利凉血之品，如白茅根、大蓟、小蓟、石韦等。

第二讲
从心、肺、肝、脾治疗肾脏病

　　整体观念是中医学理论体系的主要指导思想，始终贯穿于中医学理论体系之中。万事万物皆通阴阳五行，从宇宙至万物生灵皆是此理，一脉相承于中国古代朴素的世界观，正如《道德经》所云："道生一，一生二，二生三，三生万物，万物负阴而抱阳，冲气以为和。"阴阳相抱，相生亦相克，气机冲突又相互交融，融而为和。中医学理论起源于这一观念，于人而言，亦即五脏相通，如《素问·玉机真脏论》所云："五脏相通，移皆有次。"因此，五脏既相互资生，又互相制约。五脏之病，绝不能割裂而论治，正如《金匮要略·脏腑经络先后病脉证》所云："五脏病各有所得者愈，五脏病各有所恶，各随其所不喜者为病""夫治未病者，见肝之病，知肝传脾，当先实脾。四季脾旺不受邪，即勿补之……夫肝之病，补用酸，助用焦苦，益用甘味之药调之。酸入肝，焦苦入心，甘入脾，脾能伤肾，肾气微弱，则水不行；水不行，则心火气盛，则伤肺，肺被伤，则金气不行；金气不行，则肝气盛。故实脾，则肝自愈，此治肝补脾之要妙也。肝虚则用此法，实则不在用之。经曰：虚虚实实，补不足，损有余，是其义也。余脏准此"。后世宗之为杂病辨证的纲领。

　　从五行论五脏，各脏之间均有密切联系。五脏诸气调和，其气相生，即肝木助生心火，肝血以济心血，肝之疏泄以辅心行血；心火又生脾土，心阳温煦则脾之运化旺盛；脾土生肺金，脾气运化，化气以充肺；肺金生肾水，肺为水之上源，精津下行可滋肾精，其气肃降以助肾纳气；肾水再生肝木，精血同源，肾之精养肝之血，阴阳相济，肾之阴降肝之阳。五脏相克，若五脏调和则可防脏气之过，若变生疾病又相互影响，即肾水克心火，可防心火亢烈，其克太过又伤及心阳；心火平肺金，以抑肺之清肃太过，若心火过烈，则灼伤肺络；肺金制约肝木，防其木郁火起，其制之过，则伐其肝气；肝木制约脾土，肝气条达，可助脾气之健运，若肝之木郁，则脾气亦不疏；脾土克制肾水，同治水液源流，若脾气不运，肾水亦停，水气泛滥，而发水肿。

就治肾而言，肾为先天之本，在五脏中地位崇高，与其余各脏亦密切相关。明末医家赵献可《医贯》有"命门君主"之说，言命门居于两肾之中，是"真君真主"，其气"主宰先天之体"，在五脏六腑之上，有"流行后天之用"。又有"命门为十二经之主。肾无此，则无以作强，而伎巧不出矣；膀胱无此，则三焦之气不化，而水道不行矣；脾胃无此，则不能蒸腐水谷，而五味不出矣；肝胆无此，则将军无决断，而谋虑不出矣；大小肠无此，则变化不行，而二便闭矣；心无此，则神明昏，而万事不能应矣。正所谓主不明则十二官危也"，而命门居肾，因此肾之气影响五脏之气，肾之阴阳统领五脏之阴阳，不可谓不重也。明代医家张景岳也认为，人之精藏于肾之中，为命门，肾之精则为阴中之水，肾之气则为阴中之火。命门居两肾之间而兼具水火，是性命之本，先天之根，其先天之元阴、元阳，禀受于父母，而后有生命，故为真阴、真阳，为十二脏之化源，"五脏之阴气，非此不能滋；五脏之阳气，非此不能发"，故肾之元阴元阳亏损，是脏腑阴阳病变之根本，而五脏所伤，穷必及肾。

邹燕勤教授家学渊源，在肾脏病的治疗中亦遵循传统而有其发挥，认为在临床治疗中虽着眼于肾病，而见肾却不拘泥于肾，注重从多脏整体调理。对肾炎水肿的治疗，邹燕勤教授多从肺、脾、肾着手，以宣肺利水、补气行水、健脾利水、温肾利水、活血利水等为常法。邹燕勤教授遵从其父之学术观点，根据其以活血化瘀法治疗水肿的论点，即"温肾、行血、宣瘀，必佐通阳行气的药物，肾脏血流才不发生障碍""各种慢性肾炎，中医治法都用补气养血，化瘀温肾整体的根本治疗，增强抵抗力"，因为肺主皮毛，卫外，然其为娇脏，不耐寒热变化，易于受邪，外邪由表入里，发而为病。烟酒辛辣之物亦可刺激咽喉，引发咳嗽，伤及肺脏，久则累及肾脏。惊恐伤肾，恐则气下，可使脏腑气机逆乱，水液运化失司。故提出，五脏中肺与肾最为娇嫩与柔脆，凡气候上的变化，物理上的刺激，情绪上的波动等外因与内因各个方面，都能影响肺与肾。邹燕勤教授强调辨证施治，整体调理，根据病情而注意其他脏器的治疗。例如，重视研究肾脏病中肺的证候而摸索了一套治肺方法，如疏风宣肺、清肺解毒、降气理肺、养肺滋阴，以及金水相生，肺肾同治等法则；研究了肾与脾的关系，强调先天、后天关系更为密切，因此对脾肾气虚证、脾肾阳虚证、脾肾气阴两虚证的治疗均丝丝入扣。此外，在临床治疗过程中，注重肾与肝、心等脏器的关系而采用多脏同治的方法，提高了疗效。

第一节 水火既济，从心治肾

心与肾在生理上的关系，主要体现在以下两点：一是心与肾之间阴阳相互依存；二是心血与肾精之间相互依存。心属火，居上焦而属阳；肾属水，居下焦而属阴。《素问·六微旨大论》中提到"升已而降，降者为天；降已而升，升者为地。天气下降，气流于地；地气上升，气腾于天"，从阴阳上下升降理论来说，位于上者，以下降为和；位于下者，以上升为顺。心有阴阳，肾亦有阴阳，两者各自相互对立，相互依存，以维持动态平衡。心之阴阳下降于肾，方可充养肾之阴阳；肾之阴阳上升至心，方得以濡养温煦心之阴阳，惟有心肾阴阳上下交通，相互依存，才可保证这两脏之阴阳充足，并维持动态平衡关系，这种平衡关系称为心肾相交，即"水火既济"。《格致余论·房中补益论》说："人之有生，心为火，居上；肾为水，居下。水能升而火能降。一升一降，无有穷已，故生意存焉。"反之，若心火上炎，而不能下降于肾，肾无心火温煦则水寒；肾水下泄，而不能上济于心，心无肾水濡润则火炽。心肾之间的生理功能一旦失调，就会出现一系列的病理表现，即为"心肾不交"或"水火不济"。心主血，肾藏精，血与精之间可以相互化生。血化为精，如《医原》所述"谷气归心，奉君火而化赤，赤血得金气敷布，下行入肾化精"。精化为血，如《张氏医通》所述"精不泄，归精于肝而化清血"。这种心肾之间精血互生的关系，亦为心肾相交、水火既济的功能奠定了物质基础。对于肾病出现心系症状，邹燕勤教授常施以如下治法。

（1）补气养阴，养心宁神：适用于心之气阴不足，导致心肾不交者。症见失眠、心悸、怔忡、心烦、腰膝酸软，或见男子梦遗、女子梦交等。方用生脉散、桂甘龙牡汤加减。常用药如太子参、生黄芪、玉竹、麦冬、远志、生地黄、生龙骨、生牡蛎、桂枝、甘草、茯神、杜仲、川续断、桑寄生、菟丝子。

（2）补养心肾：适用于心血不足导致肾精不足，或肾精不足导致心血不足者，亦用于肾性贫血者。症见面色无华、心悸、耳鸣、腰膝酸软等。方用八珍汤加味。常用药如太子参、白术、茯苓、炒当归、白芍、枸杞子、旱莲草、女贞子、川芎、生地黄、熟地黄、制狗脊、怀牛膝、山茱萸、磁石、生甘草。如有失眠者，加柏子仁、酸枣仁、阿胶、茯神、合欢皮。

第二节　金水相生，从肺治肾

肺金为肾水之母，肺阴充足，下输于肾，使肾阴充盈；肾阴为诸阴之本，肾阴充盛，上滋于肺，使肺阴充足。肺与肾在生理上，主要与人体的水液代谢和呼吸运动两个方面相关。肺主通调水道，为"水之上源""肾主水"，肺肾协同运作，保证水液正常输布与排泄。肾阳的蒸腾气化，可保证肺的宣发肃降和通调水道功能正常；而肺的宣发肃降和通调水道，有助于肾的主水功能。一旦肺失宣肃，水道通调失司，必累及肾，而致尿少，甚则水肿。肾阳不足，关门不利，则水泛为肿，甚则上为喘呼，咳逆倚息而不得平卧，诚如《素问·水热穴论》所述"其本在肾，其末在肺，皆积水也"。肺、肾二脏在呼吸运动上相互依存并协同作用。肺主呼气，肾主纳气，"肺为气之主，肾为气之根"。肺气之肃降，有助于肾之纳气，而肾气之摄纳，也有利于肺之肃降。因此，若肾中精气不足，摄纳失司，则致使气浮于上；或肺气久虚，日久及肾，均可导致肾不纳气、呼吸浅表，出现动则气喘等症。此外，肺阴与肾阴之间也存在相互资生的关系，肾阴为一身阴气之根本，因此肺阴久虚必会损及肾阴。反之，肾阴虚亦不能上滋肺阴。肺阴不足与肾阴不足，既可互为因果，亦可并见，最终形成肺肾阴虚内热之证，而出现两颧嫩红、腰膝酸软、骨蒸潮热、盗汗、口干、干咳、音哑等症。肾阳为诸阳之本，能资助肺气，推动津液输布，则痰饮不生，咳喘不作。

肾炎、肾病综合征患者常见卫表气虚，卫外失固，易受风邪外袭，使肺气闭塞，通调水道失职，水液不能正常敷布，无以下输膀胱，泛溢肌肤，而发为水肿。水肿日久，必损伤脾肾，致正虚邪实，病情迁延。而脾肾气虚，又易复感外邪，致疾病反复发作。中医学认为肺、肾相关，急性肾炎多犯肺系，从肺论治，可使原发疾病及早得到处理，慢性肾炎、肾病综合征、IgA肾病从肺论治，对于调整肾脏气化功能也非常重要。邹燕勤教授将从肺治肾概括为以下七法。

（1）**疏风宣肺法**：适用于急性肾炎或慢性肾炎急性发作时风水相搏，水湿泛滥，兼有肺卫症状者。症见眼睑浮肿，继而遍及全身、恶寒发热、头痛、鼻塞、咳嗽、尿少、大便不实、脉浮。证偏风寒者，常用三拗汤加味，常用药如麻黄、杏仁、防风、紫苏叶、荆芥穗、羌活、甘草；偏于风热者，常用冬桑叶、牛蒡子、浙贝母、桔梗、连翘、白茅根、赤芍等。夹湿者加苍术、薏苡仁、滑石；气虚者加黄芪、白术、太子参；胸腔积液明显者可用三子养亲汤加减。

（2）**清肺解毒法**：适用于急性肾炎或慢性肾炎急性发作，风热蕴结，肺经热毒较盛者。症见发热、咽喉肿痛或溃烂、面颈部浮肿、溲黄而少、口干、纳减、头昏乏力、苔黄、脉数。治以玄麦甘桔汤合银翘散加减，常用药如玄参、北沙参、麦冬、川石斛、金银花、连翘、鱼腥草、淡竹叶、牛蒡子、薄荷、桔梗、山豆根、前胡。而生薏苡仁、蝉衣、马勃、木蝴蝶等药可酌选。如热重者加黄芩、玉枢丹；口干者加川石斛、天花粉。

（3）**降气理肺法**：适用于急、慢性肾炎或肾病综合征水湿泛滥，上逆清窍，肺气不利者。症见浮肿、胸闷、心悸、咳嗽、不得平卧、苔白、脉弦，胸部X线可见胸腔积液。方用三子养亲汤加味，常用药如紫苏子、莱菔子、白芥子、葶苈子、厚朴、香橼皮、大腹皮、陈葫芦、炙麻黄、杏仁、炙甘草。

（4）**疏达清渗法**：适用于急性肾炎或慢性肾炎、肾病综合征急性发作，皮肤湿热毒邪内攻，稽留营血，伤及肾脏者。症见发热、浮肿、皮肤红痛，或患有疮疖、湿疹、疱疹等，脉数、苔黄。方以麻黄连翘赤小豆汤加减，常用药如麻黄、连翘、赤小豆、荆芥、防风、生地黄、云茯苓、甘草、当归、丹皮、赤芍、白茅根、芦根等。如皮肤疮疖、湿疹未愈者，可加清解渗利湿毒之品，如金银花、紫花地丁、苦参、地肤子、晚蚕沙、绿豆衣、二妙丸、六一散、玉米须等，皮肤疮毒者也可用玉枢丹醋调外敷患处；丹毒发作时可用如意金黄散麻油调敷或青敷膏外涂患处。

（5）**固肺实表法**：适用于急、慢性肾炎，肾病综合征肺气虚弱，卫外不固而易患感冒者。主症有气短乏力、汗多恶风、苔薄白、脉细或弱。患者有时自觉症状不著，但尿常规检查异常，常年易发感冒；有的患者则常发咽部炎症，尿液检查结果亦时有蛋白、红细胞或管型。治以玉屏风散加味，常用药物如黄芪、防风、白术、南沙参、糯根须、浮小麦、甘草，另可服用冬虫夏草。感冒时以气虚外感论治，如咽红肿痛则合以玄麦甘桔汤。

（6）**养肺滋肾法**：适用于急性肾炎恢复期，以及慢性肾炎、肾病综合征出现肺肾阴虚者。症见干咳少痰，咽干，咽炎及扁桃体红肿疼痛，自觉低热或手足心热，腰酸倦怠，舌质红苔少，脉细等，尿常规检查结果常随咽部炎症反复发作而变化。治以麦味地黄汤加减。常用药如麦冬、五味子、沙参、玄参、百合、地黄、山茱萸、山药、枸杞子、云茯苓、芦根。如果咽痛明显，加桔梗、生甘草、射干、牛蒡子、山豆根。

（7）**补气行水法**：适用于急性肾炎及慢性肾炎、肾病综合征水肿明显，证属肺脾气虚者。症见气短纳少、面肢浮肿不易消退、大便溏薄、苔薄白、脉细，易感冒而导致水肿反复消长。治以防己黄芪汤加减，常用药如生黄芪、防己、防风、党参、连皮茯苓、薏苡仁、炒山药、炒芡实、炒白术、甘草，其中生黄芪剂量可用 30～60g。此外，对于原因不明的水肿，邹燕勤教授也常从气虚水肿来施治，以补气渗利为治法。

第三节　精血同源，从肝治肾

肝与肾在生理上的关系，主要体现在精血之间和阴阳之间的相互依存。肝肾精血相生，如肝之阴血不足可以引起肾之阴精亏损甚至相火妄动，肾之阴精亏损亦能导致肝之阴血不足，如"水不涵木"。肝肾阴阳之间存在着相互滋养和相互制约的联系。肾阴与肾阳为五脏阴阳之本，肾阴滋养肝阴，共同制约肝阳，则肝阳不亢；肾阳温煦肝脉，可防肝脉寒滞。肝肾阴阳之间互制互用，维持肝肾之间的协调平衡。病理上，肾阴不足可累及肝阴；肝肾阴虚，阴不制阳，水不涵木易致肝阳上亢，可见眩晕、中风等症。肾阳虚衰，阳不制阴，阴寒内盛，肝脉寒凝，可见下焦虚寒，出现少腹冷痛、阳痿精冷、宫寒不孕等症。

另外，肝主疏泄与肾主封藏之间亦存在着相互制约、相反相成的关系，

《素问·六微旨大论》言升降出入，"四者之有，而贵常守，反常则灾害至矣"，丹溪亦云："气血冲和，百病不生，一有怫郁，诸病生焉。"郁则气滞，气滞则升降出入之机失度，当升者不升，当降者不降，当出者不出，当入者不入，清者化为浊，行者阻塞不通，表失护卫而不和，里失营运而不顺。肝之疏泄失常影响肾之功能，主要表现为影响女子的月经来潮和男子泄精的生理功能。肾病综合征及尿毒症可出现肝脏损害，而激素、免疫抑制剂、细胞毒药物、雷公藤制剂等治肾药物导致的肝功能损害更为常见。表现为人体气机升降出入功能紊乱，初伤气分，继及血分，变气血精微为湿浊痰瘀，阻于脏腑络脉肌腠而致。患者可出现食欲减退，恶心，呕吐，谷丙转氨酶升高，甚至可出现黄疸。从中医辨证来说，肝肾同居下焦，肝木需赖肾水之濡养，肾精充足，则肝得以滋养。肾精不足，肝失濡养，或致肝肾阴虚，或致阳亢风动。而肝失疏泄，气机不利，也可致水气内停。故在肾炎、肾病综合征中常可见由肝及肾，或由肾及肝，终致肝肾同病，如肝气郁滞、肝胆湿热、肝阴不足等证型的肾炎、肾病综合征。因肝主疏泄，能调节全身气机，推动血液和津液运行，如肝失疏泄，可导致津液输布代谢障碍，而发为水肿，故治肝有助于消肿，治肝有助于理肾。肝实之证主要为肝气郁滞及肝经热盛，肝虚之证主要为阴血亏虚，肝经失养。邹燕勤教授常用的从肝论治法如下。

（1）和解少阳法： 适用于各种肾炎、肾病，少阳枢机不利，三焦决渎失常而水气内停者。症见胸胁苦满、纳谷不香、口苦、咽干、头痛，或发热，或见面肢浮肿，脉弦或沉紧。方用小柴胡汤化裁。常用药有柴胡、黄芩、白术、茯苓、泽泻、桂枝、半夏、车前子。

（2）疏肝和胃法： 适用于各种肾炎、肾病和肾衰竭由于肝胃气滞而致水气不利者。症见情志不舒，易于生气发怒，不思纳谷，或纳食减少，面睑、下肢轻度浮肿，舌苔薄白或淡黄，脉弦。方用四逆散加茯苓。常用药有柴胡、枳壳、白术、茯苓、芍药、生甘草、陈皮、制香附。若伴水肿，水湿内停明显者，加车前子、冬瓜皮、泽泻利水渗湿；若胃失和降，恶心欲吐者，加姜半夏、姜竹茹、旋覆花、佛手和中降逆。

（3）泻肝利水法： 适用于慢性肾炎、肾病综合征、肝火湿热证者，常见于合并高血压及使用糖皮质激素治疗的患者。症见头痛眩晕、面红目赤、耳鸣、口苦咽干、烦躁易怒、舌红、苔黄、脉弦数。方以龙胆泻肝汤加减。常

用药有龙胆草、泽泻、车前子、当归、柴胡、生地黄、栀子、白术。若肝阳
上亢，肝风内动者，加钩藤、石决明、牡蛎等镇肝熄风之品；若水湿内停，
水肿明显者，加猪苓、茯苓、冬瓜皮利水渗湿。

（4）**疏滞泄浊法**：适用于使用糖皮质激素治疗肾病综合征而出现皮质醇
增多症者。症见满月脸、水牛背、围裙腹，腹部及大腿内侧有紫纹，面部或
胸背部痤疮，关节酸痛，女性或有月经不调、闭经，舌苔腻，脉细数或濡。
方以邹燕勤教授总结整理邹云翔先生创立的疏滞泄浊方加减，具有疏滞泄浊、
化湿通络的功效。常用药有苍术、生薏苡仁、茯苓、郁金、合欢皮、半夏、
陈皮、当归、红花、川芎等。如痤疮明显者，可加连翘、土茯苓、黄芩清热
利湿；蛋白尿仍多者加制僵蚕、全蝎、蝉蜕祛风、降蛋白尿；血尿明显者加
荠菜花、白茅根、生槐花清热凉血止血。

（5）**清利保肝法**：适用于慢性乙型肝炎相关性肾炎、慢性肾炎、肾病综
合征伴肝脏功能异常，或因使用激素、免疫抑制剂、雷公藤制剂而出现的肝
损害患者。患者可无任何临床表现，或可见食少、恶心、纳呆，或仅见谷丙
转氨酶升高。邹燕勤教授在辨证基础上结合清利保肝方法，常用药有垂盆草、
马鞭草、鸡骨草、田基黄、五味子、茵陈、贯众、虎杖、半枝莲，并可酌加
当归、丹皮、丹参、赤芍等养肝活血之品，以提高疗效。

（6）**疏肝活血法**：适用于慢性肾炎、肾病综合征、继发性肾病肝郁气
滞及血瘀络脉证患者。症见腰痛固定或刺痛，胁肋胀痛，面色晦滞，或皮
肤甲错，舌质紫暗，或有瘀点、瘀斑，脉弦或涩。常用血府逐瘀汤加减。
常用药有生地黄、桃仁、红花、枳壳、芍药、柴胡、桔梗、川芎、当归、
怀牛膝等。如水肿、蛋白尿持续难消者，加益母草、泽兰、土鳖虫、水蛭
活血利水。

（7）**平肝熄风法**：适用于慢性肾炎、肾病综合征，各种继发性肾病，以
及尿毒症肝风内动证患者。症见头晕目眩、耳鸣、头痛、躁动不安、抽搐，
甚则昏迷惊厥，血压较高。方用天麻钩藤饮加减。常用药有天麻、钩藤、
石决明、川牛膝、桑寄生、杜仲、泽泻、制僵蚕、半夏。若热盛便秘者，
加制大黄泻热通便；若肝肾阴虚者，加生地黄、制何首乌、白芍、制黄精
滋补肝肾。

（8）**养肝益肾法**：适用于慢性乙型肝炎相关性肾炎、慢性肾炎、肾病综

合征肝肾阴虚证患者。主要症状有头昏头痛，耳鸣眼花，目睛干涩或视物模糊，咽燥口干，手足心热或面赤升火，心烦易怒，血压升高，舌红少苔，脉弦或弦细。方以杞菊地黄丸加减。常用药有枸杞子、杭菊花、生地黄、制何首乌、沙苑子、制豨莶草、怀牛膝、杜仲、山茱萸等。若肝血不足者，加当归、白芍、桑椹养血柔肝。

第四节　脾肾相济，从脾治肾

《素问·经脉别论》说："饮入于胃，游溢精气，上输于脾。脾气散精，上归于肺，通调水道，下输膀胱，水精四布，五经并行。"此处说明脾胃是水液代谢的枢纽。《灵枢·口问》曰："中气不足，溲便为之变。"《脾胃论》云："百病皆由脾胃衰而生。"肾脏疾病虽病本在肾，但与脾胃密切相关。脾主运化，化生气血，为后天之本；肾主藏精，是生命之本原，为先天之本。脾主运化，是脾气及脾阴脾阳协同作用的结果，有赖于肾气及肾阴肾阳的资助和调节；肾所藏精及其化生的元气，亦赖脾运化的水谷精微的不断充养和培育。《景岳全书·命门余义》云："是以花萼之荣在根柢，灶釜之用在柴薪。"其形象地概述了脾肾阳气釜薪之用，脾阳根于肾阳之关系。病理上，肾精不足与脾精不充，脾气虚弱与肾气虚亏，脾阳虚损与命门火衰等，常可相互影响，互为因果。两脏精亏多出现生长发育迟缓或未老先衰；两脏气虚多表现为腹胀便溏，或二便失禁，或虚喘乏力；脾肾阳虚多出现畏寒腹痛、腰膝僵冷、五更泄泻、完谷不化等虚寒性病证。

在肾脏病中，"湿"是重要的病理因素之一，湿邪在疾病的发生、发展、预后中起着关键的作用。《黄帝内经》云："诸湿肿满，皆属于脾。"张景岳亦说："脾虚则土不制水而反尅。"脾失健运，土不制水，致使湿邪留连、湿聚成水、泛溢肌肤，而成水肿；停于胸腹，皮里膜外，而成胸腔积液、腹水；湿蕴成浊，升降失司，清阳不升，浊阴不降，则见少尿、恶心、呕吐，肾功能减退之"关格""溺毒""肾劳"。脾胃的强弱决定了疾病的发生、发展及预后，况且药物的治疗作用也赖于脾胃的敷布与转输。此外，补肾养阴之品大多滋腻碍胃助湿，若患者机体脾胃之气虚弱，则虚不受补反增其害。故健运脾胃是治疗肾病不可忽视的重要内容，邹燕勤教授平时常说："补肾必健脾。"

嘱须遵先贤"人以胃气为本""五脏六腑皆禀气于胃""有胃气则生，无胃气则死""得谷者昌，失谷者亡"的训导，故顾护中气与维护肾气一样重要。在调理脾胃时邹燕勤教授常强调，"一要调补脾胃之气，因慢性肾病患者脾胃气虚证候居多，常选参苓白术散、健脾丸加减治疗。二要调畅中焦气机，因气虚者常兼气滞，故调畅气机非常重要，补气方宜加陈皮、佛手，或砂仁、蔻仁或枳壳、紫苏梗等。三要注意顺应脾胃的特性，脾宜升则健，胃宜降则和，脾喜燥恶湿，胃喜润恶燥，故治疗中若见脾虚湿困为主者，宜运脾化湿，投以胃苓汤、藿香正气散加减治疗。若胃气上逆，呕恶不止，不思饮食，宜和胃降逆，以旋覆代赭汤、小半夏加茯苓汤、橘皮竹茹汤、左金丸等化裁运用"。邹燕勤教授常用的从脾论治有以下七法。

（1）健脾益气法：适用于慢性肾炎、肾病病情稳定阶段或恢复期，以及慢性肾衰竭代偿期或其他阶段，阴阳虚损但仍处于低水平平衡状态，无明显外感、湿浊与血瘀者。主要症状有气短纳少，倦怠乏力，有时腹部微胀，大便不实，苔薄白，脉细，浮肿轻微，有时无自觉症状，仅尿检异常。常用方有六君子汤、香砂六君子汤、健脾丸等。常用药如党参、太子参、黄芪、炒白术、生薏苡仁、茯苓、怀山药、谷芽、麦芽、炒扁豆、法半夏、陈皮，其中生黄芪常用 30g 以上。如腹胀气滞明显者，可加木香、砂仁、佛手、枳实。

（2）健脾渗湿法：适用于慢性肾炎、肾病综合征伴有水肿者，以及气虚为主者，症见胸脘胀闷、纳少便溏、头重微肿、苔白腻、脉细濡。治疗不宜过用攻逐之法以防其更耗正气，宜选淡渗利湿之方缓消其水，健脾和中以绝其根源，方以参苓白术散、五苓散加减。常用药如党参、黄芪、白术、茯苓、泽泻、猪苓、车前子、薏苡仁、山药、冬瓜皮、玉米须。如腹胀明显，或伴有腹水者，加大腹皮、陈皮、生姜皮；而大便溏薄者，则入炒扁豆、谷芽、麦芽、鸡内金以助脾运。

（3）辛开苦降法：适用于慢性肾炎、肾病综合征、慢性肾衰竭、尿毒症兼夹湿浊或湿热内蕴者，症见胸闷，脘腹痞胀，干呕或呕吐，不欲进食，口淡无味，苔白腻或黄腻，脉濡或细弦。方以半夏泻心汤及黄连温胆汤化裁。常用药如黄连、黄芩、干姜、姜半夏、陈皮、姜竹茹、茯苓。如痞胀明显者，可加枳实、紫苏叶、紫苏梗、大腹皮以利气机；大便干结者，可加大黄、火麻仁等通腑泄浊。

（4）**芳香化浊法**：适用于慢性肾炎、肾病综合征，以及慢性肾衰竭患者因外感或饮食不洁（节）诱发，或在梅雨季节，水气上蒸，湿浊充斥，而出现湿浊的临床症状，常见脘痞腹胀，纳呆，口黏腻不爽，大便不实，苔白腻，脉细濡或滑。方选藿朴夏苓汤加减。常用药如藿香、佩兰、薏苡仁、砂仁、豆蔻仁、厚朴、紫苏、橘皮、苍术、半夏、石菖蒲。

（5）**清胃和中法**：常用于慢性肾炎、肾病综合征脾胃升降失常，湿浊不能下泄，久蕴化热者。症见呕吐吞酸，口干口苦，胃脘嘈杂，嗳气，舌苔黄腻，脉濡数等。常用方为左金丸加味。常用药有黄连、吴茱萸、姜半夏、姜竹茹、黄芩、白花蛇舌草、丹皮、麦冬。如呕恶明显，可与旋覆代赭汤合方加减，增其降逆和胃之功；如湿热久蕴，气机壅滞，腑气不通，大便秘结，则可入大黄、枳壳、厚朴、土茯苓、六月雪、玉枢丹等通腑清热，泄浊和中。

（6）**温中降逆法**：适用于慢性肾炎、慢性肾衰竭脾阳虚弱且浊气上逆者，症状可见恶心、呕吐、口中有氨味，舌质淡、边有齿印、苔腻或垢，脉濡或细数。方以吴茱萸汤、小半夏汤、温脾汤加减，常用药有潞党参、附子、干姜、白术、陈皮、姜半夏、吴茱萸、姜竹茹、制大黄。目前对温法争议较多，有人认为过用温燥之品可升高血压，加重肾衰竭病情。邹燕勤教授也常告诫对于肾衰竭患者不要轻易用肉桂、附子之类，对合并高血压、感染及伴有血尿、衄血及其他出血倾向者免用或慎用，但如有明显畏寒怕冷、脉沉、舌淡等阳虚症状，温阳之品短期应用或配合其他养阴之品仍可取效。

（7）**通腑和中法**：适用于慢性肾衰竭湿浊壅盛，腑气不畅，升降失常者，症见大便秘结，或通而不畅，腹胀，苔腻，脉弦或沉。方以温脾汤及小承气汤化裁。常用药有制大黄、厚朴、枳实、陈皮、半夏、竹茹、茯苓、生薏苡仁、六月雪。近年来对大黄的研究较多，认为其对慢性肾衰竭的治疗不仅有通便作用，还有影响机体氮质代谢，缓解残余肾"高代谢"状态，延缓残余肾病变进程，调节尿毒症患者脂质代谢紊乱等多种作用。邹燕勤教授常常告诫在使用本法时应保持大便通畅，日行2～3次，以不泻下稀水为度。如药物过量，则伐伤脾胃正气，甚则可致胃气衰败，阴竭阳亡，酸碱失衡，水电解质紊乱。

又如治疗肾癌、膀胱癌、前列腺癌等疾病，对于症状不明显者，不是见肾治肾，邹燕勤教授常从脾肾同治，俾脾气健旺，则肾元得充，使正胜邪却，以带病延年。

第五节 典 型 病 例

案 1. 从心论治慢性肾衰竭

【初诊】明某，女，43 岁，2018 年 8 月 1 日。

患者有慢性肾炎 10 年，去年因身体不适检查发现肾功能下降，时有恶心呕吐，心悸，双下肢水肿，大便略稀，日行 2 次，小便正常，寐欠安，皮肤易瘙痒，无口干口苦。舌淡红，苔黄，脉细。辅助检查：血常规示红细胞计数 3.23×10^{12}/L，血红蛋白 87g/L；肾功能示尿素氮 25.51mmol/L，肌酐 794.4μmol/L，尿酸 667μmol/L。超声心动图：左心房、左心室扩大，室间隔高限，二尖瓣关闭不全（中重度），三尖瓣关闭不全（轻度），肺动脉高压（轻度）；中医辨病为"肾劳""水肿""心悸"，西医诊断为"慢性肾脏病 5 期""高脂血症""心包积液""高血压""贫血"。患者病情较重，须住院诊治，中药拟以养心益肾、泄浊解毒为治法。

处方：太子参 30g，生黄芪 30g，丹参 20g，川芎 10g，远志 10g，灵芝 10g，五味子 6g，瓜蒌皮 15g，薤白 10g，川续断 15g，桑寄生 15g，杜仲 15g，怀牛膝 10g，当归 15g，赤芍 15g，红花 10g，茵陈 30g，土茯苓 50g，生蒲黄 30g，五灵脂 30g，车前子 30g（包煎），白茅根 15g，芦根 15g，泽兰 10g，泽泻 10g，葫芦瓢 50g，萹蓄 20g。

予患者保肾片，4 片，每日 3 次；尿毒清，1 包，每日 3 次。并予输液纠正酸碱平衡、抗氧化、调节钙磷代谢等，复查血常规：血红蛋白 79g/L，红细胞计数 2.53×10^{12}/L；肾功能：肌酐 867.3μmol/L，尿素氮 24.3mmol/L。经治疗患者症状缓解出院。

【按语】慢性肾衰竭久病导致心功能不全，其中医病机为肾气亏虚，三焦气化失权，分清泌浊功能减退，则浊毒内蕴，溺毒不得外泻，蓄积体内而阻滞血脉，西医认为是尿毒症毒素、慢性肾衰竭继发的各种代谢紊乱等均可对心血管系统产生损害。本例患者心脏表现主要为心悸，心肾同病，故在益肾泄浊解毒的基础上从心论治，以丹参、川芎活血养心，远志、灵芝宁心安神，瓜蒌、薤白泄浊宁心。目前主张对慢性肾衰竭患者采取积极措施控制高血压、纠正贫血、降低血糖、调节血脂、纠正钙磷代谢紊乱、抗氧化治疗等，故予收住入院进行综合治疗。服药后患者心悸缓解，自觉症状好转，但已为终末期肾脏病的患者，肾脏功能损伤难以逆转，建议其规律透析以维持生命。

案 2. 从肺论治急性肾炎

【初诊】陈某，男，23 岁，2003 年 4 月 6 日。

患者 1 个月前因受凉而出现恶寒发热，咽痛咳嗽，自服感冒药及抗生素后，发热退，而咽痒仍作。3 天前晨起时出现肉眼血尿 1 次，无尿频、尿急、尿痛，面肢无水肿，查体：咽部充血，两侧扁桃体Ⅰ～Ⅱ度肿大，舌淡红，苔薄黄，脉细。查尿常规示隐血＋＋＋，蛋白＋；尿红细胞计数 126 万/mL，混合型。中医辨证为"急肾风"之咽喉湿热证，西医诊断为"急性肾炎"。治拟清咽疏风、宣肺渗利法。

处方：玄参 10g，麦冬 10g，射干 10g，金银花 10g，鸭跖草 15g，生薏苡仁 20g，茯苓 20g，石韦 10g，小蓟 15g，白茅根 30g，仙鹤草 15g，枸杞子 20g，侧柏炭 15g，生甘草 5g。28 剂，每日 1 剂。

医嘱：忌食辛辣刺激性食物，慎防外感，避免劳累。

【二诊】2003 年 5 月 3 日，患者仍觉咽痒不适，舌根苔黄腻，舌淡红，脉细。复查尿常规：隐血＋，蛋白±；尿红细胞计数 23 万/mL，混合型；血生化检查示肝肾功能正常。血压 130/80mmHg。治疗仍宗原意。

处方：前方去鸭跖草，加蝉衣 6g，连服 1 个月。

【三诊】2003 年 6 月 4 日，上方服 1 个月后，患者尿液检查示蛋白−，隐血＋，咽痒已除，无明显不适，惟劳累后腰酸乏力，舌淡红，苔薄白，脉细，咽稍红，两侧扁桃体Ⅰ度肿大。患者急性期已过，进入恢复期阶段，治疗拟补肾清利法。

处方：川续断 15g，桑寄生 15g，炒白术 10g，太子参 15g，生黄芪 20g，生薏苡仁 20g，枸杞子 15g，白茅根 30g，仙鹤草 30g，大蓟 30g，小蓟 30g，槐花 10g，玄参 10g，金樱子 15g，蚕休 10g，制大黄 10g，蝉衣 5g，连服 1 个月。

【四诊】2003 年 7 月 5 日，患者病情已趋稳定，尿常规正常，咽无不适，唯久站或行走久时觉腰酸明显，舌淡红，苔薄白，脉细。治宜益气养阴补肾。

处方：太子参 15g，生黄芪 20g，川续断 15g，桑寄生 15g，枸杞子 20g，生薏苡仁 20g，怀山药 20g，云茯苓 15g，白茅根 20g，芦根 20g，仙鹤草 30g，槐花 10g，女贞子 15g，功劳叶 15g，制狗脊 15g，金樱子 15g，荠菜花 15g，28 剂。

【按语】急性肾炎大多急性起病，临床表现为血尿、蛋白尿、高血压、水肿、少尿及氮质血症。本病常见于感染之后，尤其是链球菌感染，本病属中医学"风水""尿血"的范畴。患者先天肾气不足，或肾元亏虚是本病发生的内因；外邪袭表，致肺失宣肃，不能通调水道，下输膀胱，脾失运化，水湿内蕴是发病的外因。急性肾炎的辨证治疗应该注意以扶正祛邪、标本兼顾、维护肾气为原则，并积极控制及预防原发疾病，如上呼吸道感染、急性淋巴结炎或皮肤化脓性疾病等。本病例因感受外邪，风热毒邪蕴结咽喉，并累及于肾，热伤血络，临床以血尿为主。在治疗上采取从肺论治、肺肾双调的思路。病症初起以咽部症状为主，故先从肺论治，清利咽喉、疏风宣肺为先，并持续应用至咽喉部感染症状彻底消除为止，使上源清而下流洁，故初诊、二诊直至三诊分别用玄参、麦冬、射干、金银花、蝉衣、蚤休以清热利咽。早期血尿治疗以清利凉血止血为主，故配用小蓟、白茅根、仙鹤草、槐花、大蓟等以防湿热久稽、闭门留寇。本方药以《喉科紫珍集》清咽利膈汤合《济生方》小蓟饮子加减而成，有利咽解毒、疏风清热、凉血止血之功，使之表里双解，上下分消，不使内陷下袭。玄参，味苦，性微寒，无毒，色黑入肾，能壮水以制火，《本草备要》谓本药可"益精明目，利咽喉，通二便""本肾药而治上焦火证，壮水以制火也。肾脉贯肝膈，入肺中，循喉咙，系舌本。肾虚则相火上炎，此喉痹、咽肿、咳嗽、吐血之所由来也"，临床使用此药利咽凉血获效明显。急性肾炎的发生，内因在于肾气亏虚，病邪乘虚而入，故在恢复期阶段，应注重健脾益肾，整体调节。本病例从三诊始即逐步增加补肾之品，并以平补气阴为主，避免使用温燥之品。总之，急性肾炎的治疗常分为急性期和恢复期两个阶段，前者以清利为主，以治肺为要；后者以扶正为主，以补肾为重，根据邪正的轻重而配合用药，其中彻底根除感染病灶是治疗的关键。

案 3. 从肺论治 IgA 肾病

【初诊】刘某，女，27 岁，2017 年 10 月 11 日。

患者 3 个月前因体检发现蛋白尿在外院行经皮肾穿刺活检术，诊断为 IgA 肾病（系膜增生型）。现查尿常规：蛋白 ++，红细胞计数 119.7/μL；24h 尿蛋白定量 0.21g；肾功能：血肌酐 79μmol/L，尿素氮 3.46mmol/L，尿酸 277μmol/L，β$_2$-微球蛋白 1.62mg/L。刻下：咽不痛，腰痛乏力，纳可，口干苦，夜寐尚可，昨日夜尿 5～6 次，苔薄黄，脉细。查咽部充血。中医辨证为"慢肾风"之肺肾气虚，湿热内扰证，西医诊断为"IgA 肾病"。治拟先从宣肺利咽凉血法论治。

处方：玄参 10g，射干 10g，金银花 10g，冬凌草 10g，太子参 10g，生黄芪 30g，炒白术 10g，茯苓 30g，茯神 30g，僵蚕 20g，牛蒡子 15g，蝉衣 6g，黄葵 30g，石韦 30g，女贞子 20g，旱莲草 20g，枸杞子 20g，白茅根 30g，仙鹤草 30g，荠菜花 30g，水牛角 15g，生地榆 15g，槐米 15g，生甘草 6g，鸭跖草 20g，28 剂。

【二诊】2017 年 11 月 8 日，复查尿常规示蛋白±，24h 尿蛋白定量 0.12g。刻下：药后腰痛已不显，精神佳，纳可，夜寐安，夜尿 1 次，大便偏烂，苔薄黄，脉细。查咽部不充血。

处方：原方去金银花、射干，加全蝎 3g，猫爪草 10g，蒲公英 20g，21 剂。

【按语】此案 IgA 肾病辨证属气虚湿热证，是临床肾小球疾病中最常见的证候类型。在肺肾气虚的基础上，常易外感风邪，又可变生出水湿、浊瘀等病理产物，成为肾炎发作的诱因或使病情加重、恶化，因此肺气不足、卫表不固是本例的重要病理基础，故治疗上不可忽视从肺论治。风热蕴结，肺经热毒较盛，湿热壅结上焦，肺失宣肃，咽喉不利，可见咽痛、咽红，故治疗中应用宣肺利咽法，用药选用金银花、连翘、炒黄芩、板蓝根、贯众等清热解毒，常合玄参、射干、牛蒡子等清利咽喉。另外，脾肾气虚也是本病重要的病理基础，脾气不足，气不布津，湿邪内滞，久病缠绵难愈，故在治疗中不应忽视脾、肺二脏，以太子参、黄芪、白术、茯苓等健脾益气，贯穿治疗始终。

案 4. 从脾论治慢性肾衰竭

【初诊】尤某，男，45 岁，2017 年 5 月 17 日。

患者 2015 年体检发现尿蛋白 +～++，外院行经皮肾穿刺活检术，诊断为 IgA 肾病（25 个肾小球中硬化 11 个，多枚小球系膜细胞轻度增生或节段性增生，基质增多，少量小管上皮细胞萎缩，间质中度呈炎性浸润伴灶性纤维化），曾服用泼尼松 40～45mg，每日 1 次，当时查肾功能正常，尿蛋白 +～++。

2017 年 4 月复查尿常规：蛋白＋＋＋，红细胞计数 34.3/μL，隐血＋＋＋；血生化：尿素氮 11.5mmol/L，血肌酐 224.7μmol/L，白蛋白 35.7g/L；血常规：血红蛋白 150g/L。刻下：四肢不肿，腰痛不显，纳可，夜寐安，无夜尿，大便干溏不调，无口干口苦，咽红，苔黄，脉细弦。血压 150/100mmHg。中医辨证属"肾劳"之脾肾气虚，瘀浊内蕴证，西医诊断为"慢性肾衰竭""IgA 肾病""肾性高血压"。治拟健脾益肾，和络泄浊法。

处方：川续断 15g，槲寄生 15g，杜仲 20g，怀牛膝 10g，太子参 20g，炒白术 10g，生薏苡仁 30g，茯苓 30g，茯神 30g，钩藤 10g，天麻 10g，僵蚕 20g，牛蒡子 10g，全蝎 3g，水蛭 3g，猫爪草 15g，制大黄 15g，茵陈 30g，土茯苓 30g，金银花 15g，生蒲黄 30g，六月雪 20g，五灵脂 30g，车前子 30g，积雪草 20g，鸭跖草 20g，黄蜀葵花 30g，生甘草 5g，28 剂。

中成药：保肾片、尿毒清，以下中成药同。

【二诊】2017 年 6 月 29 日，复查血生化：尿素氮 11mmol/L，血肌酐 236.3μmol/L，钾 4.35mmol/L，白蛋白 37.7g/L；尿常规：蛋白＋，隐血±。刻下：无明显不适，大便尚调，咽红，苔薄黄，舌质红，脉细。

处方：原方土茯苓改 50g，制大黄改 20g，28 剂。

【三诊】2017 年 7 月 27 日，今日血压 120/70mmHg。刻下：偶有腰部不适，纳寐可，大便日 1 次，成形，无夜尿，苔薄黄，脉细。

处方：川续断 15g，槲寄生 15g，女贞子 20g，枸杞子 20g，生黄芪 30g，炒白术 10g，生薏苡仁 30g，茯苓 30g，茯神 30g，丹参 20g，赤芍 15g，川芎 10g，白花蛇舌草 10g，茵陈 30g，紫苏叶 30g，生蒲黄 30g，土茯苓 30g，五灵脂 20g，制大黄 20g，车前子 30g，泽兰 20g，泽泻 20g，红枣 10g，生甘草 5g，玉米须 30g，28 剂。

【四诊】2017 年 8 月 24 日，8 月 9 日复查尿常规：蛋白＋＋，隐血±；血生化：尿素氮 10.5mmol/L，血肌酐 225μmol/L，钾 4.51mmol/L，二氧化碳总量 22.5mmol/L。刻下：无明显不适，纳寐可，大便日 1 次，时干时溏，夜尿 1 次，苔薄黄，脉细。

处方：上方去紫苏叶、赤芍，加积雪草 30g，僵蚕 20g，牛蒡子 15g，黄蜀葵花 30g，石韦 30g，28 剂。

【五诊】2017 年 9 月 27 日，血压 110～130/70～90mmHg，复查尿常规：

蛋白＋＋，隐血土；血生化：尿素氮 8.9mmol/L，血肌酐 208.8μmol/L，葡萄糖 7.82mmol/L。刻下：无明显不适，腰酸痛轻，乏力不显，纳寐可，夜尿 1 次，大便干稀不调，咽红，苔薄黄，脉细。继予益肾健脾、清利和络泄浊法。

处方：川续断 15g，槲寄生 15g，杜仲 15g，怀牛膝 10g，太子参 10g，生黄芪 30g，炒白术 10g，生薏苡仁 30g，茯苓 30g，茯神 30g，怀山药 20g，僵蚕 20g，牛蒡子 15g，蝉衣 6g，黄蜀葵花 30g，石韦 30g，全蝎 3g，土茯苓 50g，生蒲黄 30g，茵陈 30g，积雪草 30g，五灵脂 30g，车前子 30g，半枝莲 30g，鸭跖草 20g，红枣 10g，生甘草 5g。

【六诊】2018 年 4 月 26 日，4 月 22 日复查血生化：白蛋白 39.8g/L，尿素氮 9.7mmol/L，血肌酐 170μmol/L，尿酸 515μmol/L，半胱氨酸蛋白酶抑制剂 C 2.63mg/L，葡萄糖 6.2mmol/L。刻下：自觉胃脘部不适、腰酸等明显好转，余正常，脉细，苔黄。继以前方出入。

处方：川续断 15g，槲寄生 15g，杜仲 15g，牛膝 10g，女贞子 20g，枸杞子 20g，黄芪 40g，炒白术 10g，生薏苡仁 30g，茯苓 30g，茯神 30g，法半夏 6g，陈皮 10g，炒枳壳 10g，佛手 10g，丹参 15g，赤芍 15g，茵陈 30g，土茯苓 50g，生蒲黄 30g，积雪草 30g，五灵脂 30g，车前子 30g，白花蛇舌草 30g，延胡索 10g，干姜 5g，泽兰 10g，泽泻 10g，白茅根 20g，芦根 20g。

【按语】本例患者为 IgA 肾病，慢性肾衰竭失代偿期，阴阳虚损，为本虚标实证，即脾肾气虚，瘀浊内蕴，故总的治则定为扶正祛邪。扶正方面，健脾益气与补肾填精并重，以生黄芪、炒白术、太子参、生薏苡仁、茯苓、怀山药补益脾气，以川续断、槲寄生、杜仲、牛膝、女贞子、枸杞子补益肾气。祛邪方面，采取通腑和中法，调节其慢性肾衰竭湿浊壅盛，腑气不畅，升降失常，常用药如积雪草、土茯苓、制大黄、六月雪、车前子泄浊祛邪，以保持其大便通畅，而浊毒得泻。邹燕勤教授常以制大黄泄浊解毒，且常常告诫在使用本法时以保持大便通畅，日行 2～3 次为度，粪质不应泻下水样，以防戕伤正气。本案体现了邹燕勤教授在治疗慢性肾衰竭中惯用扶正必祛邪，补肾必健脾，并以和络泄浊之法贯穿始终的治疗原则。门诊治疗近 1 年，除血肌酐明显下降，其他不适症状也得到了明显改善，延缓了患者的病情进展，提高了其生活质量。

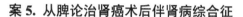

案5. 从脾论治肾癌术后伴肾病综合征

【初诊】代某，女，58岁，2017年10月24日。

患者2017年1月因发现蛋白尿就诊，伴高血压，诊断为肾病综合征，肾穿刺病理示肾小球系膜增生性病变，期间发现肾肿瘤在外院行右肾部分切除术，术后病理示透明细胞癌。服用中药饮片、健肾片、复方α酮酸片等，当时查24h尿蛋白定量最多时为4g。近日查24h尿蛋白定量降至2g；血生化：白蛋白28g/L；尿常规：蛋白＋＋＋，隐血＋＋。刻下：右侧腰肋部疼痛，时有走窜感，时觉乏力，纳可，寐安，口干苦不适，夜尿1～2次，大便成形，日行2～3次，舌淡，苔薄黄，脉细。中医辨证属"慢肾风"之脾肾气虚证，西医诊断为"肾病综合征""系膜增生性肾小球肾炎"。治拟健脾益肾、活血清利法。

处方：生黄芪30g，太子参15g，炒白术15g，生薏苡仁30g，茯苓30g，茯神30g，川续断15g，桑寄生15g，杜仲10g，怀牛膝10g，女贞子20g，枸杞子20g，丹参20g，川芎10g，炒当归10g，红花10g，青风藤20g，桑枝20g，谷芽20g，麦芽20g，车前子20g，白花蛇舌草30g，半枝莲30g，石打穿10g，小红枣10g，炙甘草6g，28剂。

【二诊】2017年12月30日，复查尿常规：蛋白＋＋，红细胞39/μL，24h尿蛋白定量1.64g；血常规：血红蛋白114g/L，红细胞计数3.45×10^{12}/L；血生化：尿素氮5.29mmol/L，血肌酐71.6μmol/L，钾4.41mmol/L，白蛋白30.2g/L。刻下：腹痛及周身刺痛缓解，乏力减轻，足踝部水肿，腰部不适，纳可，夜寐安，夜尿1次，大便基本成形。

处方：上方去红枣、甘草，加猫爪草10g，制僵蚕20g，牛蒡子15g，28剂。

【三诊、四诊】病情稳定，前药加减继服。

【五诊】2018年4月11日，复查尿常规：隐血＋＋，蛋白＋；24h尿蛋白定量0.52g。今诊仍诉少腹部及脐上部有攻窜痛，时作时止，时或有包块感，按之不疼痛，全身针刺疼痛偶作，大便基本成形，无皮肤瘙痒，双下肢不肿，血压控制尚可。

处方：上方加全蝎3g，地龙10g，石斛20g，丹参20g，金荞麦30g。

【六诊】2018年5月8日，复查尿常规：隐血＋＋，蛋白＋；24h尿蛋白定量0.23g。刻下：大便成形，日行3～4次，多时6～7次，每次量不多，已十余天，偶腹痛，偶晨起口干，寐时好时差，无肢体浮肿，舌淡，苔薄黄，脉细。前方奏效，继予健脾补肾清利法。

处方：生黄芪 40g，炒白术 10g，炒薏苡仁 30g，炒白芍 20g，炒芡实 20g，焦谷芽 20g，焦麦芽 20g，石榴皮 15g，川续断 10g，桑寄生 10g，女贞子 20g，枸杞子 20g，制僵蚕 20g，牛蒡子 10g，黄蜀葵花 30g，石韦 30g，白花蛇舌草 30g，石打穿 15g，冬葵子 10g，龙葵 10g，全蝎 3g，黑豆衣 30g，车前子 30g，丹参 10g，赤芍 10g，28 剂。

【七诊、八诊】病情稳定，前药加减继服。

【九诊】2018 年 8 月 1 日，复查尿常规：隐血＋＋，蛋白－，24h 尿蛋白定量 0.05g。刻下：诸症缓解，唯时有腹部气鼓，游走不定，无腹痛，纳食可，大便有时不成形，日行 3 次，小便正常，寐浅，苔黄，脉细。继予健脾补肾、活血化瘀、泄浊解毒法。

处方：生黄芪 30g，炒白术 10g，生薏苡仁 30g，茯苓 30g，茯神 30g，僵蚕 20g，牛蒡子 10g，蝉衣 6g，黄蜀葵花 30g，石韦 30g，猫爪草 10g，川续断 10g，桑寄生 15g，女贞子 20g，枸杞子 20g，丹参 15g，赤芍 10g，红花 10g，白茅根 30g，仙鹤草 30g，荠菜花 20g，槐花 10g，白花蛇舌草 30g，半枝莲 30g，石打穿 30g，28 剂。

【按语】本案为"肾癌术后伴肾病综合征"的病例。治疗肾癌，并非见肾治肾，邹燕勤教授常从脾肾同治，俾脾气健旺，则肾元得充，使正胜邪却以带病延年。本例患者为五旬女性，年过半百，适逢手术损伤气血，既有脾肾气虚之本，亦有血络瘀阻之标，故治疗上应标本兼顾，健脾补肾、活血清利并用。从脾论治，脾肾先后天相生，健脾亦助肾气，且患者之癌病属气滞血瘀之证，脾气得健则气滞可行，用药宜轻灵平补，如方中生黄芪、太子参、茯苓、生薏苡仁、小红枣、炙甘草等；补肾强腰选用川续断、桑寄生、杜仲、怀牛膝等；标本同治，以丹参、川芎、炒当归、红花活血通络，青风藤、车前子、白花蛇舌草、半枝莲等清热祛风以降蛋白尿。全方脾肾并补，以后天养先天，攻补兼施，整体调治，疗效甚佳。

案 6. 从肝论治慢性肾炎

【初诊】王某，女，47 岁，2010 年 11 月 10 日。

患者 2005 年 3 月因尿液检查异常入住某三甲医院肾科，行经皮肾穿刺活检术，报告示系膜增生性肾小球肾炎。治疗予中成药百令胶囊、黄葵胶囊，以及西药西拉普利降压等措施，当时查肾小球滤过率左肾 65mL/(min·1.73m²)，右肾 57.3mL/(min·1.73m²)，尿液检查以红细胞尿为主。2010 年 10 月复查肾小球滤过率：左肾 34.3mL/(min·1.73m²)，右肾 29.9mL/(min·1.73m²)，总肾小球滤过率 64.2mL/(min·1.73m²)。10 月 18 日查尿常规：隐血＋＋＋，红细胞计数 117.7/μL。刻下：下肢乏力，久立后双踝酸胀，口干欲饮，手心灼热，小腹坠胀，月经延期 20 天未至，大便日行 1 次，腹痛即泻，苔黄，舌质红，脉细。中医辨证属"慢肾风"之肾虚湿热证，西医诊断为"慢性肾炎"。病机为气阴两虚、兼有湿热，治拟益气养阴、清热利湿法。

处方：太子参 30g，生黄芪 30g，生地黄 10g，制何首乌 20g，炙黄精 20g，山茱萸 10g，川石斛 20g，生薏苡仁 30g，南沙参 20g，北沙参 20g，天冬 20g，麦冬 20g，茯苓 30g，川续断 10g，桑寄生 10g，菟丝子 15g，仙鹤草 30g，紫珠草 20g，丹参 20g，赤芍 15g，水牛角片 15g，生甘草 5g。另用参三七粉 1g，每日 3 次。

【二诊】2011 年 1 月 5 日，患者近日晨起仍觉手指肿胀，眼睑浮肿，面红口红，手心热，足心凉，口干，胃脘隐痛，嗳气，双膝酸痛，苔少，舌质红，脉细。

处方：太子参 20g，生黄芪 30g，生薏苡仁 30g，茯苓皮 30g，怀山药 20g，南沙参 20g，北沙参 20g，天冬 20g，麦冬 20g，川石斛 20g，制香附 10g，延胡索 10g，谷芽 20g，麦芽 20g，佛手 10g，川续断 10g，桑寄生 10g，白茅根 20g，芦根 20g，蒲公英 20g，车前草 20g，小红枣 10g，生甘草 5g。另用参三七粉 1g，每日 3 次。

【三诊】2011 年 1 月 19 日，近日患者口腔溃疡、糜烂，牙龈肿痛，颜面潮红，口干唇红，晨起眼睑浮肿，夜半手指肿胀，手心热，双下肢冷，纳可，寐欠安，二便调，苔薄黄，舌质红，脉细。

处方：二诊处方加川黄连 1.5g，吴茱萸 1.5g，谷芽 20g，麦芽 20g，丹皮 10g，赤芍 10g，去白茅根、芦根、蒲公英、桑寄生。

【四诊】2011 年 2 月 16 日，患者晨起面红唇红，眼睑浮肿，午后双下肢肿胀，休息后缓解，手心热，足心冷，双膝关节酸冷，腹中肠鸣，嗳气频频，口苦，矢气多，大便日行 1 次，舌苔薄黄，舌质红，舌边有齿痕，脉细。以补气养阴、健脾理气、益肾渗利法进治。

处方：太子参 30g，生黄芪 30g，生薏苡仁 30g，茯苓皮 30g，南沙参 20g，北沙参 20g，天冬 20g，麦冬 20g，枳壳 10g，佛手 10g，制香附 10g，砂仁 5g（后下），川续断 10g，桑寄生 10g，枸杞子 20g，女贞子 20g，旱莲草 20g，白茅根 30g，仙鹤草 30g，小红枣 10g，炙甘草 5g。

【五诊】2011 年 3 月 2 日，患者面部有发热感，双膝关节发冷，手心热，足心凉，时有盗汗，时嗳气，腹中肠鸣，大便糊状，日行 1 次，舌红，苔黄，脉细。

处方：上方加炒山药 20g，炒芡实 20g，石榴皮 15g，谷芽 20g，麦芽 20g，去枳壳、砂仁、佛手。逍遥丸，8 粒，每日 3 次。

【六诊】2011 年 3 月 16 日，患者下肢发冷，时有肿胀，白天足心凉，手心热，嗳气、矢气较多，夜寐易醒，大便日行 2 次，呈糊状，苔薄黄，舌质红，脉细。3 月 14 日查内生肌酐清除率 92.9mL/min；尿常规：隐血++，红细胞计数 50/μL。久病肝郁，改拟疏肝解郁法论治。

处方：柴胡 1.5g，黄芩 10g，制香附 10g，丹皮 10g，丹参 10g，赤芍 10g，广郁金 10g，枳壳 10g，佛手 10g，南沙参 20g，北沙参 20g，天冬 20g，麦冬 20g，覆盆子 15g，金樱子 15g，制何首乌 20g，首乌藤 20g，菟丝子 10g，谷芽 20g，麦芽 20g，茯苓 30g，茯神 30g，合欢皮 30g，玫瑰花 5g（后下），炙甘草 5g，石榴皮 20g。

【七诊】2011 年 3 月 30 日，患者手心热，下肢冷，足心凉，嗳气频，矢气多，时呃逆，面唇泛红，大便呈糊状，日行 1 次，苔黄，脉细。3 月 24 日复查尿常规：隐血++。

处方：上方加炒山药 20g，炒扁豆 20g，炒芡实 20g，去柴胡、黄芩。参三七粉 1g，每日 3 次。

【八诊】2011 年 4 月 13 日，患者手心热，足心凉，嗳气，矢气多，大便日行 1 次，略口干，苔薄黄，舌质红，脉细。转从气阴两虚辨治。

处方：太子参 20g，生黄芪 20g，生薏苡仁 30g，茯苓 30g，柴胡 1.5g，制香附 10g，生地黄 10g，天冬 20g，麦冬 20g，川石斛 10g，南沙参 20g，北沙参 20g，丹皮 10g，丹参 10g，赤芍 15g，菟丝子 15g，金樱子 15g，覆盆子 15g，制何首乌 30g，首乌藤 30g，炒山药 20g，炒芡实 20g，炒扁豆 20g，小

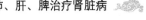

红枣 10g，炙甘草 5g，广郁金 10g。

【九诊】2011 年 4 月 27 日，患者口干已除，余症同前，大便日行 1～2 次，呈糊状，苔薄黄，舌质红，脉细。

处方：上方加石榴皮 20g，焦谷芽 20g，焦麦芽 20g，炒白术 10g，去柴胡、天冬、麦冬、制何首乌、首乌藤。

【十诊】2011 年 5 月 11 日，患者诸症缓解，大便日行 1 次，呈半糊状，余无明显不适，脉细，苔薄黄。5 月 6 日复查尿常规：隐血＋＋，红细胞计数 10/μL。上方继进。

【十一诊】2011 年 5 月 25 日，患者自觉眼睑肿胀，晨起手指发胀，倦怠乏力，服药后脘胀，嗳气，大便质稀，日行 2～3 次，脉细，苔薄黄，舌质暗红。昨日查尿常规：隐血＋＋，红细胞计数 10/μL。治法以健脾理气助运为主。

处方：炒党参 20g，生黄芪 20g，炒白术 10g，炒山药 20g，炒芡实 20g，炒扁豆 20g，石榴皮 15g，枳壳 10g，佛手 10g，谷芽 20g，麦芽 20g，焦山楂 20g，焦神曲 20g，茯苓皮 50g，川续断 10g，桑寄生 10g，枸杞子 20g，女贞子 20g，旱莲草 20g，北沙参 20g，小红枣 10g，炙甘草 5g。

【按语】本案为慢性肾炎，患者表现为镜下血尿，肾功能减退，中医辨证属于气阴两虚，湿热内蕴，病位主要在肾、脾，还涉及肝。患者为中年女性，须知女子以肝为先天，病程日久，情志不舒，肝气犯脾，则见脾胃气机不畅之症。在治疗中先着眼于补气养阴，健脾益肾，清热利湿，后从疏肝理气以治肾、脾，调气解郁选用理气而不伤阴之品，如玫瑰花、郁金、合欢皮等，疏肝理气之柴胡亦小其制，处处注意顾护阴分。全方补益与疏泄兼施，使气机条达，气血流畅，阴阳得以平衡。经治疗，患者肾小球滤过率提高，尿常规红细胞计数维持在正常范围，诸症改善。

第 三 讲
慢性肾小球肾炎的中医辨治及调理

　　慢性肾小球肾炎是由多种病理类型组成的原发于肾小球的一组疾病。其发病原因目前并不明确，可能与细菌、病毒、原虫等感染引起的免疫损伤有关。慢性肾小球肾炎多数病理类型病程较长，呈缓慢进展，在临床表现上不尽相同，大多数患者出现程度不等的高血压和肾功能损害，或有水肿、腰痛、乏力等症状；尿常规检查表现有不同程度的蛋白尿或血尿，或两者均有，病程进展到后期会出现贫血、固缩肾和尿毒症。本病根据肾脏活检病理检查可进行病理类型的区分，常见的病理分型包括系膜增生性肾小球肾炎、系膜毛细血管性肾小球肾炎、IgA 肾病、局灶节段性肾小球硬化、膜性肾病等。在病程中，部分患者可因呼吸道感染等原因诱发急性发作，出现类似急性肾炎的表现，部分病例可有自动缓解期。

　　慢性肾小球肾炎在肾脏疾病中属于发病率较高的疾病，多发于成人，其中青壮年占多数，病程初期部分患者临床症状并不显著，自觉症状不明显，往往不易被发现，多于常规体检尿常规检测时发现异常，有不同程度的蛋白尿和（或）血尿。而后随着病情的发展，多伴有轻、中、重度高血压和进行性的肾功能减退，预后不佳。本病往往起病隐匿，病程缓慢进展，随着病情迁延，"健存"的肾单位越来越少，纤维组织不断增多，肾脏纤维化加重，肾脏逐渐萎缩，最终将发展为慢性肾衰竭。不同病理类型病程长短不一，短则1～2 年，长则可达数十年。国内有资料表明，在引起终末期肾衰竭的各种病因中，慢性肾小球肾炎占 64.1%，居于首位。当然，随着社会的发展，医疗条件和水平的提高，继发性肾脏病尤其是糖尿病肾病引起的终末期肾衰竭的占比越来越高，已成为肾脏透析的主要原因。

第一节　中医病名的认识

尽管中医古籍中没有与慢性肾小球肾炎这一疾病完全对应的病名，但根据其临床表现有水肿、高血压、腰痛等症状，结合其检查中蛋白尿与血尿，以及其病程进展的转归，其病理病机与中医学中的"水肿""风水""石水""尿血""肾风""尿浊""腰痛"等相类似。

水肿之病，《黄帝内经》时代已有较系统明确的认识，《灵枢·水胀》中描述其病情初起的表现有"水始起也，目窠上微肿，如新卧起之状，其颈脉动，时咳，阴股间寒，足胫肿，腹乃大，其水已成矣。以手按其腹，随手而起，如裹水之状，此其候也"，对于水肿的病机病位，古代医家认为其与肺、脾、肾密切相关，如《素问·至真要大论》中云："诸湿肿满，皆属于脾。"《素问·水热穴论》中说："肾者，胃之关也，关门不利，故聚水而从其类也。上下溢于皮肤，故为胕肿。胕肿者，聚水而生病也"，又提到"勇而劳甚则肾汗出，肾汗出逢于风，内不得入于脏腑，外不得越于皮肤，客于玄府，行于皮里，传为胕肿，本之于肾，名曰风水"，《素问·气厥论》云："肺移寒于肾，为涌水，涌水者，按腹不坚，水气客于大肠，疾行则鸣濯濯，如囊裹浆，水之病也。"《素问·阴阳别论》中有"结阳者，肿四肢；结阴者，便血一升，再结二升……多阴少阳曰石水"。

风水、石水在张仲景的《金匮要略·水气病脉证并治》中有较为详尽的论述，根据其对水肿病机不同的认识，分为风水、皮水、正水、石水、黄汗五种类型，"风水，其脉自浮，外证骨节疼痛，恶风；皮水，其脉亦浮，外证胕肿，按之没指"。《金匮要略》中提到"面目肿大有热，名曰风水""风水，恶风，一身悉肿"，这些都说明慢性肾小球肾炎的发生与外感风邪有着密切的联系。同时张仲景亦从五脏发病的机制与证候，提出五脏水，即心水、肝水、肺水、脾水、肾水。如"肾水者，其腹大，脐肿腰痛，不得溺，阴下湿如牛鼻上汗，其足逆冷，面反瘦"，这一描述则与慢性肾小球肾炎的病程进展十分吻合。

尿血是指小便中混有血液或夹杂血块而排尿不痛的一种病证。由火热伤及肾与膀胱脉络，血溢于外，随尿而出，或因脾肾两虚，统摄失职，或瘀血内阻所致。《黄帝内经》称尿血为溲血，《素问·四时刺逆从论》中说："少阴有余，病皮痹隐疹，不足病肺痹，滑则病肺风疝，涩则病积溲血。"尿血一词，最早见于《金匮要略·五脏风寒积聚病脉证并治》"热在下焦者，则尿血"。尿血的病因病机是由于外感风热毒邪，伤及肾与膀胱血络；或因烦劳过度、情志过极、房室不节，或痨虫伤肾等因素致气血虚弱、肾气不固，或气阴两伤、阴虚火旺、灼伤肾与膀胱血络而迫血下溢或血渗于水道。血淋及石淋均有尿血的情况，《丹溪心法·溺血》中提出了鉴别诊断的方法，"溺血，痛者为淋，不痛者为溺血"。慢性肾小球肾炎尿血一般均无明显症状，临床鉴别不难。

肾风一名最早见于《黄帝内经》，《素问·奇病论》中说："有病痝然如有水状，切其脉大紧，身无痛者，形不瘦，不能食，食少，名为何病？岐伯曰：病生在肾，名为肾风。"《素问·风论》又说："肾风之状，多汗恶风，面痝然浮肿，腰脊痛不能正立，其色焰，隐曲不利，诊在肌上，其色黑。"对于肾风症状的描述，主要是面部浮肿、多汗恶风、腰脊部疼痛、不能直立、皮肤色黑、阳痿等，与慢性肾小球肾炎后期的临床症状相若。

尿浊，又称溺浊，指尿液混浊不清，而排尿时无尿道涩痛的症状。《素问·至真要大论》称"溺白"，《诸病源候论》称"白浊"，《丹溪心法》分为"赤、白浊"，《景岳全书》称"遗浊""便浊"，《类证治裁》则称"溺浊"。中医学认为"精气""精微"是人体的精华，《素问·金匮真言论》中说："精者，身之本也。"人体的脏腑功能失调，不能升清降浊，精微物质沉降于浊气之中，从尿液排出而成尿浊。蛋白尿较多的患者往往排尿时泡沫较多，则有尿浊的表现。

腰痛是慢性肾小球肾炎的常见症状之一，《素问·脉要精微论》中说："腰者，肾之府，转摇不能，肾将惫矣。"此处说明腰与肾的关系密切。《素问·标本病传论》中亦说："肾病少腹腰脊痛，胻酸，三日背䯌筋痛，小便闭。"肾脏的位置处于腰部，肾脏功能受损，局部气血受阻而致疼痛。有些病理类型，如 IgA 肾病患者在病程中有明显的腰痛表现。

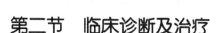

第二节　临床诊断及治疗

一　临床表现

1. 发病人群和特点

慢性肾小球肾炎可发生于任何年龄，但以青中年为主，男性多见。多数起病缓慢隐袭。

2. 主要症状和体征

（1）**水肿**：在慢性肾小球肾炎的整个疾病过程中，多数患者有不同程度的水肿，轻者仅见于面部、眼睑等组织疏松部位，晨起比较明显，进而发展至足踝、下肢；重者全身水肿，并可有腹水或胸腔积液。

（2）**高血压**：部分患者以高血压为首发症状，高血压的程度差异较大，轻者仅 140～160/95～100mmHg，重者达到或超过 200/110mmHg。持续高血压容易导致心功能受损、加速肾功能恶化，其程度与预后关系密切。高血压在临床上常表现为头胀、头痛、眩晕、眼花、耳鸣、失眠多梦、记忆力减退等症状。

（3）**尿异常改变**：血尿和蛋白尿是慢性肾小球肾炎的基本标志。慢性肾小球肾炎患者有不同程度的尿蛋白，一般在 1～3g/d，也可呈大量蛋白尿（＞3.5g/d）；蛋白尿多呈非选择性；尿沉渣可见颗粒管型和透明管型；伴有不同程度的血尿，在急性发作期可出现镜下血尿甚至肉眼血尿。尿量方面，水肿患者尿量减少，无水肿者，尿量接近正常；常有夜尿及低比重尿，尿比重（禁水 1～2h）不超过 1.020；至晚期出现肾衰竭，表现为少尿（＜400mL/d）或无尿（＜100mL/d）。

（4）**贫血**：患者呈现中度以上贫血时，表明肾单位损坏及肾功能损害已很严重，发展到终末期可出现严重贫血。如果患者无明显营养不良，其贫血多属正细胞、正色素型。患者可有头晕、乏力、心悸、面色苍白、唇甲色淡等表现。

（5）**肾功能不全**：慢性肾小球肾炎逐渐进展为肾衰竭，则主要表现为肾小球滤过率下降，内生肌酐清除率降低。轻中度肾功能受损患者可无任何临床症状，当内生肌酐清除率低于 10mL/min，临床上可见少尿或者无尿、恶心呕吐、纳呆、乏力、嗜睡、皮肤瘙痒等症。

3. 实验室检查

（1）**尿液检查**：尿常规检查有尿蛋白、镜下血尿和（或）管型尿；尿比重降低，圆盘电泳以中分子型蛋白尿为主，红细胞形态为变（畸）形红细胞。

（2）**血常规检查**：患者常见轻度贫血，肾衰竭时出现较严重贫血。

（3）**肾功能测定**：肾功能不同程度受损，血尿素氮、血肌酐升高，内生肌酐清除率下降，浓缩稀释功能异常。

（4）**影像学检查**：B超检查双肾可缩小，皮质光点增多，双肾实质病变。

（5）**肾活检病理检查**：诊断不明确时，可行肾活检以确诊。常见的病理分型包括膜性肾病、局灶节段性肾小球硬化、系膜增生性肾小球肾炎、系膜毛细血管性肾小球肾炎、IgA 肾病等。

4. 常见并发症

本病进展可出现肾功能逐渐恶化并出现相应的临床表现（如贫血、血压增高等），进入尿毒症期如血压控制不好，肾功能恶化较快，则预后较差。另外，部分患者因感染、劳累呈急性发作，或用肾毒性药物后病情急骤恶化，经及时去除诱因和适当治疗后病情可有一定程度缓解，但也可能由此而进入不可逆慢性肾衰竭阶段。多数慢性肾小球肾炎患者肾功能呈慢性渐进性损害，病理类型是决定肾功能进展快慢的重要因素（如系膜毛细血管性肾小球肾炎进展较快，膜性肾病进展常较慢）。

二 中医病因病机

慢性肾小球肾炎是多种原因引起的肾小球病变，其病机不外乎本虚和标实两个方面。内因是其根本，外因如外邪、饮食、劳倦则影响其病变轻重。慢性肾小球肾炎病变脏腑以肾为主，每影响肺、脾甚至肝，出现多脏同病，常兼夹外感、水湿、湿热及瘀血，病程反复迁延，加重肾虚，导致脏腑功能进一步失调，日久迁延不愈，由气虚、气阴两虚可致阴阳亏损、气血俱虚。标实可演变为湿、热、瘀诸邪胶结内蕴而化为浊毒，虚者益虚，邪毒益甚，虚实夹杂日久则进入慢性肾衰竭、尿毒症阶段。

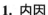

1. 内因

（1）**先天不足，房劳过度**：患者禀赋薄弱、体衰多病；或父母患有肾病，则其先天精气不足、肾元亏虚；或因生育不节、房劳过度、肾气内伐、肾精亏耗，皆可导致气化失司、水液代谢紊乱、水湿泛溢，而成水肿；精微不摄，而成蛋白尿、血尿之症。

（2）**饮食不节**：暴饮暴食，或饥饱不一，饮酒过度，或饮食偏嗜，皆可损伤中焦脾胃。脾失健运则水湿不化，泛溢肌肤，而发为水肿。

（3）**情志失调**：七情过度，忧思伤脾、郁怒伤肝、恐惧伤肾，均可导致脏腑气机逆乱，水液运化失常，而发为肾病。

2. 外因

（1）**风邪外袭**：风寒则使肺气郁闭，风热则使肺失清肃，均影响水之上源。肺失通调肃降，风遏水阻，风水相搏，泛溢肌肤，而致水肿。

（2）**湿毒浸淫**：湿热之邪蕴于肌肤，郁久则热甚成毒，湿毒壅阻局部，则化为痈疡疮痍。若不能及时清解消透，则疮毒之邪从皮毛内归于肺，从肌肉内归于脾，致脾失健运、肺失宣降而致水湿不行，运行受阻，溢于肌肤四肢，发为水肿；或热毒内归，灼伤肾络而为血尿。

（3）**湿邪侵袭**：久居湿地，或暴雨涉水，或水中劳作，则水湿之邪内侵，困阻脾土，脾运失健，水湿泛溢而发水肿；或湿邪化热、湿热留恋、灼伤肾络、损伤肾阴、精微失藏而成蛋白尿、血尿之症。

（4）**药毒伤肾**：部分中、西药物，可直接损伤肾气，出现肾病或使肾病加重。对某些肾气不足或已患肾病者药毒可直接克伐肾气，致气化失司，而成水肿、蛋白尿或肾功能损害。

本病病位主要在肾，涉及肺、脾（胃）、肝等脏腑，其基本病机是本虚标实，肺、脾、肾虚为本；风寒、湿热、浊毒侵袭，瘀血交阻为标，脏腑虚损与外邪侵袭为本病的中心环节。脾肾不足是其根本，《丹溪心法》中有云："夫人之所以得其性命者，水与谷而已。水则肾主之，谷则脾主之，惟肾虚不能行水，惟脾虚不能制水。肾与脾合气，胃为水谷之海，又因虚不能传化焉，故肾水泛滥反得以浸渍脾土，于是三焦停滞，经络壅塞，水渗于皮肤，注于肌肉而发水肿矣。"瘀血是发生水肿的重要病理产物，也是本病迁延不愈的重要原因。或因气虚血运无力致瘀；或因阴虚脉道涩滞为瘀；或因阴虚火旺，灼伤脉络，血溢脉外而成瘀；或因湿热壅滞气机，致使血行迟缓、血液运行不畅而成瘀，又有"久病入络""久病必瘀"之说。瘀血既是病理产物，又是致病因素，肾病可以导致瘀血形成，瘀血又可以使肾病加重。瘀阻肾络，精气不得畅流而外泻则加重蛋白尿。瘀血是慢性肾小球肾炎迁延的必然转归之一，且病程越久瘀血征象越明显，"血不利则病水"，故慢性肾小球肾炎的中医病机特点为本虚标实，虚实相兼。

三 中医辨证分型

1. 本虚证

（1）脾肾气虚证

主症：疲倦乏力，气短懒言，食少纳呆，腰膝酸软，浮肿。

次症：脘腹胀满，腰脊酸痛，大便溏薄，尿频或夜尿多，舌淡红、有齿痕，舌苔薄白，脉细。

（2）肺肾气虚证

主症：颜面浮肿或肢体肿胀，疲倦乏力，少气懒言，易感冒。

次症：腰脊酸痛，面色萎黄，舌淡，苔白润，有齿痕，脉细弱。

（3）脾肾阳虚证

主症：全身浮肿，畏寒肢冷，倦怠乏力，气短懒言，食少纳呆，腰膝酸软。

次症：腰部冷痛，脘腹胀满，纳少，便溏或泄泻或五更泄泻，夜尿清长，口淡不渴，舌质淡胖，边有齿痕，脉沉偏细或沉迟无力。

（4）肝肾阴虚证

主症：头晕耳鸣，五心烦热，或手足心热，腰膝酸软，口干咽燥。

次症：大便干结，尿少色黄，遗精，滑精，或月经失调，舌红少苔，脉弦细或细数。

（5）气阴两虚证

主症：畏寒肢冷，五心烦热，腰痛或浮肿，腰膝酸软。

次症：口干咽燥或咽部暗红，咽痛，舌质红或偏红，少苔，脉细或弱。

2. 标实证

（1）水湿证

主症：颜面或肢体浮肿，胸痞腹胀。

次症：口淡乏味，小便不利，舌苔白或白腻，脉细或沉细。

（2）湿浊证

主症：恶心呕吐，肢体困重，食少纳呆。

次症：脘腹胀满，口中黏腻，舌苔厚腻，脉缓。

（3）湿热证

主症：小便黄赤、灼热或涩痛不利，面目或肢体浮肿，口苦或口黏。

次症：皮肤疖肿、疮疡，咽喉肿痛，胸闷纳呆，口干喜饮，舌苔黄腻，脉濡数或滑数。

（4）血瘀证

主症：面色黧黑或晦暗，腰痛固定或呈刺痛。

次症：肌肤甲错或肢体麻木，舌色紫暗或有瘀点、瘀斑，脉细涩。

四 中医治疗方法

（一）辨证治疗

慢性肾小球肾炎的中医辨证治疗以本虚为纲，标实为目，根据患者本虚标实的情况而分别施治。

1. 本虚证

（1）脾肾气虚证

治法：补脾益肾。

方药：补脾益肾方加减。

药用：黄芪 30g，制何首乌 15g，丹参 15g，山药 18g，党参 15g，杜仲 15g，益母草 30g，当归 15g，淫羊藿 15g，泽泻 9g。

方解：方中黄芪、党参补气健脾，培补后天之本；山药健脾助运，化湿渗利，加入制何首乌、杜仲、淫羊藿补益肾气、温肾助阳；丹参、当归、泽泻、益母草活血利水以消水肿。诸药合用，共奏健脾补肾、益气利水之功。

加减：纳差，加谷芽 15g，麦芽 15g，鸡内金 9g；咽痛，加南沙参 15g，北沙参 15g，麦冬 15g，百合 18g。

（2）肺肾气虚证

治法：补益肺肾。

方药：防己黄芪汤加减。

药用：防己 10g，黄芪 15g，白术 12g，枇杷叶 9g，桑白皮 15g，金樱子 30g，菟丝子 15g，玉米须 15g。

方解：本方为防己黄芪汤加减，方中黄芪、白术健脾益气，枇杷叶、桑白皮清肺疏泄，菟丝子、金樱子温补肾气，配以防己、玉米须利水以消肿，全方共奏益气利水之功。

加减：畏冷，舌质淡，加桂枝 6g；面、唇、爪甲、舌质等暗红，舌下脉络迂曲，加桃仁 9g，红花 9g，川芎 9g。

（3）脾肾阳虚证

治法：温补脾肾，行气利水。

方药：黄芪补中汤合真武汤加减。

药用：黄芪 30g，党参 15g，山药 15g，附子 9g（先煎），白术 15g，茯苓 15g，猪苓 9g，泽泻 9g，陈皮 9g，肉桂 4.5g。

方解：本方为黄芪补中汤与真武汤化裁所得，方中黄芪、党参、山药、白术健脾益气，附子、肉桂温肾助阳，茯苓、猪苓、泽泻、陈皮淡渗化湿，行气利水消肿。诸药合用，共成滋肾温阳、化湿利水之功。

加减：夹有瘀血，加益母草 18g，丹参 15g，当归 15g，川芎 9g，泽兰 15g；浮肿少尿，加车前子 18g（包煎），大腹皮 15g，葫芦 30g。

（4）肝肾阴虚证

治法：滋补肝肾之阴。

方药：杞菊地黄丸合大补阴煎加减。

药用：熟地黄 18g，龟甲 15g（先煎），黄柏 12g，知母 12g，生地黄 15g，山药 15g，茯苓 15g，牡丹皮 9g，泽泻 9g，山茱萸 9g，枸杞子 15g，菊花 10g。

方解：杞菊地黄丸为六味地黄丸加枸杞子、菊花而成。方中熟地黄以滋肾填精为主；辅以山茱萸养肝肾而涩精；山药补益脾阴而固精。三药合用，并补三阴。配茯苓淡渗健脾，补后天而助先天；泽泻清泻肾火，渗利化湿，并防熟地黄之滋腻；牡丹皮清泻肝火，活血和络。三药共达祛邪之效，为三泻。更入枸杞子、菊花滋补肝肾，平肝明目。与大补阴煎合用，滋阴潜阳、引药下行。诸药共达滋养肝肾、平肝化湿之功。

加减：头痛、头晕剧烈，加川芎 9g，益母草 18g，葛根 15g，防己 9g；失眠，加炒酸枣仁 15g，生铁落 18g；耳鸣，加磁石 18g（先煎）。

（5）气阴两虚证

治法：益气养阴，调补肾气。

方药：六味地黄汤合生脉散加减。

药用：生地黄 15g，山药 15g，茯苓 15g，牡丹皮 9g，泽泻 15g，山茱萸 9g，北沙参 15g，麦冬 9g，五味子 9g。

方解：方中熟地黄、山茱萸滋阴、养肝肾、填精气，山药补益脾阴而固精，沙参、麦冬滋阴益气，五味子敛阴，茯苓、泽泻、牡丹皮活血利水，淡渗化湿。全方共奏益气养阴、活血利水之功。

加减：兼湿浊，纳呆，恶心或呕吐，身重困倦，或精神萎靡，加陈皮 9g，法半夏 9g，竹茹 9g，砂仁 6g（后下）。

2. 标实证

（1）水湿证

治法：健脾益气，行气化湿。

方药：参苓白术散加减。

药用：党参 9g（单煎），甘草 9g，白术 15g，山药 15g，莲子 15g，薏苡仁 30g，砂仁 6g（后下），桔梗 9g，白扁豆 12g，茯苓 15g。

方解：方中以党参、白术、茯苓、甘草（即四君子汤）平补脾胃之气，为君药。以白扁豆、薏苡仁、山药之甘淡，莲子之甘涩，助白术既可健脾，又可渗湿而止泻，为臣药。以砂仁芳香醒脾，促中州运化，通上下气机，吐泻可止，为佐药。桔梗为太阴肺经的引经药，入方中如舟车载药上行，达上焦以益肺气。诸药合用，共奏益气健脾、渗湿利水之功。

加减：兼湿热，脘闷纳呆，口干不思饮，小便黄赤灼热或涩痛不利，舌苔黄腻，脉濡数或滑数，加黄连 6g，半枝莲 15g，白花蛇舌草 30g，土茯苓 15g，蒲公英 15g。

（2）湿浊证

治法：化湿泄浊。

方药：温脾汤加减。

药用：制大黄 9g，人参 15g（单煎），干姜 6g，附子 6g（先煎），六月雪 15g，泽泻 15g，车前子 30g（包煎），炙甘草 6g。

方解：方中干姜、附子、炙甘草出自四逆汤，功能温脾祛寒，加人参益气助阳，加制大黄通腑泄浊，另用六月雪、泽泻、车前子化湿泄浊，共奏温阳泄浊之功。

加减：呕吐较甚，加姜半夏 9g，陈皮 9g，姜竹茹 9g。

（3）湿热证

治法：清利三焦湿热。

方药：三仁汤加减。

药用：杏仁 15g，薏苡仁 15g，白蔻仁 6g（后下），厚朴 6g，法半夏 15g，竹茹 6g，滑石 6g，通草 6g。

方解：方中杏仁宣利上焦肺气，气行则湿化；白蔻仁芳香化湿，行气宽中，畅中焦之脾气；薏苡仁甘淡性寒，渗湿利水而健脾，使湿热从下焦而去。三仁合用，三焦分消，为君药。滑石、通草、竹茹甘寒淡渗，加强君药利湿清热之功，为臣药。法半夏、厚朴行气化湿、散结除满，为佐药。全方宣畅气机、清热利湿，三焦湿热则去。

加减：痞满腹胀，加黄连温胆汤；尿频、尿急、尿灼热，加八正散；热毒较甚，咽喉肿痛，加银蒲玄麦甘桔汤。

（4）血瘀证

治法：活血化瘀。

方药：肾炎化瘀汤加减。

药用：黄芪 30g，益母草 30g，丹参 15g，泽泻 9g，当归 15g，赤芍 10g，川芎 9g，红花 9g。

方解：本方是在四物汤基础上化裁而成。当归、川芎、赤芍养血活血，祛瘀而不伤阴；红花、益母草破血化瘀；黄芪益气以助活血，配合丹参养血和络；泽泻活血利水。诸药配合，养血活血，祛瘀生新，活血而不耗血，使瘀血兼症可解。

加减：兼气虚，合用四君子汤［人参 15g（单煎），白术 9g，茯苓 9g，甘草 6g］；耳鸣，加磁石 18g（先煎）；水肿明显，加猪苓 10g，车前子 20g；

腰酸，加杜仲 15g，桑寄生 15g，川牛膝 15g。

（二）中成药治疗

1. 口服中成药

（1）黄葵胶囊：主要成分是黄蜀葵花提取物。功效：清利湿热、解毒消肿。该药用于慢性肾小球肾炎之湿热证者。口服，一次 5 粒，一日 3 次，8 周为 1 个疗程。

（2）百令胶囊、金水宝胶囊：主要成分是人工培养冬虫夏草菌丝。功效：补益肺肾。这两种药适用于肾元不足者。口服，一次 5～8 粒，一日 3 次。

（3）参乌益肾片：由制何首乌、菟丝子、太子参、麸炒苍术、枸杞子、怀牛膝、泽兰、赤芍、茯苓、泽泻、车前子、熟大黄组成。功效：补肾健脾、活血利湿。该药适用于改善由慢性肾小球肾炎所致的慢性肾衰竭（代偿期、失代偿期和衰竭期）非透析患者中气阴两虚兼浊证患者出现的恶心、呕吐、食少纳呆、口干咽燥、大便干结等症。口服，一次 4 片，一日 3 次，8 周为 1 个疗程。

（4）肾炎康复片：由西洋参、人参、地黄等中药组成。功效：益气养阴、补肾健脾、清解余毒。此药主治慢性肾小球肾炎，属于气阴两虚，脾肾不足，毒热未清证者。口服，一次 8 片，一日 3 次。

（5）肾炎四味片：由细梗胡枝子、黄芩、石韦、黄芪四味中药组成。功效：活血化瘀、清热解毒、补肾益气。此药用于慢性肾小球肾炎患者。一次 8 片，一日 3 次。

（6）雷公藤多苷片：主要成分是雷公藤提取物雷公藤多苷。功效：祛风解毒、除湿消肿、舒筋通络。该药有抗炎及抑制细胞免疫和体液免疫等作用，用于慢性肾小球肾炎患者证属风湿热瘀、毒邪阻滞者。按体重每 1kg 每日 1～1.5mg，分 3 次饭后服用（如按 60kg 体重的成年人计算，一次 2～3 片，一日 3 次，饭后服用）。

2. 静脉滴注中成药

（1）川芎嗪注射液：中药川芎提取物静脉制剂。功效：活血化瘀。该药适用于慢性肾小球肾炎血瘀证者。将 120～160mL 该注射液加入 5%葡萄糖注射液 250mL 中静脉滴注，每日 1 次，7～14 天为 1 个疗程。

（2）**黄芪注射液**：中药黄芪静脉制剂。功效：补气固本。该药适用于慢性肾小球肾炎气虚证者。将 20～40mL 黄芪注射液加入 5%葡萄糖注射液250mL 稀释后静脉滴注，每日 1 次，7～14 天为 1 个疗程。

（3）**肾康注射液**：由大黄、黄芪、丹参、红花组成的复方注射液。功效：降逆泄浊、益气活血、通腑利湿。该药适用于慢性肾小球肾炎晚期肾衰竭者，属湿浊血瘀证。症见恶心呕吐、口中黏腻、面色晦暗、身重困倦、腰疼、纳呆、腹胀、肌肤甲错、肢体麻木、舌质紫暗或有瘀点、舌苔厚腻、脉涩或细涩。静脉滴注，一次 100mL（5 支），一日 1 次，使用时用 10%葡萄糖注射液300mL 稀释。每分钟 20～30 滴，4 周为 1 个疗程。

（三）灌肠疗法

血肌酐、尿素氮升高明显者，配合大黄 12g，蒲公英 30g，六月雪 30g，煅龙骨 30g（先煎），煅牡蛎 30g（先煎），煎汤过滤，保留灌肠。

（四）外治法

1. 中药膏方穴位敷贴

取穴肾俞、关元、足三里、脾俞、关元、阴陵泉。膏方组成为黄芪、丹参、白术、石韦等。

2. 耳针

取穴脾、肺、肾、三焦、膀胱、皮质下、腹，每次 3～4 穴，毫针中度刺激，也可埋针或王不留行籽贴压。

3. 穴位注射

用黄芪注射液 1mL，选足三里或肾俞等穴，两侧交替进行穴位注射，每日 1 次，10 次为 1 个疗程，对减少尿蛋白有一定疗效。

（五）针灸治疗

1. 针刺治疗

调节脾肾气机：主要选穴足三里、气海、关元、三阴交、肾俞、脾俞、命门。可以根据患者的症状，选择或增加有关穴位。每次选主穴 2~3 个，配穴 2~3 个，虚证用补法，实证用泻法，留针 20~30min，中间行针 1 次，每日针刺 1 次，10 次为 1 个疗程。

2. 灸法

取气海、肾俞、关元等穴位，每日灸 1 次，每穴灸 3~7 壮，10 次为 1 个疗程。

（六）饮食忌宜及单方食疗

1. 饮食忌宜

对于慢性肾小球肾炎出现蛋白尿症状的患者，如果其肾功能良好，在日常饮食中可适当增加蛋白的摄入。由于豆腐、黄豆、蚕豆、绿豆等植物蛋白中含有大量嘌呤碱，嘌呤碱会增加肾脏的负担，因此应以瘦肉、牛奶等动物蛋白为主。若患者出现严重肾功能损害，出现高血压、少尿、水肿、氮质潴留等表现时，为减少非蛋白氮存积在体内，此类患者应将蛋白质摄入量控制在每日 20~40g。对于水肿患者，应严格限制每日钠盐的摄入量，每日摄入量控制在 2~3g，若患者病情严重，可予以低钠饮食，同时将其每日液体的摄入量控制在 1200~1500mL。

2. 单方食疗

（1）**玉米须**：干玉米须 60g，洗净，煎汤服。本品可利尿消肿，用于慢性肾小球肾炎轻度水肿者。

（2）**鲤鱼汤**：鲜鲤鱼 1 条（重约 500g，去肠杂），生姜 15g，葱 15~30g，米醋 30~50mL，加水共炖，少放盐，食鱼饮汤。或鲜鲤鱼 1 条，清茶叶 20g；或鲜鲤鱼 1 条，赤小豆 30g，适量生姜、葱、食盐，煮汤。以上药膳均具有健脾利水之功，用于慢性肾小球肾炎水肿不消，或低蛋白血症者。

（3）**山药粥**：山药 30g，粳米适量，加水煮成粥，加适量白糖。本品具有健脾补肾之功，用于慢性肾小球肾炎水肿不甚而尿蛋白持续不消者。

（4）**绿豆附子汤**：绿豆 30g，附子 15g，水煎煮熟后食豆，次日仍可再加绿豆 30g，煮熟后食豆，第 3 日则另用附子与绿豆同煮如前，忌生冷、盐、酒，本品用于慢性肾小球肾炎水肿偏于阳虚者。

第三节　临床治疗心得

一　分步辨证，分清主次，分期治疗

1. 首辨虚实

慢性肾小球肾炎的中医辨证按本证与标证相结合的方法进行，具体辨证时先根据发病史明确病因，其次进行脏腑辨证，确定病位在肺、在脾、在肝、在肾，还是多脏同病，再确定本证的类型及兼夹的标证类型，一个本证常可兼夹一个或几个标证，如果患者本证不明显，也可以标证为主。

（1）确定所病主脏：如临床表现腰脊酸痛，下肢水肿明显者，病在肾；纳少脘胀，大便稀溏者，病在脾；颜面浮肿，咽痛，易感冒者，病在肺；头晕耳鸣，视物模糊者，病在肝。

（2）分别病邪主次：面肢浮肿，苔腻脉沉者，病邪为水湿；咽喉肿痛，皮肤疮疡，小便黄赤，苔黄，脉数者，病邪为热邪；腰痛固定，昼轻夜甚，舌暗红有瘀点瘀斑者，病邪为血瘀；恶心呕吐，口有尿味者，病邪为湿浊。

（3）辨析虚实舌脉：凡病程长，身疲乏力者以虚证为主；病程短，无乏力者以实证为主。面色萎黄，少气乏力者，以气虚为主；面色㿠白，手足不温，畏寒肢冷者，以阳虚为主；五心烦热，目睛干涩者，以阴虚为主。对于临床症状不明显的患者，中医学重点关注其苔脉的变化进行辨证，如舌淡、舌边有齿痕者为气虚；舌红、苔少者为阴虚；舌暗红或有瘀点、瘀斑者为血瘀；苔白腻者为湿；苔黄腻者为湿热；苔黄、脉数者为热等。

2. 分期治疗

慢性肾小球肾炎的治疗既要抓住脾肾，又要注意脏腑阴阳气血的整体调理。在病程的不同阶段根据其正虚邪实的偏重有侧重地进行治疗，病程初起以邪实证为主，晚期以正虚证为主，祛邪常用治法有清热解毒、利湿、活血、凉血，扶正常用治法有益气养阴、健脾补肾，而对于反复发作型者，则扶正祛邪并举，发作阶段以祛邪实为主，缓解阶段以扶正虚为主，兼顾清除余邪，但在整个疾病的治疗过程中应时时牢记本病的基本病机为本虚标实，具体治疗措施的应用遵循补虚不恋邪、祛邪不伤正的原则，保护患者的肾气不受损，以利于长期维持正常肾功能。

对于以无症状性血尿为主要表现的慢性肾小球肾炎类型，邹燕勤教授根据病程不同，分别制定扶正、祛邪、扶正兼祛邪的治法，概括为11法：①疏风清热法，适用于风热犯肺证，方用麻黄连翘赤小豆汤加白茅根；②清心导赤法，适用于心火下移证，方选导赤散；③清泻肝火法，适用于肝火内炽证，方选加味逍遥散；④清热凉血法，适用于血热妄行证，方选小蓟饮子；⑤健脾清利法，适用于脾虚湿热证，方选自拟健脾清利方（太子参、茯苓、薏苡仁、白术、生甘草、赤小豆、石韦）；⑥补气养血法，适用于气血双亏证，方选归脾汤；⑦补气养阴法，适用于气阴两虚证，方选自拟方（太子参、黄精、麦冬、甘草、生地黄、怀山药、玄参、茯苓、牡丹皮、泽泻、百合）；⑧补气活血法，适用于气虚血瘀证，方选补阳还五汤或桃红四物汤加党参、黄芪；⑨养阴活血法，适用于阴虚血瘀证，方选自拟方（当归、赤芍、白芍、熟地黄、太子参、益母草、琥珀粉或参三七粉冲入）；⑩补肾解毒法，适用于肾虚夹毒证，方选自拟方（生地黄、山茱萸、怀山药、旱莲草、黄柏、知母、板蓝根）；⑪补肾益精法，适用于肾虚精亏证，方选无比山药丸。

对于以蛋白尿、水肿为主要表现的慢性肾小球肾炎，治疗一般先侧重治其肿，肿退后调治脏腑虚损，治疗蛋白尿并保护肾功能，通常分为水肿期和非水肿期治疗。

（1）水肿期：多见脾肾气虚，水气不运；脾肾阳虚，水湿泛滥；气阴两虚，水湿逗留；瘀滞阻络，水液潴留；风邪外袭，水气犯肺等证候。治疗需辨别证型，扶正祛邪，运用补气渗利、温阳利水、养阴利水、活血利水等方法治疗。常用治法：①脾肾气虚，水气不运，治拟健脾益肾、补气利水法，参苓白术散合五苓散加减；②脾肾阳虚，水湿泛滥，治拟健脾益肾、温阳利水法，附子理中汤合济生肾气丸加减；③气阴两虚，水湿潴留，治拟补气养阴、淡渗利水法，防己黄芪汤合六味地黄汤加减；④瘀滞阻络，水液潴留，治拟活血通络、化瘀利水法，桃红四物汤、血府逐瘀汤加减；⑤风邪外袭，水气犯肺，治拟疏风发表、宣肺利水法，三子养亲汤、葶苈大枣泻肺汤加减。

（2）非水肿期：多见证候为脾肾气虚、脾肾阳虚、气阴两虚、肝肾阴虚、湿郁络阻。气虚、阳虚证常反复出现水肿，常伴见水湿证；气阴两虚、肝肾阴虚常兼夹湿热或肝阳证，需用辨证方调治获效。常用治法：①脾肾气虚证，治拟健脾补肾益气法，参苓白术散加减；②脾肾阳虚证，治拟温运脾肾法，理中丸合金匮肾气丸或右归丸加减；③气阴两虚证，治拟益气养阴，参芪地黄汤加减；④肝肾阴虚证，治拟滋肾养阴、柔肝熄风、活血和络法，杞菊地黄丸加减；⑤湿郁络阻证，治拟疏滞泄浊法，邹燕勤教授自拟疏滞泄浊方加减。

二 多脏并治，首重脾肾，调肝清肺

慢性肾小球肾炎的病位在肾，但临床上疾病的发生、发展常与肺、脾、肝、肾四脏的功能状态都有关，治疗过程中如能重点关注各个脏腑的生理及病理变化，则可起到执简驭繁的效果。

1. 健脾益气，补而不滞

邹燕勤教授提出，对于慢性肾小球肾炎气虚湿热证这种虚实夹杂的常见证候，需扶正祛邪，标本兼顾。临证善从健脾益气入手，用药强调甘平清补，以免滋腻助邪。脾失健运常伴见纳少便溏，苔薄或腻，治疗分为健脾助运和健脾化湿两大法。前者以纳少、苔薄为辨证要点，常施以党参（太子参）、白术、茯苓、薏苡仁、焦谷芽、焦麦芽、焦山楂、焦神曲；后者以便溏、苔腻为辨证要点，常配合车前草、凤尾草、马齿苋、薏苡仁、芡实、白扁豆、山药。

邹燕勤教授认为，在肾小球疾病中，气虚证虽是主要表现，但同时亦有邪实内蕴的一面，温补恐有助邪之弊，治用甘平之剂，则补而不腻，可达清补之效。以太子参、茯苓、白术、甘草、薏苡仁、黄芪为补气健脾基本方，本方即四君子汤加黄芪、薏苡仁而成。方中用太子参，以其味甘苦而性平，益气养阴而无滋腻之嫌；之所以不用人参，是因为人参味甘，性温，补益之力较强，而肾小球疾病多夹有实邪为患，用之恐有助邪之弊；若气虚较甚，标实不显，多用党参。黄芪味甘，生者能补气利水，适于脾虚而水肿之时；炙者能补气健脾，适于标实较轻，扶正为要之际；若痰浊、湿热明显，则少用或不用，以免生湿助热。白术补气健脾，燥湿利水，虽有甘温之性，但与诸甘平淡渗之品同用，则温燥之性得制。茯苓味甘淡，健脾利水，若水湿较重，常用茯苓皮以增强利水渗湿之功；若夜寐不佳，又可合用茯神以安神。薏苡仁味甘淡，性寒，渗利湿热而健脾，生则渗利之力强，炒则健脾之效优。甘草一味，用量宜轻，常用 3～5g，取其甘味益气，生者清热解毒而益气，炙者则长于补气健脾，使用时，据热象之有无酌情选用。诸药合用，甘平补益，既可健脾益气，又无壅遏之弊。

补气健脾，重点在于补气。气与精、血、阴、阳有着密切的关系。气虚则精、血、阴、阳亦虚，而补气可化生精血，益阴温阳。此外，气能行水，补气有利于行水化湿；"气为血帅"，补气可推动血行，有助于活血利水，祛除标邪。因此，补气尤为重要。脾乃气血生化之源，补气离不开健脾。肾与脾乃先后天之本，先天之本既充，后天之本得固，后天之本得健，先天之本不竭。健脾可助生化之源，健脾又可强后天而养先天，故补气健脾可达脾肾双补之效，有助于维护肾气，加强气化功能。治疗时须注意脾肾兼顾，两者不可偏废。脾宜升则健，能运则安，故补脾重运，脾始能健。补气健脾多甘淡平补，避免壅塞滞腻。而益肾宜取温养，叶天士说："此温字，乃温养之义，非温热竟进之谓。"补益时须戒辛温大热，以免耗阴损气，这也常常是邹燕勤教授所告诫之言。

2. 维护肾气，治病求本

慢性肾小球肾炎的治疗，其关键在于脾、肾，脾气足则能固摄，肾气充则能藏精，而使精微固闭，不致下泻。故健脾固肾最为根本，先后天充足则无运化、藏泻失职之虞。慢性肾小球肾炎，除非合并急性病症，通常治疗必须以健脾固肾为先。

肾乃五脏六腑之本，为水火之宅，内藏元阴元阳。张景岳云："元精元气者，即化生精气之元神也，生气通天，惟赖乎此。"邹燕勤教授认为不论从预防、保健、延寿或治疗疾病来讲，维护肾气也就是求本之法。维护肾气，加强肾的气化功能，是邹燕勤教授治疗肾系疾病的根本原则。肾气即为肾中元气，包含了元阴元阳。慢性肾小球肾炎发生的根本内在因素是肾气不足，所以补益肾元、维护肾气是治疗慢性肾小球肾炎的基本原则。在辨证治疗时根据患者脏腑亏损程度佐以益肾之品，常伍以川续断、桑寄生、杜仲、枸杞子、地黄等补益肾中元气。并且，据"阴阳互根"的理论，于温肾之剂中佐入何首乌、刺蒺藜、怀牛膝、山茱萸之属，以达"阴中求阳"；在滋肾方中伍以淡附片、肉桂、淫羊藿、巴戟天、菟丝子等，以期"阳中求阴"，并少佐枳壳、陈皮、香橼皮、佛手以防腻滞。在用药中要注重扶正不用峻补，而宜平补，选用甘平之剂，补而不滞，滋而不腻，温而不燥。肾失气化常伴见腰膝酸痛、肢体浮肿，治疗以益肾清利为大法，常加以补肾药和利湿药配伍，如怀牛膝、川续断、桑寄生、山茱萸、枸杞子、石韦、车前草、白茅根。

对于慢性肾小球肾炎患者，一般方中少用苦寒之品，以免损伤、克伐肾气。祛邪之时主张缓攻，而不妄投过于苦寒、辛热、阴凝之品，以免戕伤肾中元阴元阳。若使用苦寒、辛凉之剂，剂量宜小，中病即止，并适当配伍温药以缓其性。必要时可小量短期服用，同时注意药物间配合，以监制其偏，常用药对有黄柏配苍术，知母、黄柏配肉桂，黄连配吴茱萸等。西药抗生素及磺胺类药物常致伤肾，临床要慎用、少用，尽量不用。结合近年来抗生素的滥用导致的药物性肾损害，如小管间质病变、肾功能减退等明显增加，此论更值得我们警醒。若用温燥之品，应短期使用，配伍滋阴药以制其燥。因此，治疗中应处处注意补益肾元，顾护肾气，而使肾中阴阳达到相对平衡的状态。

3. 调肝理血，疏和条达

肝肾同居下焦，肝木需赖肾水之濡养，肾精充足，则肝得以滋养。肾精不足，肝木失濡，或致肝肾阴虚，或致阳亢风动。而肝失疏泄，气机不利，也可致水气内停。故在肾炎、肾病综合征中常可见由肝及肾，或由肾及肝，终致肝肾同病，如肝气郁滞、肝胆湿热、肝阴不足等证型的肾炎、肾病综合征。因肝主疏泄，能调节全身气机，推动血液和津液运行，如肝失疏泄，可导致津液输布代谢障碍，而发为水肿，故治肝有助于消肿，有助于益肾。肝实之证主要为肝气郁滞及肝经热盛，肝虚之证主要为阴血亏虚，肝经失养。而疏肝一法，对于肾炎这一慢性疑难病症而言，有其必然性，因病久难治，患者往往心生厌烦，情绪抑郁，当责之于肝失条达，失于疏泄，从而加重病情，越发难治，故久病必参以疏肝和络、条畅气机之品，如柴胡（宜小量，3～6g）、甘松 3～6g、合欢花 10g、当归 10g、赤芍 10g、郁金 10g、川楝子 3～5g 等。

4. 清肺利咽，下病上治

感受外邪、肺气失宣、咽喉不利是导致慢性肾小球肾炎复发的主要因素之一,也是其传变的重要途径。《灵枢·经脉》指出"肾足少阴之脉,其直者从肾上贯肝膈,入肺中,循喉咙,挟舌本"。可见咽属肾所主,喉为肺之门户。外邪入侵途径不外乎口、鼻、皮毛(卫营内传或直中),风热之邪其性轻扬向上,首先犯上,口鼻而受,咽喉者为其必经之关隘,故咽喉之疾每可循经侵犯足少阴肾经。风热邪毒搏结咽喉或湿热邪气留恋不解,可循足少阴之支脉下犯及肾,故肾病的发生与肺、咽喉密切相关。因此,邹燕勤教授在治肾过程中非常强调肺咽同治。

在治法上,根据病机的不同,临床治疗中要根据标本轻重缓急分利咽与治肾孰先孰后,重者先祛邪后扶正,方药专以清肺利咽,徐图治肾;轻则扶助正气兼以利咽祛邪。只要辨证确属热结咽喉证,采用疏风利咽、清热利湿、凉血止血法,则确能起到消除症状(咽部红肿疼痛),降低血尿和蛋白尿的作用。

治法分为清热利咽,养阴利咽,清咽利湿、凉血止血三法。

清热利咽法:以咽部红肿明显为辨证要点,症见咽痒而干,扁桃体肿大,滤泡增生,或伴发热、咳嗽,此乃风邪热毒蕴结咽喉。方药常参以射干、连翘、金银花、蒲公英、蚤休、牛蒡子、黄芩、栀子;或可选用玄麦甘桔汤及银翘散加减,药用玄参、麦冬、桔梗、射干、牛蒡子、金银花、连翘、重楼、制僵蚕、蝉衣、芦根、生甘草。如肺经有热者,加用桑白皮、炒黄芩、炒栀子、鱼腥草。

养阴利咽法:以咽部暗红为辨证要点,症见肿痛不明显,或咽喉久痛隐隐,常合用南沙参、北沙参、麦冬、玄参、芦根、生地黄等药物,可嘱患者平素以胖大海泡茶频频饮用,但大便稀溏者不可用胖大海,咽喉局部可喷西瓜霜或锡类散。

清咽利湿、凉血止血法:是截断病邪犯肾的重要方法。咽喉者,肺肾之门户关隘,一旦外邪上犯,搏结咽喉,邪热熏灼,乳蛾红肿疼痛,或湿热之邪盘踞咽喉不解,适逢肾虚不足或气虚、阴虚或气阴两虚,则邪易循经下犯于肾,成为血尿、蛋白尿的发病之因;或素有肾虚,咽喉热结邪蕴,则更伤肾元,成为慢性肾小球肾炎的加重或诱发因素,由于湿为阴邪,其性重浊黏滞,热为阳邪,其性炎上,湿热相合,如油入面,难以分离,而使本病迁延反复,缠绵难解。因此,及时清利咽喉,凉血止血,使乳蛾肿消瘀散,切断咽喉之邪犯肾的途径，同时，凉血止血剂对肾络之瘀血亦有消瘀散结之功，从而达到下病上治的目的，咽喉得清，则血尿自止。

三 甘淡平补，用药和缓

对邹燕勤教授治疗慢性肾小球肾炎患者的 175 张处方中的药物进行统计发现，她共使用中药 166 种，使用频数在 40 次以上的前 32 味药物见表 3-1。在这 32 味药物中，最常用的是太子参、生黄芪二味，均为补气健脾之品。常用的补气健脾药还有茯苓、薏苡仁、炒白术等；补肾气的药物有川续断、桑寄生；补肾阴的药物有枸杞子、南沙参、北沙参、生地黄、麦冬、山茱萸、女贞子；渗湿利水的药物有茯苓皮、薏苡仁、车前子；清利咽喉的药物有制僵蚕、蝉衣、牛蒡子、玄参、射干；清利凉血的药物有白茅根、芦根、石韦、仙鹤草、荠菜花、槐花、水牛角片；清热解毒的药物有车前草、金银花、生甘草等。

表 3-1　邹燕勤教授治疗慢性肾小球肾炎常用药物使用频次及剂量

药物	使用频数（次）	剂量范围（g）
太子参	172	10～30
生黄芪	166	15～50
茯苓	118	15～30
薏苡仁	168	20～30
川续断	111	10～15
桑寄生	91	10～15
白茅根	144	20～30
制僵蚕	107	10～15
蝉衣	100	6～8
车前子	96	15～30
牛蒡子	83	10～15
仙鹤草	80	20～30
枸杞子	70	15～30
玄参	76	10～15
射干	76	10～15

续表

药物	使用频数（次）	剂量范围（g）
石韦	79	20～30
芦根	78	20～30
生甘草	79	5～6
丹参	71	15～20
南沙参	61	15～20
北沙参	54	15～20
茯苓皮	58	30～50
炒白术	57	10～15
生地黄	52	10～15
麦冬	57	15～20
荠菜花	53	20～30
山茱萸	44	10～12
女贞子	40	15～20
金银花	45	6～15
小槐花	43	20～30
水牛角片	49	10～15
车前草	45	15～30

补气健脾益肾常取四君子汤或参苓白术散之意，常用药有太子参、生黄芪、炒白术、茯苓等。《素问·阴阳应象大论》云："形不足者，温之以气。"生黄芪味甘，性微温，归脾、肺经，具补气健脾、利水消肿之功。《本草求真》称其"为补气诸药之最"，《珍珠囊》曰："黄芪甘温纯阳……补诸虚不足。"黄芪炙者，补中益气之力增强；生者，取其补气利水之效。因慢性肾小球肾炎多见水肿，故治疗肾炎气虚者，多用生黄芪健脾补气而达行水消肿的目的，使补而不滞。现代实验研究表明，黄芪有明显的利尿作用，能减少尿蛋白，降低血清总胆固醇和血肌酐，改善肾功能，减少系膜区免疫复合物的沉积，其中黄芪多糖能改善系膜增生性肾小球肾炎大鼠的蛋白尿，降低其尿和血中 IL-6 的含量，抑制其系膜细胞的增生和基质的增多。这些作用证实黄芪能补气利水，健脾而达补益肾元之效。太子参味甘微苦，其性略偏寒凉，补气健脾，兼能养阴生津，与生黄芪相伍，可制约其甘温益气之温

燥之性，又可防利湿之品苦燥伤阴。本病的病机演化规律通常为先伤于气，后损于阴，病程始终兼夹湿热，热易伤阴，故选用太子参这一味清补之品，在补气的同时注意养护阴分，防止病情进展，气损及阴或湿热伤阴，这种配伍方法充分体现了邹燕勤教授"有病治病，未病防变"的"治未病"思想。太子参作用平和，也体现了邹燕勤教授用药和缓的特点。若乏力、气短、神疲等气虚征象较明显，而湿热不著者，则选用补气之力较强的党参。炒白术益气健脾，燥湿利水；薏苡仁、茯苓甘淡渗湿，健脾利水，三者既可扶正，又能祛邪。川续断味苦辛，性微温；桑寄生味苦甘，性平，均为平补肾气之品，若患者腰酸较甚，则加入杜仲等补肾强腰。气虚日久伤阴，此时须补气而兼顾养阴，在补气药中加入生地黄、熟地黄、山茱萸、枸杞子、制何首乌等补益肾阴之品。气为阳之微，肾炎后期气虚渐损及阳，或阴伤及阳，常用淫羊藿、菟丝子等温阳之药，不用或少用肉桂、附子等辛温大热之品，以防耗真阴损真气，遣方用药上注意配伍凉润之品，以制约其辛温之性。气虚可兼见血虚，此时当补气养血，着重健脾益气，使生血之源充盛，血为气之母，血充则气盛，常用归脾汤、八珍汤，或于补气药中加入当归、熟地黄、白芍等养血之品。

四 淡渗利水，轻药重投

肾病水肿的治疗当以利水消肿为第一要务。利水之法有淡渗利水、攻下逐水之不同，邹燕勤教授喜用淡渗利水之法。淡渗利水的药物取自《伤寒论》五苓散，其习用茯苓皮、薏苡仁、猪苓、泽泻、车前子等。此类药物性平、味淡，渗湿利水的作用平缓，但作用持久，能起缓消其水的作用。对于肿势明显者，邹燕勤教授采用"轻药重投"法，即作用轻缓之淡渗药物投以重剂，常可获肿退水消之效。如茯苓皮，为茯苓的皮部，渗湿利水作用强于茯苓，常用至50g；薏苡仁用至30g，猪苓常用30～40g，泽泻20g，车前子30g。茯苓、薏苡仁等又有健脾的作用，并伍以太子参、生黄芪、炒白术等补气健脾之品，利水而不伤正。太子参的补气之力虽不及党参，但可兼顾阴分，以防利水而伤阴。邹燕勤教授在此处也运用了清代医家费伯雄的和缓法，认为肾病水肿者脏腑虚损，正气衰弱，病程长久，肿势缠绵，若用甘遂、大戟、芫花、牵牛子等攻下逐水之药，或可取一时之效，但戕伐正气，水肿必会"卷土重来"，故只可缓图不得骤取，方可获持久之效。

五 清热利湿，贯穿始终

邹燕勤教授认为在慢性肾小球肾炎的病程中，湿热是基本的病理因素，贯穿病程始终。湿热日久伤气损阴，并可兼夹风邪，招致外湿，变生瘀血，致浊毒蔓延。正越虚，邪越盛，则病变更加复杂难愈。所以清热利湿之法常贯穿其病程始终。"祛邪可以匡正""邪去则正安"，在治疗上邹燕勤教授常根据邪正双方的标本轻重缓急，决定祛邪与扶正的主次。慢性肾小球肾炎急性发作，湿热明显者，以清利治标为主，兼顾补虚扶正；热证减，病情缓解后，再加强扶正固本之力，以防复发；若素体不足，本虚为主，湿热不著者，当以扶正固本为要，此时兼顾清热利湿，每每能取得较好的疗效。清热利湿药大多苦寒，苦能除湿，寒凉清热，邹燕勤教授临证时注意苦寒清利而不伤阴，不可分利过度。邹燕勤教授使用清热利湿法常根据上、中、下三焦和皮肤等部位的不同而遣方用药，又须辨湿与热的轻重主次，或以化湿渗利为主，或以清热解毒为要，还应根据兼夹之邪随症治之。上焦湿热常用鱼腥草、车前草、桑白皮、黄芩、白茅根、芦根；中焦湿热可用苍术、薏苡仁、茯苓、黄连、泽泻、藿香、佩兰；下焦湿热以血尿表现为主者用白茅根、景天三七、荠菜花、大蓟、小蓟、槐花、仙鹤草、生地榆等，以蛋白尿为主者加石韦、白花蛇舌草、荔枝草、凤尾草等，表现为尿频、尿急者加黄柏、萹蓄、瞿麦、鸭跖草、金钱草、蒲公英、紫花地丁等。湿热弥漫三焦，蒙上流下，则上、中、下三焦同治。湿热浸淫肌肤，皮肤疮疖肿痛，每遣蒲公英、金银花、蚤休、土茯苓、地肤子、白鲜皮等清利解毒，消肿祛风；湿热流注肝经，肝胆湿热甚至胆汁外溢者，则当清利肝胆湿热，常用马鞭草、垂盆草、田基黄、金钱草配合茵陈、黄芩等清肝利胆。

六 平衡阴阳，调节免疫

慢性肾小球肾炎是一种免疫异常的疾病，病情的反复发作与免疫紊乱、失常有关，而中药通过平衡阴阳起调节免疫的作用。邹燕勤教授认为黄芪、人参、参三七具有双向调节作用，即"高者抑之，低者补之"，这类药在慢性肾小球肾炎的治疗上是很有疗效的。慢性肾小球肾炎病情稳定期的患者免疫功能常表现低下，感染可导致其病情加重，临床应选用具有免疫增强作用的中药或方剂。对于气虚者，可采用补气类，如人参、太子参、党参、黄芪、甘草，或用生脉散、四君子汤、补中益气汤；阳虚者可用补阳类之冬虫夏草、鹿茸、淫羊藿、仙茅、菟丝子、肉桂、杜仲、补骨脂、肉苁蓉，或用金匮肾气丸等；此外，如猪苓、茯苓等渗利药亦有较好的免疫调节作用，此类药物的应用，宜在辨证方的基础上适当加用2～3味。

七 活血化瘀，分类选用

邹燕勤教授从肾脏的解剖和生理特点上认识到肾脏是运行气血的脏器，在病理状态下，由于脾肾两虚，水湿停聚，使气血运行不畅，渐致肾脏瘀阻络伤。因此，其临床治疗肾病提倡"久病必和络"，根据瘀血的轻、中、重不同分别用药。病轻者用轻药"和络"，如牡丹皮、丹参、赤芍、川芎、当归、桃仁、红花、泽兰之类，适用于瘀血较轻或不明显者，此类药每参于各法当中使用。病久者用"活血化瘀"药，如莪术、三棱、参三七等。参三七既能化瘀，又可止血，邹燕勤教授在临床上习用参三七粉常服，治疗慢性肾小球肾炎血尿经久不愈，或合并慢性心脏疾病者，每获良效。顽疾者可用虫类药，如祛风利咽的制僵蚕、蝉衣，搜风剔络的蜈蚣、全蝎，破血逐瘀的水蛭、䗪虫等，可消蛋白尿、消水肿，对瘀血明显者有效。

八 病久参治脏腑痹

慢性肾小球肾炎往往病程较长，久治不愈，正气愈虚而邪未消退，标邪乘虚入络，致风邪、湿邪、痰浊、瘀血相互胶结于肾络，进而肾元亏损，湿毒内蕴，可发展为尿毒症，治疗较为棘手。临床常用补肾强腰药与祛风湿、化痰湿、活瘀血诸药相配伍进行治疗，代表方剂有独活寄生汤加减，常用药：川续断 15g，桑寄生 15g，怀牛膝 15g，生黄芪 30g，太子参 15g，生薏苡仁

20g，枸杞子 20g，川芎 12g，赤芍 12g，青风藤 15g，制僵蚕 10g，牡蛎 30g，昆布 10g，泽兰 12g。如血尿明显者，加茜草 15g，仙鹤草 15g，荠菜花 20g；如蛋白尿明显者，加用蝉衣 6g，全蝎 3g，或用雷公藤多苷片或火把花根片。

九 多途给药，综合治疗

邹燕勤教授常在口服辨证方药为主的基础上，使用剂型不一、途径多样的方药综合治疗，以相互协调，增强疗效。

（1）**膏方**：内服药膏，又称膏滋、煎膏，是一种将中药辨证方中的饮片加水反复煎煮，去渣浓缩后，加炼蜜或炼糖等及胶类药制成的半固体剂型。其具有体积小、药物含量高、服用方便、口味宜人的特点。邹燕勤教授认为人禀天地之气而生，四时之气，冬主闭藏，进入冬季后人体精气内敛，故善于吸收各种精微营养物质，正如《素问·四气调神大论》云："春夏养阳，秋冬养阴。"冬养藏气，冬季是服用以补益作用为主的膏方的最佳时机。由于肾气与冬气相通，肾所藏之精气有抵御外邪使人免生疾病的作用，故有"藏于精者，春不病温"（《素问·金匮真言论》）和"冬不藏精，春必病温"（《素问·阴阳应象大论》）之说。对于缓解期稳定状态的慢性肾小球肾炎患者，冬令其进服膏方可起到增强体质、巩固疗效、防止复发的作用。

（2）**泡服方**：金银花 5g，生甘草 5g，胖大海 1 枚，藏青果 5g，泡茶频饮，用于慢性咽炎、咽部隐痛不适者，急性发作期可配合锡类散吹喉。

（3）**坐浴方**：苦参 50g，蒲公英 50g，野菊花 50g，蛇床子 50g，车前草 50g，煎汤外洗坐浴，用于妇女下焦湿热，外阴灼热瘙痒，带下色黄、量多、有异味者。

（4）**足浴方**：双钩藤 100g，夏枯草 100g，磁石 300g，车前草 200g，杜仲 200g，怀牛膝 50g，石韦 200g，红花 30g，煎汤泡足，用于肾性高血压，肝肾阴虚，肝阳上扰，症见眩晕、头痛、耳鸣者。

（5）**外敷方**：生附子 5g，磨粉加醋调，大蒜 5～6 瓣、葱 2～3 茎捣烂成泥，细辛 3～5g，外敷涌泉穴。本方配合辨证的内服方治疗难治性高血压属阴虚阳越者，起引火归原的作用。此为上病下取，内服与外敷相结合的反佐疗法。

（6）**灌肠方**：生大黄10~30g，生甘草5g，六月雪30g，蒲公英30g，生牡蛎30~40g，浓煎取汁200~300mL，保留灌肠，保留时间30min以上，每日1次，7~10天1个疗程。此法用于慢性肾小球肾炎兼有湿浊证、血肌酐、尿素氮升高者，起通腑解毒、软坚泄浊之功。

第四节 典型病例

案1. 气阴两虚之慢肾风

【初诊】张某，女，44岁，2016年12月11日。

患者3年前因乏力查尿常规：蛋白＋＋＋，隐血＋＋＋，当时未重视。1年后复查尿常规：蛋白＋＋，隐血＋＋＋。口服中药、西药治疗，期间查尿蛋白+~+++，隐血+~+++，尿红细胞计数偏高。刻下：口干，口渴，舌痛，易感冒，乏力，上半身怕冷，皮肤干燥，腰酸，下肢酸软，咽部不适，自觉有痰，纳谷尚可，夜寐欠安，难入睡，大便日行1次，成形，小便色黄。查体：咽红，舌淡红，苔薄黄腻，脉细。辅助检查：尿常规示蛋白＋＋＋，隐血＋＋，红细胞计数74.5/μL；血生化示肝转氨酶正常，血清总蛋白65.6g/L，白蛋白41.3g/L，血肌酐81μmmol/L，尿酸231μmol/L，尿素氮5.09mmol/L，总胆固醇7.83mmol/L，低密度脂蛋白胆固醇5.53mmol/L。中医辨证属"慢肾风"之肾虚湿热证，西医诊断为"慢性肾小球肾炎"。病机为肺肾气虚湿热，治拟益肾清咽、渗利和络法，佐以宁心。

处方：制狗脊20g，川续断15g，桑寄生15g，杜仲15g，怀牛膝10g，太子参15g，生黄芪15g，炒白术10g，玄参10g，麦冬15g，桔梗10g，冬瓜仁20g，浙贝母15g，制僵蚕20g，牛蒡子15g，蝉衣6g，黄蜀葵花30g，石韦20g，全蝎3g，水蛭3g，地龙10g，丹参20g，葛根30g，仙鹤草30g，茯苓30g，茯神30g，合欢皮30g，首乌藤30g，生甘草6g。

健肾片，4片，每日3次；黄葵胶囊，4片，每日3次。

【二诊】2017年1月4日，患者口干，夜间为甚，有灼热感，舌痛，晨起咳嗽，咳少量痰，腰痛时作，牵及两胁，纳可，夜寐欠安，醒后难入睡，盗汗时作，无夜尿，大便成形，面肢不肿，舌质红，苔薄少，脉细。查尿常规：蛋白＋＋＋，隐血＋＋。阴虚津液不足。

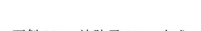

处方：原方加南沙参 20g，北沙参 20g，石斛 30g，地肤子 30g。中成药同前。

【三诊】2017 年 2 月 8 日，患者近期夜间鼻塞，自觉手臂、后背发凉，偶有腰酸痛，口渴，有时咽喉瘙痒，晨起干咳，无痰，时有舌尖痛，纳可，夜寐易醒，小便泡沫多，无夜尿，大便日行 1 次，咽红，苔黄，舌质红，脉细。

处方：原方全蝎改为 4g，水蛭改为 4g，加石斛 25g，辛夷花 10g，生白芷 10g，椿根皮 20g，蜀羊泉 20g。中成药同前。

【四诊】2017 年 3 月 9 日，患者服药后咽痒干咳已无，夜间鼻塞好转，背部凉及腰痛亦减，口干明显，夜间尤甚，欲饮水，后半夜难入睡，梦多，纳可，时有恶心欲呕，小便泡沫多，大便调，舌质红，中有裂纹，苔薄黄腻，脉细。查尿常规：蛋白＋＋，红细胞计数 97.7/μL。

处方：玄参 10g，麦冬 15g，冬凌草 10g，金银花 10g，川黄连 3g，肉桂 3g，生蒲黄 15g（包煎），太子参 20g，制僵蚕 20g，牛蒡子 15g，蝉衣 6g，黄蜀葵花 30g，石韦 20g，猫爪草 10g，川石斛 20g，全蝎 4g，水蛭 4g，地龙 10g，丹参 20g，合欢花 10g，合欢皮 10g，茯苓 10g，茯神 10g，青龙齿 30g，柏子仁 15g，酸枣仁 15g，白花蛇舌草 20g，小红枣 10g，生甘草 5g。中成药同前。

【五诊】2017 年 4 月 6 日，患者服药后口干好转，偶有腰酸痛，近日感冒，咽痒，鼻塞，干咳，怕冷，耳鸣，纳谷不香，多梦，小便泡沫多，大便调，舌红，苔黄腻，脉细。查尿常规：蛋白＋＋。

处方：上方去川黄连、肉桂、生蒲黄，加生黄芪 30g，防风 6g，辛夷花 10g，生白芷 10g。

清开灵颗粒，2 包，每日 3 次，余中成药同前。

【六诊】2017 年 4 月 27 日，患者口干已除，腰酸痛，怕冷明显，耳鸣，晨起流泪，纳谷不香，胃中嘈杂，夜寐尚安，冷热不调，盗汗，夜尿 1 次，有泡沫，大便正常，双下肢轻肿，舌质红，苔薄淡黄，舌中裂，脉细。查尿常规：蛋白＋＋，红细胞计数 155/μL；尿微量白蛋白 1480mg/L，尿蛋白/肌酐 1820mg/g。

处方：3 月 9 日方去川黄连、肉桂、生蒲黄，加黄芪 40g，防风 6g，猫爪草 10g，三七粉 2.5g（冲服）。中成药同前。

【七诊】2017 年 6 月 1 日,查尿常规:蛋白 + +,隐血 + +,红细胞计数 54/μL,舌红,苔黄,咽红,脉细。

处方:生黄芪 50g,炒白术 10g,生薏苡仁 30g,茯苓 30g,茯神 30g,制僵蚕 20g,牛蒡子 15g,蝉衣 6g,黄蜀葵花 30g,石韦 20g,全蝎 4g,水蛭 4g,地龙 10g,猫爪草 15g,玄参 10g,麦冬 15g,冬凌草 10g,金银花 10g,丹参 15g,赤芍 15g,葛根 30g,仙鹤草 30g,荠菜花 20g,水牛角片 15g(包煎),车前子 30g(包煎)。中成药同前。

【八诊】2017 年 7 月 13 日,患者夜寐欠佳,凌晨 2 点易醒,时有腰酸,怕冷明显,纳可,小便泡沫多,咽中不适,言语声低,大便日行 1 次,成形,咽红,舌红,苔黄,脉细。

处方:上方加黑豆衣 30g,生甘草 6g,紫苏叶 30g。中成药同前。

【九诊】2017 年 8 月 10 日,患者服药后腰酸缓解,晨起有少量白痰,口干,自觉口中发烫,双小腿发冷,纳食一般,夜寐易醒,醒后难入睡,小便正常,大便日行 1 次,质稀,患者已绝经,舌苔黄,脉细。查尿常规:蛋白 + +,红细胞计数 45/μL。

处方:6 月 1 日方去冬凌草、金银花,加南沙参 15g,浙贝母 15g,黑豆衣 30g,紫苏叶 30g,合欢皮 30g。中成药同前。

【十诊】2017 年 9 月 6 日,患者腰酸痛近日复起,口气重,口中灼热,夜寐欠安,早醒,腹部及后背皮肤红疹瘙痒,咽红,晨起咳少量痰,口干欲饮,乏力,纳谷不振,无夜尿,大便成形,先干后溏,脉细,舌质红,苔黄。拟健脾助运、清咽益肾法进治。

处方:太子参 15g,生黄芪 15g,炒白术 10g,炒薏苡仁 30g,茯苓 30g,茯神 30g,炒山药 20g,炒芡实 20g,谷芽 20g,麦芽 20g,焦山楂 20g,焦神曲 20g,玄参 10g,射干 10g,桂枝 6g,冬凌草 10g,女贞子 20g,旱莲草 20g,制僵蚕 20g,牛蒡子 15g,黄蜀葵花 30g,石韦 30g,猫爪草 10g,白茅根 30g,仙鹤草 30g,车前子 30g(包煎),景天三七 15g,生甘草 5g。

雷公藤多苷片,20mg,一日 3 次;联苯双酯片,6 片,一日 3 次;黄葵胶囊,4 片,一日 3 次。

【十一诊】2017 年 11 月 15 日,复查尿常规:蛋白 +。患者腰酸痛、乏力减轻,纳可,夜寐不安,口干,舌痛,咽喉不适,咽红,咳痰不显,大便成

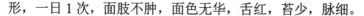

形，一日1次，面肢不肿，面色无华，舌红，苔少，脉细。

处方：玄参10g，射干10g，冬凌草10g，川续断15g，女贞子20g，旱莲草20g，太子参10g，生黄芪30g，生薏苡仁30g，茯苓30g，茯神30g，南沙参20g，北沙参20g，川石斛20g，制僵蚕20g，牛蒡子15g，黄蜀葵花30g，石韦30g，积雪草30g，土茯苓50g，生蒲黄30g，茵陈30g，五灵脂30g（包煎），车前子30g（包煎），防风6g。

【按语】慢性肾小球肾炎的病机演化规律一般是先伤于气，后损于阴，必然转归是气阴两虚或阴阳两虚。脾肾气虚往往在疾病的初中期多见，随着其病机演变，中后期可逐渐伤阴损阳，出现气阴两虚、阴虚、阳虚或阴阳两虚。湿热是慢性肾小球肾炎病变发展过程中的一个基本病机，湿热日久更伤气损阴。邹燕勤教授在治疗上于补气的同时注意养护阴分，可防止病情进展，使损伤之阴分得以恢复，充分体现了其"有病治病，未病防变"的"治未病"思想。本例患者病机为肺肾气虚湿热，故方以益肾健脾、清利湿热论治。另外，患者盗汗、口干等阴伤的症状明显，故加入南沙参、北沙参、川石斛、玄参、麦冬等养阴生津之品，以期阴液渐复。顾护气阴同时以黄蜀葵花、蝉衣、石韦、僵蚕等祛风散邪以降蛋白尿，清热利湿，标本兼顾，治疗近1年，患者尿蛋白得降，病情得以控制。

案2. 脾肾气虚湿热之慢肾风

【初诊】刘某，男，39岁，2009年2月27日。

患者2002年起反复感腰酸乏力，尿常规检查发现尿隐血。2007年1月在我院行经皮肾穿刺活检术，报告示轻度系膜增生性肾小球肾炎，伴肾小球硬化（24个肾小球中硬化2个），查肾功能正常。今查尿常规：隐血＋＋；血压120/90mmHg。刻下：自觉腰酸，无肢体浮肿，纳可，二便调，舌质红，苔薄黄，脉细。中医辨证属"慢肾风"之脾肾气虚湿热证，西医属"慢性肾小球肾炎"。病机为脾肾气虚，湿热内蕴，治拟益气清利法。

处方：川续断15g，桑寄生15g，杜仲15g，太子参20g，生黄芪20g，怀牛膝10g，薏苡仁20g，茯苓20g，白茅根30g，仙鹤草30g，丹参10g，茜草20g，荠菜花20g，小槐花20g，水牛角片15g，车前草20g，生甘草6g，小红枣10g。

【二诊】2009年3月13日，测血压118/90mmHg，查尿常规：隐血＋＋，红细胞镜检 1～3 个/HP。患者五六天前不慎感冒，现鼻塞，喷嚏，咽痒，右侧腰部不适，纳可，寐差，大便日行 1 次，成形，尿量中等，苔薄黄，脉细。

处方：金银花 10g，连翘 10g，板蓝根 10g，贯众 10g，黄芩 10g，香白芷 10g，薏苡仁 20g，茯苓皮 30g，玄参 10g，射干 10g，冬瓜仁 20g，浙贝母 15g，白茅根 20g，芦根 20g，茜草 20g，荠菜花 20g，白花蛇舌草 15g，车前草 20g，生甘草 6g。

【三诊】2009 年 3 月 25 日，昨日复查尿常规正常，肾功能正常。患者外感症状已除，有时腰酸，寐安，苔薄黄，舌红，脉细。

处方：上方去连翘、板蓝根、贯众、香白芷，加太子参 20g，生黄芪 20g，川续断 15g，桑寄生 15g。

【按语】补气清利法是邹燕勤教授治疗慢性肾小球肾炎的常用方法，针对慢性肾小球肾炎脾肾气虚、湿热内蕴证而设，是治疗慢性肾小球肾炎的基本大法。邹燕勤教授提出，对于慢性肾小球肾炎脾肾气虚、湿热内蕴证这种虚实夹杂的证候，需扶正祛邪，标本兼顾，补气健脾益肾以治其本，重点在于补气。脾乃气血生化之源，补气离不开健脾，健脾可助生化之源，又可强后天而养先天，故补气健脾可达脾肾双补之效。益肾即维护肾气，加强气化功能。补气健脾益肾常取四君子汤或参苓白术散之意，常用药有太子参、生黄芪、炒白术、茯苓等。黄芪炙者，补中益气之力增强；生者，取其补气利水之效。因慢性肾小球肾炎多见水肿，故治疗肾炎气虚者，多用生黄芪健脾补气而达行水消肿的目的，使补而不滞。太子参味甘微苦，其性略偏寒凉，补气健脾，兼能养阴生津，与生黄芪相伍，可制约其甘温益气之温燥之性，又可防利湿之品苦燥伤阴。本病的病机演化规律通常为先伤于气，后损于阴，病程始终兼夹湿热，热易伤阴，故选用太子参这一味清补之品，在补气的同时注意养护阴分，防止病情进展，气损及阴或湿热伤阴，此配伍方法体现了邹燕勤教授"治未病"思想。太子参作用平和，体现了邹燕勤教授用药和缓的特点。川续断味苦辛，性微温；桑寄生味苦甘，性平，均为平补肾气之品，若患者腰酸较甚，则加入杜仲等补肾强腰。湿热之邪贯穿于慢性肾小球肾炎病程始终，是其病变发展的基本病理因素。"祛邪可以匡正""邪去则正安"，所以治疗上补气健脾益肾的同时应注意清热利湿。"湿热之邪宜清宜利"，苦能除湿，寒凉清热，味苦性寒的清热利湿药物可祛除湿热之邪，抑制肾脏的免疫炎症反应，促进肾脏病变的修复。临证时首需辨别湿热所在，结合脏腑病位遣方用药。慢性肾小球肾炎的患者常卫表不固，易于感受外邪。二诊时患者外感风邪，与湿热搏结，肺失宣肃，咽喉不利，此时遵照"急则治其标"的治则，先拟清热疏风、解毒利咽之法，方选银翘散合玄麦甘桔汤，用金银花、连翘、黄芩等清热解毒，以玄参、射干等清利咽喉。祛除外邪，是稳定肾炎病情的重要环节，也是维护肾气的重要方面。三诊时外邪已去，再兼顾扶正固本，但湿热留恋，故清热利湿仍需贯穿始终。

案 3. 膏方调理慢肾风

【初诊】赵某，女，62 岁，2006 年 11 月 22 日。

患者近 8 年多来时感腰酸乏力，尿液检查以血尿为主，伴少量蛋白，肾功能正常，诊断为"慢性肾小球肾炎"。2000 年造影检查发现右肾畸形。近 4 个月加用雷公藤多苷片，近期复查：尿红细胞计数 30 万/mL，多形型。刻下：自觉乏力，腰部酸胀，右侧为甚，时感双下肢肿胀，怕冷，自汗，纳食可，夜寐欠安，夜尿 1～2 次，大便 1～2 日一行。舌苔薄黄，舌质淡红，脉细。中医辨证属"慢肾风"之脾肾气虚湿热证，西医属"慢性肾小球肾炎"。病机为脾肾气虚，湿热内蕴，治拟益肾健脾、清热利湿法。

处方：川续断 150g，桑寄生 150g，制狗脊 150g，厚杜仲 200g，怀牛膝 150g，淫羊藿 150g，仙茅 150g，肉苁蓉 60g，巴戟天 120g，菟丝子 180g，生地黄 80g，熟地黄 80g，桑椹 200g，女贞子 200g，旱莲草 200g，制黄精 150g，制何首乌 200g，首乌藤 200g，青龙齿 200g，熟酸枣仁 100g，糯根须 300g，瘪桃干 300g，煅龙骨 300g，煅牡蛎 300g，浮小麦 300g，太子参 300g，生黄芪 300g，潞党参 300g，薏苡仁 200g，茯苓 300g，怀山药 300g，芡实 300g，川石斛 200g，北沙参 150g，当归 150g，赤芍 150g，白芍 150g，枸杞子 200g，制僵蚕 120g，全蝎 30g，蝉衣 60g，石韦 150g，白茅根 300g，仙鹤草 300g，大蓟 200g，小蓟 200g，水牛角片 120g（包煎），生地榆 150g，槐花 200g，荠菜花 200g，白果 120g，丹参 100g，青风藤 200g，蒲公英 200g，白花蛇舌草 200g，枳壳 100g，佛手片 120g，车前子 30g（包煎）；以阿胶 200g，鹿角胶 150g，龟甲胶 100g 收膏，并入冬虫夏草 20g，参三七粉 30g，红枣 150g，桂圆肉 100g，冰糖 500g，银耳 150g，核桃仁 150g，莲子 200g 等，常规熬制。每日早、晚空腹各 1 汤匙，开水冲化后服用。

【二诊】2007 年 11 月 22 日，患者腰酸，易疲劳，纳可，夜寐安和，偶感胸闷、头晕，血压时有升高，舌苔薄黄，舌红，脉细。

处方：原方去首乌藤、青龙齿、熟酸枣仁，加入沙苑子 100g，刺蒺藜 100g，磁石 300g，川芎 100g，全瓜蒌 150g，炙远志 100g，荔枝草 200g，谷芽 200g，麦芽 200g，收膏药及服用方法同前。

【三诊】2008 年 11 月 28 日，患者腰部酸痛，易疲乏，口干欲饮，夜尿 1～2 次，纳可，大便偏稀溏，寐安，舌红，舌苔根部薄黄，脉细。查空腹及餐后血糖升高，糖化血红蛋白正常。

处方：原方去青龙齿、熟酸枣仁，加入桑椹 200g，鬼箭羽 200g，地骨皮 200g，虎杖 150g，天花粉 100g，生石膏 150g，南沙参 150g，天冬 150g，麦冬 150g，百合 200g，制大黄 30g，积雪草 200g，土茯苓 200g，细料药入西洋参 100g，辅料去冰糖，入木糖醇 300g，并去红枣、桂圆肉。

【四诊】2009 年 1 月 28 日，患者服膏方后，精神好转，面色红润，胃纳好转，大便已成形，寐安，腰酸减轻，时感头晕、头痛，口干欲饮，胸闷心慌，夜尿 1 次，舌红，舌苔根部薄黄，脉细。复查肾功能肌酐、尿素氮、尿酸均正常。

处方：原方加明天麻 200g，双钩藤 150g，夏枯草 100g，地锦草 200g，川芎 100g，炙远志 10g，全瓜蒌 100g，降香 30g（另包，后下），收膏药同三诊。

【按语】邹燕勤教授制定膏方处方，以辨证论治为基础，根据患者具体病情和体质类型，按照膏方特有的成方定规用药，充分体现了治病与调补相结合，因人制宜，全面调治的整体观思想。邹燕勤教授认为"有是病，用是药"，即强调辨病辨证用药。膏方并非单纯补剂，首先，"有病治病"，正如秦伯未先生所说："膏方非单纯进补，乃包含救偏却病之义。"邹燕勤教授在辨证之时首辨脏腑，即疾病所在的主要病位。慢性肾脏病病位多以肾为主，又涉及脾及心、肝、肺等脏器。老年患者除肾病外，常患有多种疾病，病情复杂，涉及脏腑较多，所以临证时应首先明确病位，分清主次。治疗时以病位所在主要脏器为主，还需兼顾其他相关之脏，体现整体辨证、全面调治的思想。其次，辨阴阳气血。邹燕勤教授认为人体疾病是因"阴平阳秘"的动态平衡发生了变化，故其在临证治疗时强调调摄阴阳，使阴阳恢复相对平衡，"谨察阴阳所在而调之，以平为期"。辨证时或以阴虚为主，或以阳虚为主，或阴阳俱损，或阴虚阳亢，或阳虚阴盛，均应详辨之。临证又有在气、在血之别，在气者有气虚、气滞之分，在血者有血虚、血瘀之不同。"气为血帅，血为气母"，气血运行通畅则百病不生，然"一有怫郁，诸病皆生"。慢性肾病患者多久病入络，宜从血分求治。治疗上或益气养血，或益气活血，或养血活血，或行气化瘀等。总之，服用膏方的慢性病患者往往病机复杂，阴阳气血虚实错杂。治疗上需从整体入手，全面兼顾。该患者病位主要在肾，涉及脾、心、肝，辨证属肾虚湿热为主，治疗拟益肾清利为法，兼顾健脾、养心、平肝。邹燕勤教授常守"男子重补肾，女子重气血"，对女性患者着重调理气血，对老年患者尤其注重用药平稳、全面兼顾。

案 4. 湿热蕴结咽喉之慢肾风

【初诊】罗某，女，35 岁，2010 年 8 月 18 日。

患者 2010 年 5 月因扁桃体发炎、发热后 3 天出现肉眼血尿，5 月 21 日查尿红细胞计数 32 万/mL，多形型；尿常规：蛋白＋，隐血＋＋＋＋；7 月 21 日复查尿常规：隐血＋＋；尿红细胞计数 18 万/mL。平时易咽喉发炎，尿液检查以镜下血尿为主。今查尿常规：隐血＋＋＋，蛋白＋＋。刻下：偶腰酸，尿中有少量泡沫，时感手心发热，寐差，易腹泻，耳鸣，咽红，苔薄黄，脉细。中医辨证属"慢肾风"之湿热蕴结咽喉证，西医诊断为"慢性肾小球肾炎"。病机为肺肾气虚，湿热蕴于咽喉，治拟清咽渗利法。

处方：玄参 10g，麦冬 15g，射干 10g，牛蒡子 15g，桔梗 6g，金银花 10g，薏苡仁 30g，茯苓 30g，黄芩 10g，太子参 20g，石韦 20g，地龙 10g，制僵蚕 15g，白茅根 30g，蝉衣 6g，仙鹤草 30g，蒲公英 15g，紫珠草 15g，荠菜花 20g，水牛角片 15g，景天三七 15g，小槐花 30g，生甘草 5g。

【二诊】2010 年 9 月 1 日，患者腰部酸胀，咽干，口干，手心发热，尿中少量泡沫，服药后大便成形，苔黄薄腻，脉细。前方有效，继服巩固。

处方：原方去黄芩，加蒲公英 30g，紫花地丁 20g。

【三诊】2010 年 9 月 15 日，今查尿常规：隐血＋＋，蛋白＋。患者自觉诸症较前缓解，无咽痛，睡眠欠安，夜尿 1 次，咽红，苔黄，脉细。

处方：原方去景天三七，加炒山栀子 10g，怀山药 30g，首乌藤 30g。

【四诊】2010 年 9 月 29 日，患者近来体力恢复，睡眠改善，但活动量增

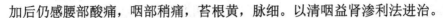

加后仍感腰部酸痛，咽部稍痛，苔根黄，脉细。以清咽益肾渗利法进治。

处方：玄参 10g，麦冬 10g，射干 10g，牛蒡子 15g，黄芩 10g，金银花 10g，川续断 15g，桑寄生 15g，功劳叶 10g，女贞子 20g，枸杞子 20g，旱莲草 20g，紫珠草 20g，白茅根 30g，仙鹤草 30g，侧柏叶 10g，景天三七 15g，小槐花 20g，薏苡仁 30g，车前子 30g，茯苓皮 30g，太子参 20g。

【五诊】2010 年 10 月 20 日，患者上周感冒，鼻塞、流涕、咽痛，现腰酸痛，咽痛症平，口干欲饮，夜尿 2 次，入睡前燥热，睡眠一般，苔黄，脉细。今查尿常规：隐血 +++，蛋白-。

处方：上方去桑寄生、枸杞子，加白茅根 30g，芦根 30g，川石斛 20g，首乌藤 30g，合欢皮 30g。

【六诊】2010 年 11 月 3 日，今查尿常规：隐血 ++；红细胞计数 22/μL，蛋白-。患者自觉尚可，睡眠改善，大便易溏泄，纳可，夜尿 2 次，咽红，苔黄，脉细。

处方：玄参 10g，麦冬 15g，射干 10g，牛蒡子 15g，黄芩 10g，金银花 10g，炒栀子 10g，女贞子 20g，旱莲草 20g，紫珠草 20g，白茅根 30g，仙鹤草 30g，侧柏叶 10g，小槐花 10g，水牛角片 15g（包煎），太子参 20g，生黄芪 30g，薏苡仁 30g，茯苓 30g，焦谷芽 20g，焦麦芽 20g，怀山药 20g，炒芡实 20g，石榴皮 20g。

【七诊】2010 年 11 月 17 日，患者服上药后大便改善，劳累后感腰部酸胀，口唇干燥，苔薄黄，舌质红，舌边有齿印，脉细。

处方：上方加制僵蚕 10g，蝉衣 6g。另参三七粉 1g，一日 3 次。

【八诊】2010 年 12 月 1 日，患者近日工作劳累，咽痛不适，口干、咽干，无痰，活动后腰胀，纳可，寐安，夜尿 2 次，大便调。苔黄，舌边有齿痕，脉细。今日查尿常规：隐血 ++，蛋白 +，红细胞计数 124/μL，鳞状上皮细胞计数 50/μl。

处方：玄参 10g，麦冬 15g，桔梗 6g，射干 10g，牛蒡子 15g，黄芩 10g，金银花 10g，制僵蚕 10g，蝉衣 8g，石韦 20g，猫爪草 10g，太子参 20g，生黄芪 30g，地龙 10g，白茅根 30g，薏苡仁 30g，茯苓皮 30g，仙鹤草 30g，小蓟 20g，小槐花 20g，景天三七 15g，水牛角片 15g（包煎），车前子 30g（包煎），生甘草 5g。另参三七粉 1g，一日 3 次。

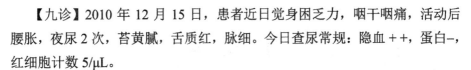

【九诊】2010 年 12 月 15 日，患者近日觉身困乏力，咽干咽痛，活动后腰胀，夜尿 2 次，苔黄腻，舌质红，脉细。今日查尿常规：隐血＋＋，蛋白－，红细胞计数 5/μL。

处方：上方去猫爪草、地龙，加凤尾草 20g。另参三七粉 1g，一日 3 次。

【十诊】2010 年 12 月 29 日，患者服药后困乏感、咽干咽痛等症减轻，纳可，大便调，苔薄黄腻，脉细。今日查尿常规：隐血＋＋，红细胞计数 20/μl，蛋白－。

处方：原方去猫爪草、地龙，茯苓皮改茯苓 30g，加椿根皮 20g，蜀羊泉20g，小红枣 10g。

【按语】本病案为慢性肾小球肾炎，中医学属于"慢肾风"的范畴，病位主要在肾与咽。患者每于扁桃体炎、咽炎急性发作后出现肉眼血尿，尿检指标波动反映出肾炎的活动。现代医学认为，慢性肾小球肾炎是一种免疫相关性疾病，呼吸道感染激发体液免疫反应，可能是肾炎诱发的原因之一。中医学早在《灵枢·经脉》中就指出"足少阴之脉，其直者从肾上贯肝膈，入肺中，循喉咙，挟舌本"。咽喉为肺卫之门户，外邪入侵，湿热毒邪壅咽喉，可循足少阴之脉侵犯肾。故邹燕勤教授在治疗此类病例时从咽论治，采用清咽益肾渗利之法。清利咽喉常用玄麦甘桔汤，风热初起，加入金银花、黄芩、射干、牛蒡子等疏风清热解毒之品，并遣制僵蚕、蝉衣等祛风通络的药物，有抑制免疫、降低尿蛋白的作用；久病阴虚，治以养阴清利、凉血止血，方选二至丸加味。方中还应用了白茅根、小蓟、槐花、荠菜花、紫珠草等清利凉血，治疗血尿的药物。本病案体现了邹燕勤教授从咽论治慢性肾小球肾炎的特点。

第 四 讲
肾病综合征的中医辨治及调理

　　肾病综合征是由多种肾脏病理损害而致的严重蛋白尿及其相应临床表现的总称。它不是一个独立的疾病，而是由多种病因、病理和临床疾病所引起的一组综合征。大量蛋白尿及其所导致的低蛋白血症是诊断肾病综合征的必备条件。从病因上可分为原发性与继发性，需通过肾穿刺活检以明确病理诊断。病理上包括了微小病变型肾病、局灶节段性肾小球硬化、膜性肾病、系膜增生性肾小球肾炎、IgA 肾病等不同的类型。常见的并发症有感染、血栓、营养不良、肾功能损害等。肾病综合征的表现、机制和防治各有特点，故其不是临床的最终诊断。治疗上西医采用利尿、抗凝、降脂的对症治疗，血管紧张素转化酶抑制剂/血管紧张素 II 受体阻滞剂（angiotensin converting enzyme inhibitor/angiotensin II receptor blocker，ACEI/ARB）的基础治疗，以及糖皮质激素、细胞毒性药物等免疫抑制剂的抑制免疫治疗。目前对于病理诊断明确者，大多根据临床实践指南，如改善全球肾脏病预后组织（Kidney Disease: Improving Global Outcomes，KDIGO）出版的《KDIGO 肾小球肾炎临床实践指南》来制定方案，指导用药，疗效因人、因病理类型而异。因西药的各种不良反应，临床上较多采用中西医结合治疗，以缩短疗程、提高疗效、减轻西药毒副作用。在临床上，难治性肾病综合征是中西医共同面临的难治顽病，需采用联合疗法提高疗效。部分肾病综合征患者单独使用中医药治疗已取得较好的疗效。因此，有必要从老中医的经验中学习、挖掘中医药治疗肾病综合征的方法和途径。

第一节　中医病名的认识

肾病综合征根据其临床表现大多归属于中医学的"水肿"范畴。

水肿的病名在《黄帝内经》中称为"水",并分为"风水""石水""涌水"。《素问·水热穴论》指出风水的病因病机"勇而劳甚则肾汗出,肾汗出逢于风,内不得入于脏腑,外不得越于皮肤,客于玄府,行于皮里,传为胕肿,本之于肾,名曰风水"。由此可见,劳伤于肾,属内因,复感外来风邪,"胕肿"而身重、胸腹满者,因湿邪为患所致,名为"风水"。此外还有《素问·气厥论》之"涌水"、《灵枢·水胀》之"石水"等病名。《素问·水热穴论》对水肿病机的阐述"肾者,至阴也。至阴者,盛水也。肺者,太阴也,少阴者,冬脉也。故其本在肾,其末在肺,皆积水也""肾者,胃之关也,关门不利,故聚水而从其类也"。此处指出水肿的病位,"其本在肾""其末在肺",又提出"关门不利"的病机。《素问·至真要大论》又指出"诸湿肿满,皆属于脾"。对于水肿的治疗,《黄帝内经》提出了十分经典而重要的治则和治法。如《素问·汤液醪醴论》中提到"平治于权衡,去宛陈莝""缪刺其处……开鬼门,洁净府"。

汉代张仲景对水肿的分类更为详细,在《金匮要略·水气病脉证并治》中将其命名为"水气病",以表里上下为纲,分为风水、皮水、正水、石水、黄汗五种类型;又根据五脏病机及证候将水肿分为心水、肝水、肺水、脾水、肾水。在治疗上提出"诸有水者,腰以下肿,当利小便;腰以上肿,当发汗乃愈",即发汗、利小便这两大原则,至今仍是治疗水肿的重要方法。

隋代巢元方《诸病源候论》开始将"水肿"作为各种水病的统称,认为"水病无不由脾肾虚所为"。唐代孙思邈在《备急千金要方》中首次提出水肿患者必须忌盐的阐述。宋代严用和《济生方》将水肿分为阳水、阴水两大类。至今为止,临床水肿病的辨证治疗亦常以阴阳为纲。宋代杨士瀛《仁斋直指方论》创制活血利水法治疗水肿。明代李梴《医学入门》提出了疮毒之水肿的病因学说,对水肿的认识日趋成熟。

邹燕勤教授认为肾病综合征的水肿患者大多脏腑虚损,正气衰弱,病程长久，肿势缠绵，故多属于水肿之阴水，在病程的某些阶段，病情急性加重时亦可表现为阳水的特点。

第二节 临床诊断及治疗

一 临床诊断

（一）诊断标准

①大量蛋白尿（尿蛋白≥3.5g/d）。②低蛋白血症（血清白蛋白≤30g/L）。③高脂血症（血清胆固醇＞6.5mmol/L）。④水肿。

其中①、②是诊断肾病综合征的必备条件。

（二）病因诊断

只有排除了继发性和遗传性疾病后，才能明确为原发性肾病综合征。

（三）病理诊断

肾活检可以明确病理类型，常见的病理分型有微小病变型肾病、系膜增生性肾小球肾炎、系膜毛细血管性肾小球肾炎、膜性肾病、局灶节段性肾小球硬化。

二 中医病因病机

本病的发生多因素禀虚弱、烦劳过度，或久病失治误治，或体虚感邪，或饮食、情志、劳欲等诱因的作用，使肺、脾、肾三脏功能失调，致水液代谢紊乱，水湿停聚，精微外泄而发为本病。《景岳全书》云："凡水肿等证，乃肺、脾、肾三脏相干之病。盖水为至阴，故其本在肾；水化于气，故其标在肺；水惟畏土，故其制在脾。今肺虚则气不化精而化水；脾虚则土不制水而反克；肾虚则水无所主而妄行。水不归经则逆而上泛，故传入于脾而肌肉浮肿，传入于肺则气息喘急，虽分而言之，而三脏各有所主，然合而言之，则总由阴胜之害，而病本皆归于肾。"此篇高度概括了以水肿为主要表现的肾病综合征的中医病机。

三　中医辨证分型

中医学将本病分水肿阶段和无水肿阶段分别辨证。

1. 水肿期

（1）脾肾气虚，水气不运证

症状：腰脊酸痛，疲倦乏力，颜面、肢体浮肿，纳少或脘胀，大便溏，尿频或夜尿多，舌质淡红、有齿痕，苔薄白，脉细。

（2）脾肾阳虚，水湿泛滥证

症状：全身浮肿，面色㿠白，畏寒肢冷，腰脊冷痛或腰膝酸痛，纳少或便溏、泄泻，精神萎靡，遗精、阳痿、早泄，或月经失调，苔白，舌嫩淡胖、有齿痕，脉沉细或沉迟无力。

（3）气阴两虚，水湿逗留证

症状：面色无华，少气乏力，或易感冒，午后低热，或手足心热，腰痛，面肢浮肿，口干咽燥或咽部暗红、咽痛，舌质红或偏红，少苔，脉细或弱。

（4）瘀滞阻络，水液潴留证

症状：面色黧黑或晦暗，腰痛固定或呈刺痛，肢体浮肿不易消退，肌肤甲错或肢体麻木，舌色紫暗或有瘀点、瘀斑，脉细涩。尿纤维蛋白原降解产物含量升高，血液流变学检测全血、血浆黏度升高。

（5）风邪外袭，水气犯肺证

症状：眼睑及全身浮肿，咳嗽，气喘，胸闷，不能平卧，或喉间痰鸣，舌苔白腻，脉弦滑。

2. 无水肿期

（1）脾肾气虚证

症状：腰脊酸痛，疲倦乏力，纳少或脘胀，大便溏，尿频或夜尿多，舌质淡红、有齿痕，苔薄白，脉细。

（2）脾肾阳虚证

症状：面色㿠白，畏寒肢冷，腰脊冷痛，纳少或便溏，精神萎靡，遗精、阳痿、早泄，或月经失调，苔白，舌嫩淡胖、有齿痕，脉沉细或沉迟无力。

（3）气阴两虚证

症状：面色无华，少气乏力，或易感冒，午后低热，或手足心热，腰痛，口干咽燥或咽部暗红，咽痛，舌质红或偏红，少苔，脉细或弱。

（4）肝肾阴虚证

症状：目睛干涩或视物模糊，头晕耳鸣，五心烦热或手足心热或口干咽燥，腰脊酸痛，遗精、滑精，或月经失调，舌红少苔，脉弦细或细数。

（5）湿郁络阻证

症状：全身疲乏无力，胃纳少，药物性皮质醇增多症，妇女闭经，舌苔白腻，脉细。

四 中医治疗方法

（一）辨证治疗

中医学将本病分为水肿阶段和无水肿阶段分别施治。治疗一般先侧重治其肿，肿退后调治脏腑虚损，治疗蛋白尿并保护肾功能。

1. 水肿期

常用治法：水肿期多见脾肾气虚，水气不运；脾肾阳虚，水湿泛滥；气阴两虚，水湿逗留；瘀滞阻络，水液潴留；风邪外袭，水气犯肺等证候。治疗需辨别证型，扶正祛邪，运用补气渗利、温阳利水、滋阴利水、活血利水等方法治疗。

（1）脾肾气虚，水气不运证

治法：健脾补肾，益气利水。

方剂：参苓白术散合五苓散加减。

药用：太子参 15g，生黄芪 30g，怀山药 20g，白术 15g，生薏苡仁 20g，茯苓皮 40g，猪苓 15g，泽泻 15g，车前子 30g。

方解：方中太子参、生黄芪补气健脾，培补后天以养先天，补益肾气；

怀山药、白术、茯苓皮、生薏苡仁健脾助运，化湿渗利；猪苓、泽泻、车前子渗湿利水消肿。诸药合用，共奏补气健脾益肾、淡渗利水化湿之效。

加减：脾虚湿困，舌苔白腻者，加苍术 12g，藿香 12g，佩兰 12g，以健脾化湿；脾虚便溏者，加炒扁豆 12g，炒芡实 12g，以健脾助运；腹胀、水肿明显者，加大腹皮 15g，玉米须 30g，以行气利水。

（2）脾肾阳虚，水湿泛滥证

治法：健脾益肾，温阳利水。

方剂：附子理中汤合济生肾气丸加减。

药用：熟附子 10g，淡干姜 6g，炙桂枝 6g，党参 15g，生黄芪 30g，炒白术 12g，生薏苡仁 20g，茯苓皮 40g，怀山药 20g，菟丝子 20g，枸杞子 20g，车前子 15g（包煎），泽泻 15g，泽兰 15g，怀牛膝 15g。

方解：方中熟附子、炙桂枝大辛大热，温补脾肾之阳；淡干姜辛热，温中扶阳；党参、生黄芪补气健脾，行水消肿；炒白术、生薏苡仁、茯苓皮健脾化湿；怀山药、菟丝子、枸杞子补益肾中精气；车前子、泽泻、泽兰淡渗利湿，活血利水；怀牛膝益肾活血，引药下行。诸药共奏补肾健脾、温阳利水之效。

加减：若肾阳虚甚，形寒肢冷，大便溏薄明显者，加肉桂 3g（后下），补骨脂 12g，以温补脾肾；若阳虚水泛，水肿较甚者，可用实脾饮合真武汤以温阳利水；伴胸腔积液而咳逆上气，不能平卧者，加用葶苈大枣泻肺汤以泻肺行水，下气平喘；若伴腹水者，加五皮饮以利其水。

（3）气阴两虚，水湿逗留证

治法：补气养阴，淡渗利水。

方剂：防己黄芪汤合六味地黄丸加减。

药用：生黄芪 30g，太子参 15g，生地黄 12g，山药 15g，山茱萸 10g，牡丹皮 12g，泽泻 15g，茯苓皮 30g，车前子 30g。

方解：方中生黄芪、太子参补气健脾，行水消肿；生地黄、山药、山茱萸滋补肾阴；茯苓皮、牡丹皮、泽泻、车前子淡渗利湿，泻热利水。诸药合用，补益而不留邪，泻降而不伤正，补中有泻，寓泻于补，补泻兼施，相辅相成，共奏补气养阴、淡渗利水之功。

加减：若大便干结者，加玄参 10g，柏子仁 12g，生大黄 6g（后下），以清热润肠通便；咽干咽痛、咽部暗红者，加玄参 10g，麦冬 15g，桔梗 6g，生甘草 3g，沙参 15g，赤芍 15g，以养阴活血利咽；肺卫气虚、易感冒者，加炒白术 10g，防风 10g 以益气固表。

（4）瘀滞阻络，水液潴留证

治法：活血化瘀利水。

方剂：桃红四物汤合血府逐瘀汤加减。

药用：桃仁 10g，红花 6g，当归 10g，生地黄 12g，赤芍 15g，川芎 10g，枳壳 10g，柴胡 10g，桔梗 5g，怀牛膝 15g，泽兰 15g。

方解：方中桃仁、红花活血化瘀；当归、生地黄、赤芍、川芎活血养血，祛瘀生新；柴胡疏肝理气，解郁升清；枳壳、桔梗行气散结，开畅气机，气行则血行；怀牛膝补肾活血，通行血脉，引血下行，与泽兰配伍活血利水。全方行血分之瘀滞，解气分之郁结，活血而不耗血，祛瘀而能生新，达活血化瘀、行气利水之效。

加减：若气虚、阳虚明显者，加黄芪 15g，桂枝 6g，干地龙 10g 以益气活血；水肿经久不退，尿蛋白不消者，加制僵蚕 10g，全蝎 3g。

（5）风邪外袭，水气犯肺证

治法：疏风宣肺，发表利水。

方剂：三子养亲汤合葶苈大枣泻肺汤加减。

药用：紫苏子 10g，莱菔子 10g，葶苈子 12g，杏仁 10g，防风 10g，泽泻 15g，茯苓皮 30g。

方解：方中紫苏子降气化痰，止咳平喘。莱菔子消食导滞，下气祛痰。葶苈子泻肺祛痰，利水平喘；杏仁宣畅肺气，止咳平喘，防风疏风解表，两者协同，疏风解表。茯苓皮、泽泻淡渗利水。诸药合用，共成疏风宣肺、发表利水之剂。

加减：咽喉肿痛者，加金银花 15g，连翘 15g，桔梗 5g，板蓝根 15g；热重尿少者，加白茅根 20g，芦根 20g；风寒偏盛者，加紫苏叶 10g，桂枝 6g。

2. 无水肿期

常用治法：无水肿期多见脾肾气虚、脾肾阳虚、气阴两虚、肝肾阴虚、湿郁络阻等证候。气虚、阳虚证常反复出现水肿，常伴见水湿证；气阴两虚、肝肾阴虚证常兼夹湿热或肝阳证，需用辨证组方调治以获效。

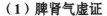

（1）脾肾气虚证

治法：健脾补肾益气。

方剂：参苓白术散加减。

药用：太子参 15g，生黄芪 30g，怀山药 20g，白术 15g，茯苓 15g，生薏苡仁 20g，泽泻 15g。

方解：方中太子参补气健脾，养阴生津；生黄芪补气健脾，行水消肿；怀山药补肾健脾化湿；炒白术、茯苓、生薏苡仁健脾化湿渗利；泽泻利水渗湿。诸药合用，共奏补气益肾、健脾化湿之功。

加减：脾虚湿困，舌苔白腻者，加苍术 12g，藿香 12g，佩兰 12g，以健脾化湿；脾虚便溏者，加炒扁豆 12g，炒芡实 12g，以健脾助运。

（2）脾肾阳虚证

治法：温运脾肾。

方剂：理中丸合金匮肾气丸或右归丸加减。

药用：熟附子 10g，炙桂枝 6g，党参 15g，生黄芪 30g，炒白术 12g，生薏苡仁 20g，茯苓 15g，怀山药 20g，菟丝子 20g，枸杞子 20g，泽泻 15g，怀牛膝 15g。

方解：方中熟附子、炙桂枝温补脾肾阳气，党参、生黄芪补中益气，强壮脾胃，补气利水；炒白术、茯苓、生薏苡仁健脾化湿，淡渗利水；菟丝子阴阳并补，偏于温补肾阳，温而不燥，补而不峻；怀山药、枸杞子滋肾养阴，正如张景岳所说："善补阳者必于阴中求阳，则阳得阴助而生化无穷。"补肾阴而助肾阳；泽泻淡渗利水；怀牛膝补肾活血，引药下行。诸药合用，共奏温运脾肾之功。

加减：若肾阳虚甚，形寒肢冷，大便溏薄明显者，加肉桂 3g（后下）、补骨脂 12g，以温补脾肾；腰痛明显者，加制狗脊 15g，杜仲 20g，川续断 15g，桑寄生 15g；遗精、阳痿、早泄者，加巴戟天 15g，锁阳 15g，韭菜子 15g，金樱子 30g，芡实 15g，以补肾固摄。

（3）气阴两虚证

治法：益气养阴。

方剂：参芪地黄汤加减。

药用：生黄芪 30g，太子参 15g，生地黄 12g，山药 15g，山茱萸 10g，牡丹皮 12g，泽泻 15g，茯苓 15g，菟丝子 15g，制何首乌 20g，枸杞子 20g。

方解：参芪地黄汤以六味地黄汤加生黄芪、太子参组成。六味地黄汤补益肝肾之阴；生黄芪、太子参补气固本培元；菟丝子、制何首乌、枸杞子等，补益肾元，益肾滋阴。全方共取气阴双补之效。

加减：若大便干结者，加玄参 10g，柏子仁 12g，制大黄 6g，以清热润肠通便；咽干咽痛、咽部暗红者，加玄参 10g，麦冬 15g，桔梗 6g，生甘草 3g，沙参 15g，赤芍 15g，以养阴活血利咽；肺卫气虚、易感冒者，加炒白术 10g，防风 10g，以益气固表。

（4）肝肾阴虚证

治法：滋肾养阴，柔肝熄风，活血和络。

方剂：杞菊地黄丸加减。

药用：枸杞子 20g，杭菊花 15g，生地黄 12g，山茱萸 10g，制何首乌 12g，怀山药 15g，云茯苓 15g，杜仲 20g，怀牛膝 15g。

方解：方中枸杞子、杭菊花滋补肝肾，清肝明目；生地黄养阴清热；山茱萸滋养肝肾而涩精；怀山药补益脾阴而固精；云茯苓健脾化湿，助怀山药补后天而养先天；制何首乌补益阴血，滋养肝肾；杜仲、怀牛膝滋肾养肝，活血和络。诸药合用，共奏滋养肝肾之功。

加减：肝阳上亢者，加天麻 12g，钩藤 15g，以平肝潜阳；下焦湿热者，加知母 12g，黄柏 6g，石韦 20g，车前草 15g，以清利湿热；伴血尿者，加大蓟 15g，小蓟 15g，白茅根 30g，以清利凉血止血。

（5）湿郁络阻证

方剂：越鞠丸加减。

药用：苍术 10g，薏苡仁 15g，制香附 10g，郁金 15g，合欢皮 30g，半夏 10g，陈皮 6g，川芎 10g，当归 10g，神曲 15g，茯苓 15g。

方解：方中苍术燥湿运脾，薏苡仁健脾化湿，共治湿郁；制香附疏肝理气解郁，以治气郁；川芎乃血中气药，功能活血祛瘀，又可助制香附行气解郁，以治血郁；郁金行气活血，以解气血之郁；当归养血活血，助川芎之活血祛瘀；合欢皮理气解郁安神，助制香附以治气郁；神曲消食导滞，以治食郁；陈皮、半夏、茯苓健脾理气化湿，助运化以泻痰浊。全方行气活血，运脾除湿，化痰泄浊，消食导滞，恢复气机升降之功能，而达气行血畅、湿化痰除浊泻之功。

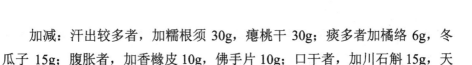

加减：汗出较多者，加糯根须 30g，瘪桃干 30g；痰多者加橘络 6g，冬瓜子 15g；腹胀者，加香橼皮 10g，佛手片 10g；口干者，加川石斛 15g，天花粉 15g；气虚者，加党参 15g，生黄芪 30g；腰痛明显者，加川续断 15g，桑寄生 15g。

（二）其他治疗

（1）雷公藤多苷片：主要成分为雷公藤提取物。功效：抗炎、抑制细胞免疫及体液免疫。该药适用于肾病综合征、狼疮肾炎、过敏性紫癜肾炎、类风湿关节炎、各种变应性皮肤病等患者。用法：雷公藤多苷片 1～1.5mg/(kg·d)，每日最大量不超过 90mg，分 3 次口服，疗程 2～3 个月，或遵医嘱。注意事项：雷公藤多苷片的副作用和毒性比生药雷公藤小，安全范围相对较大，少数患者服后可发生胃肠道反应，但可耐受；出现白细胞、血小板减少后停药可恢复正常；也可引起女子月经紊乱或闭经，男子精子活力降低、精子数目减少等生殖系统副作用；哺乳期妇女服用此药应断奶，孕妇忌用。

（2）昆明山海棠片：主要成分为昆明山海棠乙醇提取物。功效：祛风除湿，舒筋活络，清热解毒。该药适用于肾病综合征、慢性肾炎、类风湿关节炎、系统性红斑狼疮等患者。用法：每次 2～3 片，每日 3 次，饭后服用。注意事项：少数患者服后有胃痛、纳差、口干、色素沉着等现象，停服数日后可自行消失。

（3）火把花根片：主要成分为火把花根水提物。功效：祛风除湿，舒筋活络，清热解毒。该药适用于肾病综合征、慢性肾炎、系统性红斑狼疮、类风湿及风湿性关节炎、脉管炎、硬皮病等自身免疫性疾病患者。用法：每次 3～5 片，每日 3 次，饭后服用，1～2 个月为 1 个疗程，可连续服用 2～3 个疗程，或遵医嘱。注意事项：少数患者服药后胃脘不适、恶心，饭后服药可减轻；伴中重度肝肾功能损害者禁用，孕妇忌用。

第三节　临床治疗心得

肾病综合征是肾病科临床难治疾病之一，尤其是难治性肾病综合征，常因大量蛋白尿难以缓解而导致肾衰竭，或出现各种并发症，预后不良。来邹燕勤教授处寻求诊治的肾病综合征患者，所患多为难治性肾病综合征。有的经西医治疗数年，用遍各类西药甚至重复做肾活检，病情却不能缓解；有的西医治疗存在禁忌，无西药可用；有的拒绝使用西药，至邹燕勤教授处要求中医药治疗。遇此类患者，邹燕勤教授均不遗余力，攻坚克难，坚持中医药治疗，临床每获良效。

一 扶正祛邪，标本兼顾

邹燕勤教授认为，肾病综合征的病机性质总属本虚标实。本虚总不离乎肺、脾、肾三脏功能失调，气血阴阳虚损；标实不外乎水湿、湿热、瘀血、风邪等病理因素。病变脏腑主要在肾、脾。肾病综合征以水肿、大量蛋白尿为主要临床表现。《景岳全书》指出"凡水肿等证，乃肺、脾、肾三脏相干之病"。邹燕勤教授认为，肾病综合征虽与肺、脾、肾三脏相干，但临床上主要与脾、肾关系最为密切，以脾肾气虚为病理基础。脾肾气虚，气化无权，转输失职，水液潴留，发为水肿；脾肾气虚，则肾之开阖失司、封藏失职，脾运不健，不能升清，则谷气下流，精微下泄，出现蛋白尿。脾肾气虚者，常表现为面肢浮肿，甚则一身尽肿，尤以下肢浮肿明显，按之凹陷，尿沫增多，常伴有腰脊酸痛，疲倦乏力，纳少或脘胀，大便溏，尿频或夜尿多，舌质淡红、有齿痕，苔薄白，脉细等。脾肾气虚，水气不运，日久可伤及阴分，加之临床上治疗肾病综合征常用激素、免疫抑制剂、利尿剂等伤阴之品，可导致气阴两虚证甚至肾阴虚证，患者常表现为咽燥，口干，咽部暗红，手足心热，头目眩晕等。久延不已，阴伤及阳，出现脾肾阳虚，火不暖土，水湿泛滥，患者常表现为面、肢、胸、腹一身尽肿，尤以下半身水肿明显，而且肿势较甚，腰腹胀满，下肢按之凹陷如泥，伴腰背酸痛，畏寒怕冷，面色苍白或灰暗黧黑，纳少神疲，大便稀溏，脉细或沉细，苔薄白，舌质淡或胖嫩。另外，在脾肾虚损的基础上，卫表不固，常易感受风邪，又可影响肝之疏泄，土壅木郁，气机升降失司，气血运行失常，精微变生湿浊痰瘀，阻滞脏腑脉络，从而变生水湿、湿热、湿浊、瘀血等各种病理产物，形成肾病综合征病程长久，病势缠绵难愈的特点。

蛋白尿是肾病综合征的主要临床表现，也是治疗的难点，更是肾脏病进展和急性加剧的危险因素。蛋白尿的程度与肾功能损害的进展快慢、病变活动程度及生存预后等密切相关。难治性肾病综合征的患者，如膜性肾病等病理类型，有很多虽经使用激素、免疫抑制剂、多靶点联合用药治疗，甚至经重复肾活检调整方案，治疗效果仍不佳者，邹燕勤教授认为其辨证仍是本虚标实，正虚邪实。正虚以脾、肾为主，涉及肺、肝、心等多脏虚损，以及气、血、阴、阳不足的多重症状，而又以气阴不足为多见。难治性肾病蛋白尿病理因素以风、湿、瘀、毒为主，相互之间胶着难解，加之正虚的因素，治疗实为棘手。

故对于肾病综合征的治疗，邹燕勤教授以扶正祛邪、标本兼顾为原则，以补虚扶正、益肾健脾、清利渗湿、祛风解毒、活血通络为大法。根据病情轻重和标本缓急以确定扶正与祛邪的主次先后。如肾脏病合并外感时，首当疏风解表，以祛邪为主，表邪去除后兼顾扶正固本。须注意祛邪而不伤正，邪去即止。而在肾脏病恢复阶段，标邪渐除，以本虚为主时，以扶正治本为主，兼顾祛除标邪。无论何者，邹燕勤教授均坚持扶正不忘祛邪，祛邪不忘扶正，标本兼顾，处处以顾护肾气为要。

二 分期辨治，重视外邪

肾病综合征的辨治不是一成不变的，往往随着病程的不同阶段而发生变化，辨治应着眼于不同阶段的主要临床表现，以阶段性的治疗目的为辨治的中心。邹燕勤教授辨治肾病综合征常分期、分阶段进行。如肾病综合征患者中以水肿为主要表现者，则利水消肿为其第一要务。一般先侧重治其肿，以益肾健脾、淡渗利水为大法，"轻药重投"。根据病情、脾肾虚证的不同，具体运用补脾肾之气，补脾肾气阴，或温脾肾之阳的方法，扶正补虚以治疗本证。当然，还有涉及心、肝、肺的虚损，常应顾及。而淡渗利水之法为其必用之法，又常佐以当归、红花、桃仁、丹参等活血和络的药物以助利水。因肾脏病患者大多脏腑虚损，正气衰弱，病程长久，肿势缠绵，故邹燕勤教授不用攻下逐水的药物，唯恐戕伐正气，而采用淡渗利水的药物，如茯苓皮、生薏苡仁、猪苓、泽兰、泽泻、车前子、薏苡根、葫芦瓢等，虽性平味淡，作用平缓，但投以重剂，作用持久，能起缓消其水的作用，并常伍以太子参、生黄芪、炒白术等补气健脾之品，利水而不伤正，有时也可起到快速利水消肿之效果。水肿减退后以蛋白尿为主要表现者，则调治其脏腑虚损，治疗蛋白尿，并保护肾功能。在病程的不同阶段，治疗的侧重点不同。有的患者在治疗初期肺脾气虚，卫表不固，体虚易感，腹泻便稀，治疗时首重益气固卫，疏风利咽，健脾化湿，使患者卫气得固，脾胃健运，体质增强，再拟降蛋白尿为主攻克肾病综合征。

肾病综合征的患者，脏腑虚损，正气不足，卫表不固，易于外感。风为百病之长，常夹寒、热、湿邪侵袭人体，风邪袭表，肺卫失宣，可出现咳嗽、咳痰，咽部不适等症状；风邪经咽喉循经下扰于肾，可致精微下泻而出现大量蛋白尿；外风还可扰动内风，导致肝风内动。风性善行而数变，风邪游移于体内脏腑经络百隧，变化多端；风邪与水、湿、瘀、毒诸邪相合，使病情更加错综复杂。故感受外邪往往是诱发肾病综合征病情加重和反复难愈的重要因素，邹燕勤教授治疗时非常重视祛除外邪。因咽喉不仅为肺之门户，也是外邪循经伤肾之关隘，故临证时应重视咽喉的诊察。外感风邪者当急则治标，发作时治以疏风解表，清咽渗利，缓解后兼顾标本，扶正祛邪。若感受外邪，风热壅结咽喉，出现咽喉红肿疼痛者，常选玄麦甘桔汤和银翘散加减以清热利咽。外邪入里，肺经热盛者，则选桑白皮汤以清肺解毒。外感后期或有慢性咽炎者，常感咽喉隐痛，咽部暗红，则用麦味地黄汤养肺滋肾，并参入清热利咽之药以清除余邪。

三 辨证辨病，多法同治

邹燕勤教授认为肾病综合征的患者很多都存在免疫功能的异常，免疫功能的异常与脏腑虚损、正气不足相关。同时，她认为肾脏是运行气血的脏器，肾脏病会出现肾络气血运行不畅的病理状态，而这些与脏腑虚损，络脉瘀阻，以及与风邪为患相关。因此，邹燕勤教授治疗肾病综合征，常在辨证的基础上结合辨病，运用补气扶正、活血化瘀、祛除风邪等多种方法治疗。

1. 补气扶正法

邹燕勤教授认为肾病综合征患者存在以脾肾气虚为基础的脏腑虚损，故治疗上提倡补气健脾益肾，扶助正气，维护肾气，强化气化功能。邹燕勤教授提出"益肾必健脾，健脾必补气"，即通过补气健脾以达补益肾气之目的。补气健脾取四君子汤和参苓白术散之意。邹燕勤教授喜用生黄芪、太子参等中药，此类药物具有调节免疫的作用。黄芪味甘微温，归脾、肺经，具补气健脾、利水消肿之功。黄芪乃补气药之最，能补诸虚不足，即《黄帝内经》所云："高者抑之，低者补之。"现代实验研究表明，黄芪有明显的利尿作用，能减少尿蛋白，改善肾功能，对人体免疫系统起调控作用。邹燕勤教授认为黄芪在肾病综合征蛋白尿的治疗上很有价值，常遣生黄芪补气益肾健脾。黄芪炙者，补中益气之力增强；生者，取其走表、补气利水之效。邹燕勤教授喜用生黄芪补气健脾益肾而达行水消肿的目的，使补而不滞，常根据病情重用至 30~60g，配以小剂量防风疏发以防气机壅滞，并助黄芪之药力布散周身。太子参补气健脾，兼能养阴生津，与黄芪相伍，可制约其甘温益气之温燥之性，又可防利湿之品苦燥伤阴。药理研究表明，太子参对大鼠细胞免疫功能低下有显著的提高作用，太子参提取物具有明显的抗氧化活性作用。

2. 活血化瘀法

叶天士先生说："初则气结在经，久则血伤入络。"肾病综合征病势缠绵，病程长久，邹燕勤教授常提到"久病必和络"，因此，活血化瘀法在临床最常用，且常于各法中参入使用。1955 年，邹云翔先生在《中医肾病疗法》一书中首创用活血化瘀法治疗肾病，"中医治法都用补气养血化瘀温肾整体的根本治疗，增强抵抗力""温肾行血宣瘀，必佐通阳行气的药物，肾脏血行才不发生障碍"。邹燕勤教授也常以此法治疗肾病综合征蛋白尿而获效，根据瘀血程度的不同而分别运用活血和络、活血化瘀、逐瘀破血的方法。常用的药物分为三类：病轻者用轻药"和络"，病久者用"活血化瘀"药，顽疾可用虫类药。和络类药，如牡丹皮、丹参、赤芍、川芎、当归、桃仁、红花、泽兰之类，一般早期、病情轻者用之；化瘀类药，如莪术、三棱、参三七等，肾病综合征瘀血明显，病情胶着者用之；虫类药，如水蛭、蜈蚣、全蝎、䗪虫、僵蚕之类，常用于治疗难治性肾病综合征患者。亦用成药大黄䗪虫丸等，用于病久且瘀血证很明显，而一般中药不易见效者。凡有小毒的药均应用小剂量，剂量控制在《中华人民共和国药典》用药范围内，如全蝎、水蛭从 2～3g 的剂量用起。对于顽固性蛋白尿、水肿，投草类药效差时，投以虫类药可获效。如膜性肾病使用激素、免疫抑制剂及一般辨证治疗无效者，或糖尿病肾病Ⅲ、Ⅳ期蛋白尿者，均在辨证基础上运用活血化瘀、逐瘀破血药而能见效。且运用活血药时，辨证方中常伍以补气理气之品，气行血行，气顺血畅。

3. 祛除风邪法

祛除风邪法包括祛风利咽法、祛风除湿法、祛风通络法等。祛风利咽法：适用于风湿热毒壅结咽喉，咽喉不利者，常用药如玄参、射干、桔梗、牛蒡子、制僵蚕等。牛蒡子中提取的牛蒡子苷元具有较强的抗炎及免疫调节活性作用，并可抑制尿中总蛋白的排泄。祛风除湿法：常用青风藤、雷公藤、鸡血藤等有通络作用的药物，这类药物经实验证实具有免疫抑制的作用，临床使用有降低尿蛋白的作用。雷公藤用于治疗肾病的作用已经临床证实，其中提取的雷公藤多苷片已广泛应用于临床。中药雷公藤降尿蛋白有效，但有毒副作用，临床长期使用需注意如下几点：使用时从小剂量开始，剂量上成人不超过每日 15g；因其根皮和叶子的毒性较大，故使用时要去净其根皮，仅用其根的木质部；需先煎、久煎，煎煮时将雷公藤先煎 1h 后，再加入其余中药材煎煮之后服用；方中加入益肾养肝柔肝之品，以防伤肝；定期复查肝肾功能、血常规等。青风藤中提取的青藤碱被药理实验证实具有明显的抗炎及免疫抑制作用。祛风通络法：常用全蝎、蜈蚣、水蛭、地龙、僵蚕、蝉衣等虫类药，这类药有抗炎、抑制肾脏免疫反应、降低尿蛋白的作用。虫类药不仅能活血化瘀，还能搜风通络，邹燕勤教授在辨证施治的基础上用于治疗难治性肾病综合征的蛋白尿、水肿常可取效，尤其治疗病理类型为膜性肾病、局灶节段性肾小球硬化者常使用此类药物。虫类药有一定毒性，临床应用时用量通常从小剂量开始。此外，虫类药、祛风药的药性偏于燥烈，使用时多配伍柔肝养血、解毒调和的药物。由于注意药物配伍与剂量，邹燕勤教授治疗的患者中未见有毒副作用者。

四 中西并重，相互配合

肾病综合征中部分难治性病候，临床上常需中西医结合治疗，也就是在中医治疗的同时，配合使用激素、免疫抑制剂等来控制病情，两者在治疗中相互配合，相互依托。在疾病早期，病情尚未缓解，此时中西药的治疗均以治疗本病为主。在激素治疗一段时间以后，病情得到一定程度的控制，激素、免疫抑制剂的副作用逐渐显现，此时中医药治疗的重点转移到防治西药的副作用上来。在肾病综合征的缓解期，激素逐渐减量，免疫抑制剂逐渐停用，此时需以中医药辨证治疗为主，保证西药的顺利撤减，巩固疗效，防止复发。对于相当顽固的难治性肾病综合征，需中西药物共同攻坚。对于各种西药彻底无效者，则停用所有西药，予中医辨证治疗。

1. 中医药配合激素的治疗

在激素治疗早期，予以中医辨证用药治疗本病，改善水肿等全身症状，处理并发症。在激素治疗的维持阶段，激素的副作用逐渐显现，这时中医药治疗应以防治激素副作用，保证激素治疗的顺利进行为目的。激素属阳热类药物，久用助阳生热，耗损真阴，临床上较多出现热毒炽盛或阴虚火旺的证候，如皮肤疖肿、口渴、咽干、消谷善饥、面部红赤或痤疮、心烦、少寐、盗汗等。热毒与湿邪相胶结，治疗上以清热利湿，泻火解毒，或滋阴降火为主。方选五味消毒饮或知柏地黄汤加减。激素撤减阶段，由于激素的长期使用对肾上腺皮质功能造成不同程度的抑制，在激素撤减过程中，由于肾上腺皮质功能的减低，会出现病情反复，尿蛋白"反跳"的现象。肾上腺皮质的功能与中医学肾气的功能相关，所以在激素撤减阶段，为防止"反跳"，邹燕勤教授常在辨证用药的基础上酌加补肾助阳的药物。这类药物的选择，一般不用大辛大热的肉桂、附子之类，而使用菟丝子、淫羊藿等平补肾阳的药物，配合制何首乌、杜仲、川续断、桑寄生等补益肾元，有助于提高激素撤减时的肾上腺功能。激素停用之后，由于激素的长期使用造成脏腑功能的紊乱，故需以中医药调整脏腑气血阴阳，使之恢复平衡，并防止病情复发。

2. 中医药配合免疫抑制剂的治疗

对于激素依赖或抵抗的难治性肾病综合征的患者，在使用中药和激素的同时还需使用免疫抑制剂。免疫抑制剂共同的副作用有消化道反应、骨髓抑制、肝肾功能损害等，有的还会造成对生殖系统的影响，中医药可针对这些临床表现而分别运用健脾和胃、补气养血、疏肝利湿、益肾泻浊等方法予以防治。在免疫抑制剂使用过程中，如果出现严重的副作用，或长期使用无效者需及时停用，转以中医辨证治疗。

3. 疏滞泄浊法的运用

此法是邹燕勤教授根据《黄帝内经》"五气之郁"及《丹溪心法》"六郁说"，继承其父邹云翔先生临床治疗肾病综合征蛋白尿的经验总结而出的。脾肾虚损，肝脾失调，疏泄失职，气机升降出入失常，气血精微变生痰湿瘀浊，阻滞于络脉经隧。治以疏滞泄浊，越鞠丸主之。此法常用于肾病综合征的治疗中使用激素、雷公藤制剂、免疫抑制剂疗效不显，蛋白尿不消，而药物副作用明显者。症见倦怠乏力，胃纳减少，满月脸，水牛背，或女子经闭，脉细，苔白腻。常用药如苍术、生薏苡仁、制香附、广郁金、合欢皮、法半夏、广陈皮、川芎、当归、神曲、茯苓。如汗出较多者，加糯根须、瘪桃干、煅龙骨、煅牡蛎；腹胀者，加香橼皮、佛手片；口干者，加川石斛、天花粉；气虚者，加党参、生黄芪；腰痛明显者，加川续断、桑寄生等。

五 不同人群，因人制宜

中医药辨证论治还需结合小儿、妇女、老人等不同年龄人群的特点进行治疗。

1. 小儿肾病综合征

小儿发病多先天薄弱，禀赋不足，以肾虚为本，又"脾常不足"。小儿为纯阳之体，肺脏娇弱，多因风邪袭肺而诱发，临床发病时常表现为风水。所以中医治疗常从肾、脾、肺入手。小儿肾病综合征大多病理类型为微小病变型肾病，多激素敏感，但在撤减过程中易"反跳"，因此要重视其缓解期和恢复期的中医药治疗。

2. 女性肾病综合征

由于女性有产育的特殊生理功能，所以对于育龄期的女性肾病综合征患者需注意妊娠的问题。一般在肾病综合征的发病期不考虑妊娠，待缓解期病情稳定后，再根据病理类型及用药情况，分析妊娠风险后权衡。此类患者即使妊娠，亦需维持中医药治疗，多以益肾安胎、补气养阴法为主。若妊娠早中期出现的肾病综合征，合并难以控制的高血压、肾功能进行性减退、尿蛋白逐渐增多者，需终止妊娠。

3. 老年肾病综合征

此类型临床上以继发性肾病患者多见，病理类型主要为膜性肾病和微小病变型肾病，常出现肾功能不全，并且多合并全身多脏器病变。治疗上激素用量宜小，免疫抑制剂需谨慎使用，以免损害肾功能，影响预后。中医药治疗强调维护肾元，补肾填精，不能一味降尿蛋白，更应重视对肾功能的保护及全身多脏器同治，整体调摄。

六　守法守方，摄生保健

邹燕勤教授认为肾病综合征属正虚邪实的证候，因邪正相争呈相峙之势故而难治，不可稍有懈怠。扶正祛邪，维护肾气，降低蛋白尿，保护肾功能乃长期治疗的目标。中医治疗若辨证准确，治法恰当，遣方用药合拍，尚需守法守方以待其效。中药煎煮的方法亦是药物起效的关键，细至煎煮时间等，邹燕勤教授一一交代与患者。除药物治疗以外，患者的摄生保健也非常重要，常影响到患者的治疗预后，故邹燕勤教授每诊患者多告诫嘱咐。嘱其一要注意饮食，既要保证营养，又宜清淡，避免发物，如公鸡、老鹅、螃蟹、龙虾、海货等，以免诱发肾病病情的变化。二要防止外感，避风、寒、暑、湿诸邪外袭。外邪袭表，肺卫、咽喉先受之，而咽喉为邪气下扰伤肾之门户，肾病综合征患者常因外感而诱发病情加重。在外感早期稍有症状需及时处理，平时缓解期需补气固卫，增强体质。三要避免毒物伤肾，包括外界环境中的毒物，饮食中的毒物，以及药毒。四要避免劳累，劳倦过度损伤脾、肾等脏腑之气，故邹燕勤教授嘱咐患者只可进行轻微适度的活动，以不疲劳为原则，少劳莫大疲。五要注意情志调节，保持平和的心态、放松的心情，处事泰然，有助于周身气机的调畅，气血冲和，则有利于肾病治疗，这方面亦需要家人的配合。综观邹燕勤教授治疗肾病综合征的医案，患者在邹燕勤教授的鼓励下均坚持长期治疗，并配合节饮食、适寒温、调起居、免劳累、调情志等措施，方获病情缓解稳定的长久之效。

第四节 典型病例

案1. 气虚湿瘀之水肿

【初诊】孙某，男，21岁，2011年3月9日。

5年前患者感冒后出现面肢水肿，当地医院诊为肾病综合征，后行经皮肾穿刺活检术，病理诊断报告为原发性膜性肾病，给予足量激素并先后予雷公藤多苷片、吗替麦考酚酯、他克莫司等多种免疫抑制剂治疗，尿蛋白始终未缓解，查24h尿蛋白定量6.87～17.08g。1年前行重复经皮肾穿刺活检术，病理报告提示肾小球膜性病变，血管袢皱缩，广泛链条样改变，小管间质慢性化病变明显加重，广泛纤维化。遂停用激素及免疫抑制剂，服用厄贝沙坦片治疗，尿蛋白未减。近期复查24h尿蛋白定量8.48g；尿常规：蛋白＋＋＋，红细胞计数58/μL，隐血＋＋。刻下：面色晦暗，形体消瘦，双下肢浮肿，按之凹陷，时感腰酸乏力，尿中泡沫多，纳谷一般，寐安，夜尿1次，大便日行1次，质烂，舌苔薄黄，舌质淡红，舌边有齿痕，脉细。中医辨证为水肿之气虚湿瘀证，西医诊断为膜性肾病Ⅲ期。病机为脾肾气虚，湿瘀交阻。治宗扶正祛邪之则，治拟益肾健脾、渗湿通络之法。

处方：川续断15g，桑寄生15g，杜仲20g，太子参30g，生黄芪40g，炒白术10g，生薏苡仁30g，茯苓皮50g，猪苓30g，石韦20g，制僵蚕15g，全蝎3g，蝉衣8g，牛蒡子15g，地龙10g，猫爪草10g，白花蛇舌草20g，丹参20g，川芎10g，红花10g，车前子35g（包煎），泽兰25g，泽泻25g，小红枣10g，生甘草5g，佛手10g，防风5g，14剂。

【二诊】2011年3月23日，查尿常规：蛋白＋＋＋，红细胞计数20/μL，隐血＋。患者1天前感冒流清涕，咳嗽，咽红，大便质稀，日行数次，下肢浮肿，纳可，尿量可，苔薄黄，舌边有齿痕，脉细。

处方：金银花10g，连翘10g，荆芥10g，防风6g，板蓝根15g，南沙参15g，北沙参15g，杏仁10g，炒黄芩10g，紫菀10g，款冬花10g，金荞麦30g，鱼腥草15g，枇杷叶15g，浙贝母10g（杵），辛夷花10g，香白芷10g，制香附10g，生薏苡仁30g，茯苓30g，白茅根30g，芦根30g，制僵蚕 10g，蝉衣 6g，牛蒡子 15g，石韦 20g，车前子 30g（包煎），生甘草 5g，5 剂。另以原方改生黄芪 50g，加山药 20g，芡实 20g，石榴皮 15g，继服 8 剂。

【三诊】2011 年 4 月 6 日，查尿常规：蛋白＋＋＋，隐血＋，红细胞计数 17/μL。患者 2 日前再次感冒，鼻塞流涕，双下肢仍浮肿，大便时溏薄，胃纳一般，苔黄，脉细。

处方：生黄芪 40g，太子参 15g，炒白术 10g，生薏苡仁 30g，茯苓皮 50g，猪苓 15g，辛夷花 10g，香白芷 10g，制香附 10g，杭菊花 5g，川续断 10g，桑寄生 10g，怀山药 20g，制僵蚕 10g，蝉衣 6g，牛蒡子 15g，石韦 20g，地龙 10g，全蝎 3g，小红枣 10g，生甘草 5g，车前子 30g（包煎），泽兰 20g，泽泻 20g，14 剂。

半个月后复诊，患者感冒已愈，大便时溏，双下肢仍浮肿，苔薄黄，脉细。上方去辛夷花、香白芷、制香附、杭菊花，生黄芪改为 45g，加芡实 20g，炒扁豆 20g，猫爪草 10g。此后 3 个月每月复诊一次，按上方加减出入。

【四诊】2011 年 7 月 6 日，患者精神渐佳，面色转华，水肿消退，纳谷渐增，唯尿沫仍多，舌苔薄，舌质淡红，脉细。水湿减退，脾肾之气仍虚，瘀阻肾络。守前法继进。

处方：生黄芪 50g，太子参 15g，炒白术 10g，茯苓 30g，怀山药 30g，炒薏苡仁 20g，石韦 20g，制僵蚕 10g，蝉衣 6g，牛蒡子 15g，地龙 10g，全蝎 3g，水蛭 3g，白花蛇舌草 30g，炒当归 20g，赤芍 15g，白芍 15g，枸杞子 20g，小红枣 10g，生甘草 5g，车前子 30g（包煎），14 剂。并嘱其多休息，节饮食，延长煎药时间，每次煎药时间须达 1～1.5h。

【五诊】2011 年 7 月 25 日，查 24h 尿蛋白定量 3.33g，患者自觉无不适，无肢体水肿，纳可，大便成形，日行 1 次，苔薄，舌质淡红，脉细。

处方：生黄芪 50g，太子参 15g，炒白术 10g，茯苓 30g，怀山药 30g，川续断 15g，桑寄生 15g，生薏苡仁 20g，石韦 20g，制僵蚕 10g，蝉衣 6g，牛蒡子 15g，地龙 10g，全蝎 4g，水蛭 4g，白花蛇舌草 30g，炒当归 20g，赤芍 15g，白芍 15g，紫丹参 20g，川芎 10g，枸杞子 20g，小红枣 10g，生甘草 6g，车前子 30g（包煎）。

【六诊】2011 年 12 月 26 日，复查 24h 尿蛋白定量 2.11g，患者面色润泽，无面肢浮肿，无明显不适，纳欲佳，夜寐安，大便成形，日行 1 次，苔薄，舌淡红，脉细。守方继进，并加大黄䗪虫丸，每次 3g，每日 2 次，口服。

患者 2013 年大学毕业后参加工作，身体较前明显壮实，面色荣润，坚持每月复诊，24h 尿蛋白定量维持在 2g 左右。至 2016 年 11 月，其 24h 尿蛋白定量降至 0.67～0.68g。

【按语】膜性肾病是难治性肾病综合征中最常见的病理类型。患者初诊时病史已 5 年，西药激素、免疫抑制剂治疗罔效，重复肾活检提示除有肾小球病变外，小管间质慢性损伤亦较重，预后不良，治疗棘手。本案属中医学"水肿"的范畴，涉及肺、脾、肾三脏，如《景岳全书》云："凡水肿等证，乃肺、脾、肾三脏相干之病，盖水为至阴，故其本在肾；水化于气，故其标在肺；水惟畏土，故其制在脾。"《金匮要略》中提出"血不利则为水"。邹燕勤教授认为，膜性肾病Ⅲ期，大量蛋白尿的患者，脾肾气虚为本，湿瘀交阻于肾络是其发病的关键病理机制。邹燕勤教授紧扣其脾肾气虚、湿瘀内阻的基本病机，扶正祛邪，采用健脾补肾，渗湿通络法进治。方中重用生黄芪，用量由初诊时的 40g 逐渐增至 50g，以加强其补气之力，发挥其调节免疫的作用。黄芪味甘，性微温，具补气健脾之功，药理研究表明，黄芪含有的多种有效活性成分对人体免疫系统能起调控作用。邹燕勤教授认为，肾脏病的西医发病机制中存在免疫异常，需要通过治疗调节机体免疫，而生黄芪是具有免疫调节作用的补益类中药，故而重用此药。大剂补气药使用时需防气机壅滞，故方中配伍佛手、防风等理气疏散之品，使补而不滞，药力得以散布周身。方中以太子参配生黄芪，补气健脾，兼顾阴分，以制生黄芪之温性，又防利湿、祛风之品伤阴之弊。茯苓皮、生薏苡仁、猪苓等健脾淡渗利湿；石韦、白花蛇舌草、猫爪草清热利湿解毒；牛蒡子、制僵蚕、蝉衣清热利咽，祛风通络；丹参、川芎、红花等活血通络。邹燕勤教授治疗肾病综合征蛋白尿，除运用补气扶正、渗湿清利、活血解毒的植物药以外，亦根据病情使用具有祛风活血通络作用的虫类药。本病病程较久，邪入肾络，故邹燕勤教授遣用制僵蚕、蝉衣、全蝎、水蛭、地龙等以祛风剔络，活血化瘀，并予以大黄䗪虫丸破血逐瘀。因全蝎、水蛭等虫类药有小毒，故用量宜小，一般 3～4g，且需配伍养肝活血解毒的药物，方中伍以炒当归、赤芍、白芍、枸杞子等品以养血活血，柔肝和络，并以小红枣、生甘草之属调和解毒。本案经邹燕勤教授准确辨证，精当用药，守方坚持，始终用中药治疗，终获良效。

案 2. 气阴两虚、湿热瘀滞之腰痛

【初诊】王某，男，24 岁，2014 年 10 月 23 日。

近半年患者感腰痛，伴尿沫增多，查尿常规示蛋白＋＋～＋＋＋，24h 尿蛋白定量 6.58～9.6g；血生化：白蛋白 29.1g/L，血肌酐正常。查 B 超、腹部 CT 提示"左侧肾静脉血栓"，未行经皮肾穿刺活检术。有高血压病史，拒服降压药物。平素抽烟，有高血压家族史。予泼尼松、低分子量肝素、利伐沙班等治疗，经复查，左侧肾静脉血栓未除，尿蛋白未减。患者拒服西药，来邹燕勤教授处求治。刻下：腰痛不著，纳可，寐一般，溲有泡沫，大便日行 1 次，不觉头昏，舌苔根部及中部黄腻，舌边及舌尖红，脉细。测血压 130/90mmHg。诊为中医之腰痛，辨证属气阴两虚、湿热瘀滞证，西医诊断为肾病综合征，左肾静脉血栓。治宗标本兼顾之则，拟补气健脾化湿、养阴活血渗利法进治。

处方：太子参 15g，生黄芪 30g，炒白术 10g，藿香 10g，佩兰 10g，生薏苡仁 30g，云茯苓 30g，生地黄 10g，川石斛 20g，制僵蚕 15g，牛蒡子 15g，蝉衣 6g，全蝎 4g，地龙 10g，水蛭 4g，地鳖虫 3g，黄蜀葵花 20g，石韦 20g，双钩藤 15g，天麻 10g，石决明 30g，夏枯草 15g，桃仁 10g，红花 10g，丹参 20g，川芎 10g，玉米须 30g，萆薢 20g，车前子 30g（包煎），小红枣 10g，生甘草 6g，绿豆衣 15g，14 剂。

服药治疗 3 月余，患者无明显不适，黄腻苔减退，复查肾脏 B 超提示左肾静脉血栓略有好转，但尿蛋白定量获效少进，24h 尿蛋白定量有 6g、7g、8g 不等。分析患者因无不适症状，平素饮食不禁，亦无特殊休息，故嘱其注意休息，节制饮食。

【二诊】2015 年 2 月 12 日，查 24h 尿蛋白定量 9.4g。患者仍无不适，不觉口干，无浮肿，下肢按之无凹陷，脉细，苔中淡黄，舌边红。仍从前法。

处方：生黄芪 50g，太子参 20g，炒白术 10g，茯苓皮 30g，制僵蚕 20g，蝉衣 6g，牛蒡子 15g，全蝎 6g，地龙 10g，水蛭 6g，土鳖虫 6g，枸杞子 30g，黑豆衣 20g，丹参 20g，川芎 10g，三棱 10g，莪术 10g，石韦 20g，猫爪草 10g，玄参 10g，射干 6g，川石斛 20g，青风藤 20g，车前子 30g（包煎），小红枣 10g，生甘草 6g，白芍 15g，首乌藤 30g，防风 6g，14 剂。并予参三七粉 50g，每日 3g，分 2 次冲服。

【三诊】2015 年 3 月 5 日，查血生化：血肌酐 65μmol/L，尿酸 416μmol/L，总胆固醇 8.05mmol/L；尿常规示蛋白＋＋。患者溲有泡沫，偶尔便稀，日行 1～2 次，胃纳尚可，自觉症状无特殊不适，脉细，苔中黄，舌质红。测血压 136/90mmHg。辨证属肝肾阴虚，瘀滞湿浊内蕴证候，以补益肝肾、益气活血、养阴清利法进治。

处方：制何首乌 20g，枸杞子 30g，南沙参 20g，北沙参 20g，天冬 20g，麦冬 20g，生黄芪 50g，炒白术 10g，生薏苡仁 30g，茯苓皮 50g，制僵蚕 20g，蝉衣 8g，牛蒡子 15g，全蝎 3g，地龙 10g，黄蜀葵花 20g，石韦 20g，丹参 20g，川芎 10g，红花 10g，射干 6g，玄参 10g，青风藤 20g，首乌藤 30g，防风 6g，小红枣 10g，黑豆衣 30g，生甘草 6g，车前子 30g（包煎），绞股蓝 15g，炒芡实 20g，14 剂。并予火把花根片，每次 3 片，每日 3 次，饭后服用。

【四诊】2015 年 4 月 30 日，患者诉药后无不适，溲有泡沫，时多时少。上方全蝎加量为 4g，并加水蛭 4g、乌梅 6g。2015 年 5 月 14 日，查 24h 尿蛋白定量 7.37g，加雷公藤多苷片，每次 10mg，每次 3 次，口服。

【五诊】2015 年 7 月 9 日，查 24h 尿蛋白定量 3.1g，较前有所下降，患者诉无明显不适，诊其舌红，苔薄黄，脉细。以脾肾肝气阴两虚，兼有湿热证辨治。

处方：太子参 30g，生黄芪 50g，炒白术 10g，生薏苡仁 20g，茯苓 20g，当归 20g，赤芍 10g，白芍 10g，枸杞子 25g，制何首乌 10g，川续断 15g，桑寄生 15g，生地黄 10g，山茱萸 10g，川石斛 20g，制僵蚕 20g，牛蒡子 15g，蝉衣 6g，全蝎 3g，地龙 10g，黄蜀葵花 20g，石韦 20g，丹参 20g，川芎 10g，红花 10g，水蛭 3g，钩藤 15g，天麻 10g，夏枯草 15g，黑豆衣 30g，生甘草 6g，14 剂。

【六诊】2015 年 8 月 6 日，患者诉溲少有泡沫，偶有便稀，余无特殊不适，查 24h 尿蛋白定量 1.76g，较前有明显下降，胃纳尚好，苔根黄，舌质尖红，脉细。以健脾养肝、益肾和络、清利湿热法进治。上方去全蝎、水蛭、夏枯草，加地肤子 20g，炒芡实 20g，焦麦芽 20g，焦谷芽 20g，焦山楂 20g，焦神曲 20g，垂盆草 30g。

患者继续坚持治疗，至 2015 年底 24h 尿蛋白定量维持在 1g 左右，肝肾功能、血常规均正常，血压维持正常，无明显不适。随访至 2018 年，患者 24h 尿蛋白定量已降至 0.6g。

【按语】本案患者为肾病综合征，大量蛋白尿，合并左肾静脉血栓，拒服西药治疗，且未行肾活检。邹燕勤教授辨其属于肝脾肾气阴两虚，湿热瘀滞证。湿热乃贯穿慢性肾病病程始终的重要病理因素。湿性重浊黏滞，热性炎热燔灼，湿与热交结，往往迁延日久，缠绵难愈。该患者舌苔黄腻，尤以舌根处黄苔难去，为湿热之象，尤阻于下焦肾络。尿液检查提示大量蛋白尿，经久难除，亦与湿热之邪缠绵难已相关。气阴两虚，经络气血运行不畅，加之湿热胶着，妨碍血行，故瘀血阻滞，患者左肾静脉血栓即为肾络瘀滞之征。该患者虽未行肾活检，根据其较大量的蛋白尿，左肾静脉血栓，符合中医络脉瘀阻的病理。依据扶正祛邪的原则，一方面益肾健脾平肝，补气养阴以固本；另一方面清热利湿，活血通络以治标。方中除清热利湿、芳香化湿、渗湿利水、清热解毒等药物外，重用活血化瘀的药物。该患者瘀血深重，除运用丹参、川芎等活血和络的药物外，还选用桃仁、红花、参三七等活血化瘀之品，三棱、莪术等破血逐瘀之属，以及制僵蚕、蝉衣、全蝎、地龙、水蛭、土鳖虫等虫类药物，这些药物合用以除其郁滞于经络之瘀血，更遣青风藤、雷公藤、昆明山海棠等以祛风除湿，通络解毒。破血祛风通络的药物易伤正气，故邹燕勤教授在方中多配伍枸杞子、白芍等柔肝养肝，黑豆衣及小红枣、生甘草等为解毒、调和之药。全方扶正祛邪，攻补兼施，本病例经邹燕勤教授治疗取得明显缓解的效果。

案 3. 气阴两虚、湿热蕴结之水肿

【初诊】李某，女，66 岁，2013 年 10 月 21 日。

患者 1 年余前无明显诱因出现双下肢水肿，经检查诊断为"肾病综合征"。予雷公藤多苷片，每次 20mg，每日 3 次，口服而无效，加服泼尼松，每日 60mg 治疗，查尿常规：蛋白＋＋＋，隐血＋＋＋；肾功能正常。有"急性心肌梗死""胆囊切除术"等病史。今诊：双下肢浮肿，按之凹陷不易恢复，时感胸闷，微咳，痰黄，口干，尿频次多，舌质红，苔少，脉弦。中医诊为水肿，西医诊断为肾病综合征。中医辨证属气阴两虚，湿热蕴结证，病位主要在心、脾、肾，涉及肺，病理性质属本虚标实，以补气养阴、益肾健脾宁心、清咽淡渗利水为主法治之。

处方：太子参 30g，生黄芪 30g，生地黄 10g，南沙参 15g，北沙参 15g，天冬 20g，麦冬 20g，生薏苡仁 30g，茯苓皮 50g，猪苓 30g，制僵蚕 10g，蝉衣 6g，牛蒡子 10g，玄参 10g，射干 10g，紫菀 10g，浙贝母 15g，车前子 30g（包煎），泽兰 20g，泽泻 20g，白茅根 20g，芦根 20g，紫丹参 20g，川芎 10g，全瓜蒌 15g，炙远志 10g，小红枣 10g，生甘草 5g，7 剂。

【二诊】2013 年 10 月 28 日，患者胸闷好转，双下肢仍浮肿，按之凹陷，微咳，痰黄，四肢乏力，纳可寐安，不觉口干，大便日行 2 次，质软成形，血压正常，舌红有裂纹，苔少，脉细。泼尼松继服。

处方：原方去射干、川芎，加款冬花 10g，黄芩 10g，14 剂。

【三诊】2013 年 11 月 18 日，患者下肢浮肿减轻，已不咳，下肢乏力，纳寐可，无夜尿，大便日行 1～2 次，舌红裂，苔少，脉弦，查 24h 尿蛋白定量 3.87g。

处方：仍宗原意，上方去紫菀、浙贝母，14 剂。

【四诊】2014 年 1 月 6 日，患者下肢浮肿消退，行走乏力，夜寐欠安，醒后难以入睡，纳可，大便欠畅，脉细，苔少，舌质红。服用泼尼松，每日 60mg，已 2 月余。查尿常规：蛋白＋＋＋，隐血＋。从阴虚湿热证进治。

处方：生地黄 10g，山茱萸 10g，南沙参 20g，北沙参 20g，川石斛 20g，天冬 20g，麦冬 20g，太子参 20g，生黄芪 20g，生薏苡仁 30g，茯苓皮 30g，猪苓 30g，制僵蚕 15g，全蝎 3g，蝉衣 8g，玄参 10g，射干 10g，牛蒡子 15g，石韦 20g，白花蛇舌草 15g，白茅根 20g，芦根 20g，车前子 30g（包煎），小红枣 10g，生甘草 5g，14 剂。泼尼松减量为 55mg，每日 1 次。

【五诊】2014 年 4 月 7 日，复查 24h 尿蛋白定量 3.53g，患者双下肢浮肿，脘胀，纳谷欠馨，小手指发麻，大便调，近 1 周感冒，咳嗽，痰白，舌红，苔薄黄，脉细，以健脾理气助运，止咳渗利法进治。

处方：太子参 30g，生黄芪 40g，生薏苡仁 30g，茯苓皮 50g，猪苓 30g，枳壳 10g，佛手 10g，香橼皮 10g，焦谷芽 20g，焦麦芽 20g，焦山楂 15g，焦神曲 15g，南沙参 10g，杏仁 10g，紫菀 10g，款冬花 10g，制僵蚕 15g，蝉衣 6g，牛蒡子 15g，石韦 20g，车前子 30g（包煎），泽泻 20g，14 剂。泼尼松减至 40mg，每日 1 次。

【六诊】2014 年 4 月 21 日，查尿常规：蛋白＋，隐血＋。患者感冒已愈，无咳嗽、咳痰，双下肢浮肿，按之凹陷，仍感脘胀，纳谷不馨，大便欠畅，日行 1～2 次，脉细，苔薄黄，舌质红。

处方：上方去紫菀、款冬花，加地龙 10g，全蝎 3g，14 剂。

【七诊】2014 年 6 月 9 日，雷公藤制剂与激素持续撤减中，现雷公藤多苷片减为 20mg，每日 2 次，泼尼松减为每日 25mg。患者下肢浮肿减退，纳欲稍差，手掌发红，脉细，苔薄白，舌质红。以补气养阴、淡渗利水法续进，注意养肝。

处方：太子参 35g，生黄芪 35g，炒白术 10g，生薏苡仁 30g，茯苓皮 50g，猪苓 30g，制僵蚕 15g，蝉衣 6g，石韦 20g，射干 10g，牛蒡子 15g，当归 15g，白芍 10g，枸杞子 20g，白茅根 20g，芦根 20g，谷芽 20g，麦芽 20g，焦山楂 20g，焦神曲 20g，车前子 30g（包煎），泽兰 20g，泽泻 20g，小红枣 10g，14 剂。

【按语】本病案为肾病综合征的病例。患者为老年女性，症见大量蛋白尿，肢体浮肿，曾予激素及雷公藤制剂治疗，副作用明显。邹燕勤教授在治疗本病时，体现了分期、分阶段治疗的特点。水肿明显时，先治其肿，健脾益肾，淡渗利水以消其肿；肿退之后，再以调整脏腑阴阳为主。治疗初期，患者使用足量激素，阳药伤阴，故在气虚的基础上兼有阴虚，治疗上需补气养阴，选用参芪地黄汤。激素进一步伤阴，阴虚的症状明显，表现为阴虚湿热证，以六味地黄汤合猪苓汤滋阴清利。激素无效撤减阶段，中药治疗以补益肾气，平衡阴阳，清利和络，降尿蛋白为主。激素撤减后，予以中药及小剂量雷公藤制剂治疗，尿蛋白转阴，由此可见邹燕勤教授在治疗肾病综合征时分期、分阶段治疗的特色。

第 五 讲
糖尿病肾病的中医辨治及调理

糖尿病肾病是糖尿病严重并发症之一，在我国其发病率呈上升趋势，目前已成为终末期肾脏病的第二位原因，仅次于各种肾小球肾炎。由于其存在复杂的代谢紊乱，一旦发展到终末期肾脏病，往往比其他肾脏病的治疗更加棘手，因此及时防治对于延缓糖尿病肾病的进展意义重大。

糖尿病肾病的病因和发病机制不清。目前认为系多因素参与，在一定的遗传背景及部分危险因素的共同作用下致病，如肾脏血流动力学异常、高血糖造成的代谢异常、高血压、血管活性物质代谢异常等。糖尿病肾病是糖尿病全身微血管病变之一。因此，发生糖尿病肾病时也往往同时合并其他器官或系统的微血管病变，如糖尿病视网膜病变和外周神经病变。

第一节　中医病名的认识

糖尿病肾病依据其不同病变阶段分别属中医学的"消渴""消渴肾病""水肿""关格"等范畴。早在隋代巢元方《诸病源候论》中就指出消渴"其久病变，或发痈疽，或成水疾"，《中藏经》云："消渴之疾，久不愈令人患水气。"《圣济总录》中记载"消渴病多转变""此病久不愈，能为水肿痈疽之病"，又提到"消渴病久，肾气受伤，肾主水，肾气虚寒，气化失常，开阖不利，水液聚集于体内而为水肿"。《杂病源流犀烛》中记载"有消渴后身肿"。《外台秘要》指出"消渴疾者，（谷气）下泄为小便，此皆精气不实于内"，此处指出因肾虚而有身体中精微之物从小便泄出，类似糖尿病肾病之蛋白尿症状。以上医书古籍均指出糖尿病肾病是糖尿病的并发症，消渴日久，在肾气虚衰的基础上，气化失常，开阖不利，水液聚集于体内而为水肿，则会发生糖尿病肾病。日久脾肾衰败，痰瘀浊毒闭阻下焦，溺毒上攻，则发为关格。《备急千金要方》指出"消渴之人，必于大骨节间发痈疽而卒"，此处表明，若血糖控制不佳，导致血管病变及外周神经病变，阴虚燥热，热壅血瘀，气滞痰阻，湿热酿生为毒，则会发生糖尿病的另一并发症——痈疽。

第二节　临床诊断及治疗

一　临床表现

1. 病史

有糖尿病病史，1型糖尿病患者发生糖尿病肾病多在糖尿病起病10～15年，而2型糖尿病患者发生糖尿病肾病的时间则短，与其年龄大、同时合并较多其他基础疾病有关。

2. 主要症状和体征

糖尿病肾病患者临床上可出现腰部酸痛、乏力、水肿、泡沫尿、胸闷、气喘、腹胀、食欲不振、恶心、呕吐，也可见少尿或无尿，并可伴有出血倾向。

糖尿病肾病起病隐袭，进展缓慢，早期的肾脏病有关症状不多，有的患者出现腰部酸痛、乏力等。肾病初期肾脏增大，肾小球滤过功能亢进和微量蛋白尿可持续多年，也不容易被注意，因此大多数糖尿病肾病是在出现明显蛋白尿或显著水肿时方被患者觉察。本病的主要临床症状和体征如下。

（1）蛋白尿：是糖尿病肾病的第一个临床表现，初为间断性，后转为持续性，尿中出现泡沫增多。用放射免疫法测定尿中白蛋白或微量白蛋白，可较早诊断蛋白尿，对控制病情有益。

（2）水肿：糖尿病肾病发生水肿时多由于大量蛋白尿所致，此阶段表明其已发展至糖尿病肾病后期。此时患者多伴有肾小球滤过率下降等肾功能减退的临床表现，提示预后不良。

（3）**高血压**：出现较晚。到糖尿病肾病阶段时血压多升高，可能与糖尿病肾脏阻力血管结构和功能的改变有密切关系。此外，水钠潴留也是高血压出现的因素之一。高血压能加快肾脏病变的发展和肾功能的恶化，因此控制高血压至关重要。

（4）**贫血**：有明显氮质血症的糖尿病肾病患者，可有轻中度的贫血。贫血原因为红细胞生成障碍，用铁剂治疗无效。

（5）**肾功能异常**：从蛋白尿的出现到肾功能异常，间隔时间变化很大，若糖尿病得到很好控制，可有多年蛋白尿而不出现肾功能异常；若控制不好，就会出现氮质血症、肾功能不全。另外，糖尿病肾病往往伴有糖尿病视网膜病变。

3. 实验室检查

（1）**尿糖定性试验**：是筛选糖尿病的一个简易方法。轻型糖尿病的空腹尿糖可呈阴性，而餐后则呈阳性。若有肾小球硬化时，肾糖阈升高，此时血糖虽高，但尿糖可呈阴性。

（2）**血糖测定**：是诊断的主要依据，如空腹血糖、餐后血糖测定，必要时做糖耐量试验。

（3）**尿蛋白测定**：尿小分子量蛋白测定可见微量白蛋白尿，这是糖尿病肾病的最早和最敏感的指标，正常人尿白蛋白排泄量为 1.5～20μg/min，或小于 30mg/24h，用常规方法测出尿蛋白时，白蛋白排泄量常已大于 200μg/min 或 300mg/24h。当测得尿白蛋白排泄量为 20～200μg/min，则定义为微量白蛋白尿。

糖尿病患者临床上出现肾脏损害应考虑糖尿病肾病，家族中有肾脏病者、明显高血压、胰岛素抵抗，肾小球滤过率明显过高或伴严重高血压者为发生糖尿病肾病的高危因素。微量白蛋白尿是诊断糖尿病肾病 III 期的标志。由于微量白蛋白尿是临床诊断早期糖尿病肾病的主要线索，建议 1 型糖尿病患者患病 5 年后就要进行尿微量白蛋白的筛查；而 2 型糖尿病患者则在确诊糖尿病时应同时检查。但一次检查阳性，还不能确诊为持续微量白蛋白尿，需要在 3～6 个月内复查，如果 3 次检查中 2 次阳性，则可确诊；如为阴性，则应每年检查一次。

需要指出的是，蛋白尿与糖尿病肾病进展关系密切。微量白蛋白尿升高不仅表示肾小球滤过屏障障碍，同时还表示全身血管内皮功能障碍，而且发现其与心血管并发症密切相关。

糖尿病肾病的肾病综合征与一般原发性肾小球疾病相比，其水肿程度常更明显，同时常伴有严重高血压。由于本病肾小球内毛细血管跨膜压高，加之肾小球滤过膜蛋白屏障功能严重损害，因此部分终末期肾衰竭患者亦可有大量蛋白尿。

（4）**血生化测定**：进入慢性肾脏病 3 期后，患者肾功能减退，常见表现为血尿素氮＞8.3mmol/L、血肌酐＞110μmol/L、肾小球滤过率＜60mL/(min·1.73m^2)、二氧化碳结合力下降、酸中毒、血尿酸升高、电解质紊乱、低钙血症、高磷血症，或继发性甲状旁腺亢进，甲状旁腺激素升高＞65pg/mL。

（5）**其他辅助检查**

1）**肾脏影像学检查**：可见肾大小正常或增大，即使在尿毒症时也是这样或只有部分肾影缩小。

2）**糖尿病性眼底检查**：可见明显糖尿病视网膜眼底改变。

3）**肾活检**：肾脏病理有肾小球结节性病变，肾小球系膜基质无细胞增生，基底膜增厚，毛细血管渗出性病变，均为糖尿病肾病特征性改变，这对于诊断和治疗具有决定性价值。

4. 常见并发症

（1）**外周神经并发症**：也是糖尿病的并发症，包括肢体感觉麻木、疼痛等异常知觉，或出现尿潴留的神经源性膀胱，腹泻、便秘交替等自主神经功能紊乱。

（2）**糖尿病视网膜病变和肾脏微血管病**：两者可同时存在。视网膜病变可发生于糖尿病肾病之前或同时发生。视网膜病变易于观察，而糖尿病肾病难于诊断。因此，糖尿病患者一旦出现视网膜病变，应当同时检查微量白蛋白尿及尿常规。

（3）**晚期并发心血管多种疾病**：动脉硬化、心包炎、结肠炎、出血性疾病。

5. Mogensen 分期

根据糖尿病肾病的病程和病理生理演变过程，Mogensen 曾建议把糖尿病肾病分为以下五期。

（1）**肾小球高滤过和肾脏肥大期**：这种初期改变与高血糖水平一致，血糖控制后可以得到部分缓解。本期没有病理组织学损伤。

（2）**正常白蛋白尿期**：肾小球滤过率高出正常水平。肾脏病理表现为肾小球基底膜增厚，系膜区基质增多，运动后尿白蛋白排出率升高（>20μg/min），休息后恢复正常。如果在这一期能良好地控制血糖，患者可以长期稳定处于该期。

（3）早期糖尿病肾病期：又称"持续微量白蛋白尿期"。本期肾小球滤过率开始下降到正常，肾脏病理出现肾小球结节样病变和小动脉玻璃样变。尿白蛋白排出率持续升高至 20～200μg/min，从而出现微量白蛋白尿。本期患者血压升高。经 ACEI 或 ARB 类药物治疗，可减少尿白蛋白排出，延缓肾脏病进展。

（4）临床糖尿病肾病期：病理上出现典型的 K-W（Kimmelstiel-Wilson）结节。持续性大量白蛋白尿（尿白蛋白排出率>200μg/min）或尿蛋白大于500mg/24h，约 30%患者可出现肾病综合征，肾小球滤过率持续下降。该期的特点是尿蛋白不随肾小球滤过率下降而减少。患者一旦进入这一期，病情往往呈进行性发展，如不积极加以控制，肾小球滤过率将平均每月下降$1\text{mL}/(\text{min}\cdot1.73\text{m}^2)$。

（5）终末期肾衰竭：肾小球滤过率<$10\text{mL}/(\text{min}\cdot1.73\text{m}^2)$。尿蛋白量因肾小球硬化而减少。尿毒症症状明显，需要透析治疗。

Mogensen 分期主要基于 1 型糖尿病肾病，2 型糖尿病肾病则不明显。

二 中医病因病机

糖尿病肾病的病因病机，中医学认为"久病入络""久病及肾"，先天禀赋不足，久病消渴，所谓"五脏之伤，穷必及肾"，肾为络脉聚集之所，糖尿病肾病实质上由糖尿病日久所致。消渴病久治不愈，伤阴耗气，气滞血瘀、痰湿互结，阻于络脉，形成微型癥积。中医学认为是阴伤及气，阴损及阳，脾肾衰败，水湿潴留，泛溢肌肤，遂发为水肿。肾失封藏，精微下泄，发为蛋白尿。另饮食失节，情志失调，劳欲过度，感受外邪等，均可加重脾肾亏虚，湿热痰瘀蕴结不化，加快糖尿病肾病的进展。

1. 饮食失节

糖尿病患者多消谷善饥，若饮食控制不佳，长期恣食肥甘厚味，湿热内蕴，或控制太过严格，过度饥饿，或生冷太过，均可导致中焦脾胃受损，水液运化失常，酿生痰湿，或水湿内停，《素问·奇病论》说："此人必数食甘美而多肥也，肥者令人内热，甘者令人中满，故其气上溢，转为消渴。"

2. 久病劳伤

糖尿病病程绵长，伴随终生，若复以饥饿、劳役、营养不良，则脾胃之气损伤，土不制水，或房劳太过，真元亏耗，命门火衰，水邪泛滥，而致水肿。《诸病源候论》指出，消渴"其久病变，或发痈疽，或成水疾"。

3. 失治误治

糖尿病患者失治，其血糖控制不佳，且长期代谢产物直接损伤肾脏，阴虚燥热，阴虚及气，阴损及阳，气滞血瘀痰阻，肾脏温煦、蒸腾、气化、开阖功能障碍，水湿内停，发为水肿；肾失封藏，精微下泄，发为蛋白尿。若糖尿病误治，降糖药物使用不当，亦会损伤肾气。李梴《医学入门·水肿》云："阴水多因久病，或误服寒凉药以致肿者，危证也。"

三 中医辨证分型

1. 本虚证

（1）阴虚燥热证

主症：心烦口燥，口渴喜饮，消谷善饥，尿黄便秘。

次症：腰酸痛，心悸失眠，疲倦乏力，舌红，或紫暗有瘀斑，苔薄黄，或少苔，脉细，或细数，或沉涩。

（2）脾肾气虚证

主症：倦怠乏力，气短懒言，食少纳呆，腰膝酸软。

次症：脘腹胀满，大便不实，口淡不渴，舌淡有齿痕，脉沉细。

（3）脾肾阳虚证

主症：腰膝酸软，神疲乏力，畏寒，手足不温，腰以下冷痛，双下肢甚至全身凹陷性水肿。

次症：胸闷，腹胀，咳嗽，动则气喘，不能平卧，面色黧黑或㿠白，腰部冷痛，脘腹胀满，大便不实，夜尿清长，口淡不渴，舌淡有齿痕，脉沉弱。

（4）脾肾气阴两虚证

主症：双目干涩，疲倦乏力，短气懒言，手足心热，口燥咽干，腰酸耳鸣。

次症：五心烦热，大便干结，夜尿清长，舌质嫩，尖红，少苔，脉细数。

（5）肝肾阴虚证

主症：头晕，头痛，腰膝酸软，口干咽燥，五心烦热。

次症：大便干结，尿少色黄，舌淡红，少苔，脉沉细或弦细。

（6）阴阳两虚证

主症：畏寒肢冷，五心烦热，口干咽燥，腰膝酸软。

次症：夜尿清长，大便干结，舌淡，有齿痕，脉沉细。

2. 标实证

（1）湿浊证

主症：恶心呕吐，肢体困重，食少纳呆。

次症：脘腹胀满，口中黏腻，舌苔厚腻。

（2）湿热证

主症：恶心呕吐，身重困倦，食少纳呆，口干，口苦。

次症：脘腹胀满，口中黏腻，舌苔黄腻。

（3）水气证

主症：水肿，胸腔积液，腹水。

（4）血瘀证

主症：面色晦暗，腰痛。

次症：肌肤甲错，肢体麻木，舌质紫暗或有瘀点、瘀斑，脉涩或细涩。

（5）风动证

主症：手足搐搦，抽搐痉厥。

四　中医治疗方法

（一）辨证治疗

糖尿病肾病的中医辨证治疗以本虚为纲，标实为目，根据患者本虚标实的情况而分别施治。

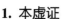

1. 本虚证

（1）阴虚燥热证

治法：滋阴清热。

方剂：玉女煎加减。

药用：生石膏 30g，知母 10g，川黄连 3g，麦冬 12g，生地黄 12g，女贞子 20g，天花粉 20g，山药 20g，沙参 12g，鬼箭羽 15g，地骨皮 15g，怀牛膝 15g。

方解：方中生石膏、知母、川黄连、地骨皮清热以分泻虚实之火；沙参、麦冬、山药、生地黄、女贞子滋养肺、胃、肾之阴而润燥；天花粉清热生津；血热必兼瘀滞，配伍鬼箭羽、怀牛膝于大队滋阴清热药物中，以凉血散瘀，活血通经。

加减：若内热炽盛，腹实壅滞者，则用以制大黄为代表的三承气汤加减，以通腑泄热，急下存阴。若阴虚津亏，肠道失濡者，则加入增液承气汤化裁。

（2）脾肾气虚证

治法：补气健脾益肾。

方剂：六君子汤加减。

药用：党参 12g，生黄芪 15g，生白术 12g，茯苓 15g，陈皮 6g，生薏苡仁 15g，川续断 15g，菟丝子 15g，六月雪 15g。

方解：方中党参、生黄芪补气健脾，培补后天之本；生白术、茯苓、陈皮、生薏苡仁健脾助运，化湿渗利，加入川续断、菟丝子补益肾气；加六月雪祛湿泻浊。诸药合用，共奏健脾补肾、益气化湿之功。

加减：若属脾虚湿困者，可加制苍术、藿香、佩兰、厚朴化湿健脾；脾虚便溏者加炒扁豆、炒芡实健脾助运；便干者加制大黄通腑泻浊；水肿明显者加车前子、泽泻利水消肿。

（3）气阴两虚证

治法：益气养阴，健脾滋肾。

方剂：参芪二至地黄丸合生脉散加减。

药用：党参 15g，生黄芪 15g，生地黄 10g，山茱萸 10g，怀山药 20g，女贞子 10g，麦冬 10g，炒白术 10g，茯苓 15g，泽泻 10g，五味子 6g，川续断 15g，桑寄生 15g，丹参 12g，红花 6g，赤芍 10g 等。

方解：方中党参、生黄芪、炒白术、茯苓补气健脾；生地黄、山茱萸、怀山药、女贞子、麦冬、五味子滋养肾阴；川续断、桑寄生补益肾气；丹参、红花、赤芍活血化瘀。诸药合用，共奏益气养阴、健脾滋肾之功。

加减：若偏脾气虚甚至夹有痰饮水湿之证者，加苍术、生薏苡仁、半夏、陈皮、玉米须等药；偏阴虚燥热者，则酌加地骨皮、玄参、知母、石斛等药；燥热内结者则加制大黄、火麻仁等泻热通腑。病程中全程活用三七、红花等活血化瘀之品。

（4）脾肾阳虚证

治法：健脾益肾，温阳化气利水。

方剂：济生肾气丸合真武汤、四君子汤加减。

药用：川续断 15g，桑寄生 15g，党参 10g，生黄芪 20g，苍术 10g，白术 10g，白芍 10g，车前子 15g，怀牛膝 15g，茯苓皮 30g，泽兰 10g，泽泻 10g，桂枝 6g，桃仁 10g，红花 10g，制大黄 5g。

方解：党参、生黄芪健脾益气；苍术、白术健脾除湿；白芍利小便；川续断、桑寄生、怀牛膝温肾通络；车前子、茯苓皮、泽兰、泽泻淡渗利湿，利水消肿；桂枝通阳化气，以助利水；桃仁、红花、制大黄活血和络，利水消肿。

加减：若兼浊毒上攻，关格，恶心，呕吐，大便闭结者，则清化痰热，通腑解毒，以连苏饮合黄连温胆汤合桃核承气汤加减；水肿剧者则加用五苓散合五皮饮加减；水气上凌心肺，则加用葶苈大枣泻肺汤加减；若皮肤瘙痒者，则加用地肤子、白鲜皮。

（5）肝肾阴虚证

治法：滋肾平肝。

方剂：杞菊地黄汤加减。

药用：熟地黄 12g，山茱萸 9g，山药 15g，茯苓 15g，泽泻 15g，牡丹皮 15g，枸杞子 15g，菊花 6g，沙苑子 15g，怀牛膝 15g。

方解：此方乃六味地黄丸加枸杞子、菊花而成。方中熟地黄以滋肾填精为主；辅以山茱萸养肝肾而涩精；山药补益脾阴而固精；三药合用，并补三阴。配茯苓淡渗健脾，补后天而助先天；泽泻清泻肾火，渗利化湿，并防熟地黄之滋腻，牡丹皮清泻肝火，活血和络，三药共达祛邪之功，为三泻。更

116

入枸杞子、菊花滋补肝肾，平肝明目。另入沙苑子滋养肾阴，怀牛膝补肾和络，引药下行。诸药共达滋养肝肾、平肝化湿之功。

加减：若头晕、头痛明显，耳鸣、眩晕，血压升高者，可加钩藤、夏枯草、石决明以清泻肝火。

（6）阴阳两虚证

治法：温扶元阳，补益真阴。

方剂：左归丸加减。

药用：熟地黄20g，山药15g，枸杞子15g，山茱萸10g，川牛膝10g（酒洗，蒸熟，精滑者不用），菟丝子10g，鹿角胶10g，龟甲胶10g，巴戟天12g，肉苁蓉12g，党参10g，白术10g，茯苓15g，黄芪15g。

方解：左归丸出自《景岳全书》，主要作用为滋阴补肾，益精养血，糖尿病肾病气血阴阳俱衰的阴阳虚衰证患者可用之。方中熟地黄、山药、山茱萸补益肝肾阴血；龟甲胶、鹿角胶均为血肉有情之品，二味合用，峻补精血，调和阴阳；复配菟丝子、枸杞子、川牛膝补肝肾，强腰膝，健筋骨，三药合用具有滋阴补肾、益精养血之功。熟地黄、肉苁蓉补肾填精，养血滋阴。加用党参、白术、茯苓、黄芪补气健脾，化湿助运，以固后天之本，促使其化生气血，补养先天；诸药配合，达补益气血、温阳滋阴之效。

加减：若虚不受补，恶心呕吐，纳少腹胀者，则先予调补脾胃，健脾助运，可选炒山药、云茯苓、生薏苡仁、谷芽、麦芽、法半夏、陈皮、焦神曲。

2. 标实证

（1）水气证

治法：利水消肿。

方剂：五皮饮或五苓散加减。若气虚水湿内停者用防己黄芪汤补气健脾利水；肾阳不足用济生肾气丸、真武汤加减；肝肾阴虚、气阴两虚证者加淡渗利水不伤阴液之品。

药用：连皮茯苓30g，白术9g，生薏苡仁15g，猪苓15g，泽泻15g，陈皮9g，车前子30g。

方解：方中以连皮茯苓利水渗湿，兼以健脾助运；白术、生薏苡仁健脾益气，培补后天之本，助运化，利水湿；猪苓、泽泻、车前子淡渗利水，以消水肿；陈皮理气兼以除湿。诸药合用，达渗湿利水、健脾助运之效。

加减：若水气证日久或伴血瘀者，常在辨证的基础上加用活血化瘀利水之品，如益母草、泽兰等。

（2）血瘀证

治法：活血化瘀。

方剂：桃红四物汤加减。

药用：桃仁 9g，红花 6g，当归 12g，川芎 9g，赤芍 15g，丹参 15g，参三七粉 3g（冲服）等。通常在本虚证治疗的基础上选加活血化瘀之品。

方解：本方是四物汤加桃仁、红花加减而成。当归、川芎、赤芍养血活血，祛瘀而不伤阴；桃仁、红花破血化瘀；配合丹参养血和络；参三七粉活血止血。诸药配合，养血活血，祛瘀生新，活血而不耗血，使瘀血兼症可解。

加减：若气虚血瘀者，加用生黄芪益气活血；久病瘀滞，难以取效者，可加用祛风通络或虫类活血药，如全蝎、蜈蚣、䗪虫、水蛭等；若下焦蓄血，腑气不通者，则加桃核承气汤化裁。

（3）湿热证

治法：中焦湿热宜清化和中；下焦湿热宜清利湿热。

方剂：①中焦湿热者，以半夏泻心汤或黄连温胆汤加减；②下焦湿热者，以知柏地黄丸或二妙丸加减。

药用：①中焦湿热者常用法半夏 10g，黄芩 10g，炒川黄连 3g，党参 10g，苍术 10g，炒白术 10g，茯苓 30g，生薏苡仁 30g，炒枳壳 10g；②下焦湿热者常用黄柏 9g，知母 9g，苍术 9g，生薏苡仁 15g，泽泻 15g，车前草 15g，蒲公英 15g。

方解：①中焦湿热者，以半夏泻心汤辛开苦降，清化湿热，建立中气；或以黄连温胆汤清利中焦湿热，降逆止呕。使中焦湿热渐清，脾胃升降功能复常。②下焦湿热者，以知柏地黄丸或二妙丸清利下焦湿热。知柏地黄丸乃六味地黄丸加知母、黄柏，取其滋补肾阴，清利湿热之效，清利兼补，祛邪扶正同用；二妙丸以苍术、黄柏清热燥湿，清利下焦，以祛邪为主。

加减：若大便秘结者，加大黄通腑泄浊，以保持每日大便 2~3 次为宜，不宜过分泻下。

（4）湿浊证

治法：和中降逆，化湿泄浊。

方剂：小半夏加茯苓汤加味。

药用：姜半夏 9g，茯苓 15g，生姜 3g，陈皮 6g，紫苏叶 9g，姜竹茹 12g，制大黄 8g。

方解：方中姜半夏燥湿健脾，和中止呕；茯苓健脾化湿助运；生姜降逆止呕；另入陈皮、紫苏叶、姜竹茹理气和中，降逆止吐；制大黄通腑泄浊，以助浊毒排泄。诸药合用，共达和中降逆、理气止呕、化湿泻浊之功效。

加减：湿浊较重，舌苔白腻者，加制苍术、白术、生薏苡仁以运脾燥湿，加厚朴以行气化湿；小便量少者加泽泻、车前子、玉米须以利水泻浊。

（5）风动证

治法：镇肝熄风。

方剂：天麻钩藤饮加减。

药用：天麻 9g，钩藤 9g（后下），石决明 30g，牡蛎 30g，怀牛膝 15g，杜仲 15g，夏枯草 15g。

方解：方中天麻、钩藤、石决明平肝潜阳；怀牛膝、杜仲补肝肾；配合牡蛎重镇潜阳；夏枯草清肝泻火。诸药合用，达平肝熄风、重镇潜阳的作用。

加减：若肝肾阴虚者，加用枸杞子、山茱萸、何首乌、白芍、鳖甲等滋补肝肾，养阴熄风。

邹燕勤教授认为，糖尿病肾病临床表现复杂多样，亦合并有多系统损害，临证往往不可一概而论，常有 1~2 种本虚证，以及 2~3 种标实证合并出现，故本虚证与标实证需根据患者具体情况，进行详细辨证论治。

（二）中成药治疗

1. 口服中成药

（1）三七总皂苷制剂： 如血塞通片或胶囊，从中药三七中提取。功效：化瘀止血，抗炎定痛。该药适用于糖尿病肾病血瘀证者。每次 2 片，每日 3 次。

（2）六味地黄丸： 由熟地黄、山茱萸、怀山药、牡丹皮、茯苓、泽泻组成。功效：滋补肾阴。该药适用于糖尿病肾病肾阴虚者。每次 8 粒，每日 3 次。

（3）冬虫夏草菌丝制剂： 如百令胶囊或金水宝胶囊，主要成分为人工培养冬虫夏草菌丝。功效：补益肺肾。该药适用于糖尿病肾病后期患者，以补肾益精，对慢性肾衰竭肾元不足者尤为适宜。每次 4 粒，每日 3 次。

2. 静脉滴注中成药

糖尿病肾病患者可酌情选用补气和活血化瘀作用的中药注射液静脉滴注，如川芎嗪注射液、黄芪注射液等。

（1）川芎嗪注射液：中药川芎静脉制剂。功效：活血化瘀。该药适用于慢性肾衰竭血瘀证者。将 120～160mL 该药加入 5%葡萄糖注射液 250mL 中静脉滴注，每日 1 次，7～14 天为 1 个疗程。

（2）黄芪注射液：为中药黄芪静脉制剂。功效：补气固本。该药适用于慢性肾衰竭气虚证者。将 20～40mL 该药加入 5%葡萄糖注射液 250mL 稀释后静脉滴注，每日 1 次，7～14 天为 1 个疗程。

（三）灌肠疗法

邹燕勤教授认为糖尿病肾病患者往往因为阴虚燥热，肠道失濡，常出现便秘的现象，而热结肠道，则更加消灼阴液，加重糖尿病及肾损害，故可以用灌肠疗法急下存阴，截断及减轻肾脏损害。对于进入肾衰竭期的患者，灌肠疗法可以作用于肠道，通腑泄浊，减轻肾脏的硬化，以延缓肾衰竭的进展。灌肠方药：生大黄 30g，蒲公英 30g，生牡蛎 30g，六月雪 30g，土茯苓 50g，丹参 30g。

以上中药浓煎成 300mL，调至合适温度灌肠，保留灌肠时间以 50～60min 为宜，每日 1 次，10～15 天为 1 个疗程。每次疗程结束后休息 3～5 天，再继续下一个疗程，但不宜长久使用。需注意方中生大黄用量以保持大便每日 2～3 次为宜，不宜过度通下，以防伤正。

（四）外治法

1. 糖尿病肾病药浴常用方

邹燕勤教授通常以生麻黄、地肤子、白鲜皮、蛇床子、苦参、黄柏、生大黄、红花、防风等组成药浴方。将其打成粗末，纱布包裹，煎浓液，参入温水中，患者在其中浸泡，至微微汗出，每次浸泡 40min，每日 1 次，10～15 天为 1 个疗程，用以治疗糖尿病肾病皮肤燥痒症。注意水温应适宜，防止烫伤。

2. 糖尿病肾病肾衰竭外敷常用方

由生附片、淫羊藿、桃仁、红花、川芎、沉香、冰片组成。将以上药物研成细末，用 95%乙醇将桂氮酮稀释成 1.9%的溶液，然后用 1.9%的桂氮酮溶液调和肾衰竭外敷方药末，用纱布包裹调和好的药末外敷于双侧肾俞及关元穴位，以后每日用 1.9%桂氮酮溶液湿润药末，隔 3 日换药 1 次，4 次为 1 个疗程，一般使用 2～4 个疗程。药物可通过肾区皮肤透入，直接作用于肾，另外通过刺激足太阳膀胱经肾俞和任脉的关元穴位，从经络间接作用于肾，经皮肤和穴位的双重作用，从而达到温肾和络、利尿泻浊、改善肾功能的作用。

（五）针灸治疗

1. 针刺治疗

以消谷善饥，渴欲饮水，大便秘结，舌红苔黄燥，脉洪数为主者，选取中脘、脾俞、气海、足三里、地机、丰隆等穴位用平补手法针刺，得气后留针 30min。

以小便频多且甜腻，渴多饮，口干舌燥，舌红苔黄，脉数为主症者，可以针刺大椎、肺俞、鱼际、合谷、太渊、金津、玉液等穴位进行治疗。针刺时注意：金津、玉液疾刺不留针，其他穴位留针 20min，每日或隔日 1 次。

以小便频、量多、色如脂膏，腰酸乏力，口干多饮，脉细数，舌红为主者，可用补法选穴肾俞、气海、中脘、足三里、关元、脾俞、三阴交等进行针刺，得气后留针 30min。针刺时注意：采用平补平泻手法，选肾俞、脾俞、肺俞、三阴交、足三里、太冲进行针刺，如果有水肿，不能直接针刺，要选用灸法，注意不要烫伤肌肤。

2. 灸法

糖尿病肾病患者艾灸可取足三里、神阙、气海、关元、脾俞、肾俞等穴位，每日灸 1 次，每穴灸 3～7 壮，10 次为 1 个疗程。

（六）饮食忌宜及单方食疗

1. 饮食忌宜

糖尿病肾病患者一旦确诊，邹燕勤教授认为其除药物治疗外，一定要重视饮食方面的控制，这也是治疗中很重要的一部分。饮食得当，能够减轻肾脏的负担，有益于该病的控制和康复，主要有以下几点。

（1）**控制碳水化合物的摄入**：控制热量的摄入，配合降糖药物，能有效地控制血糖，减缓糖尿病肾病的进展，这是糖尿病肾病患者的饮食基础。

（2）**低盐低脂饮食**：糖尿病肾病患者如出现浮肿和高血压时，应限制食盐用量，一般日摄盐量以 3～6g 为宜。同时，其应限制脂肪的摄入量，因为过多摄入脂肪，可使血糖升高，动脉硬化加剧，而糖尿病肾病本身就是肾脏动脉硬化的表现。这类患者可选用植物油代替动物脂肪，每日植物油摄入量也应控制在 60～70g。

（3）**限制高嘌呤的食物**：大量的嘌呤在机体中代谢会加重肾脏的负担。芹菜、菠菜、花生、各种肉汤、猪头肉、沙丁鱼及动物内脏等都含有大量的嘌呤，应该严格限食。瘦肉中也含有嘌呤，在食用时可先将瘦肉在水中煮一下，弃汤食用。

（4）**优质低蛋白饮食**：植物蛋白分解后含有很多人体非必需氨基酸，过多摄入会加重肾脏负担，故肾衰竭患者应限制红豆、绿豆、蚕豆等高植物蛋白食品的食用，可代之以牛奶，鸡蛋，淡水鱼类，禽类、畜类瘦肉等。一般蛋白摄入量为 0.6～0.8g/(kg·d)，其中 1/2～2/3 为优质蛋白，必须较均匀地分配于三餐中。优质低蛋白饮食的同时，可结合复方 α-酮酸服用，以补充酮酸与氨基酸，减轻肾脏负担。

2. 单方食疗

（1）**芡实饭**：芡实 30g，莲子 5～8 粒，粳米 50g。上药及粳米洗净后加水煮饭即成。本品具有补气健脾、益肾涩精、消蛋白尿的作用。

（2）**山药莲子饭**：莲子 20g，山药 30g，粳米 30g。洗净后加水煮饭，分 2 次服用。本品具有健脾收涩、改善血糖、减少蛋白尿之功，适用于糖尿病肾病，或肾衰竭者。

（3）**冬虫夏草**：将冬虫夏草研粉，每日 3g，分 2～3 次吞服；或每日 3～5g 煎汤频饮，饮汤后服用冬虫夏草。冬虫夏草味甘，性温，具有滋肺、补益肾精、纳气平喘的作用。邹云翔先生在 1955 年出版的《中医肾病疗法》中，就介绍了运用冬虫夏草治疗肾结核及尿毒症的经验体会，邹燕勤教授在临床上也常应用该药治疗肾衰竭。

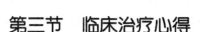

第三节　临床治疗心得

随着人们生活水平的提高，糖尿病患者的日益增多，糖尿病肾病的发病率亦呈上升趋势，治疗上亦比其他肾脏疾病更加棘手，因此正确的防治对于延缓糖尿病肾病的进展意义重大。

邹燕勤教授认为，糖尿病肾病病机以肾为本，肾元不足贯穿病程的始终。早期以肺、胃、肾阴虚燥热为主，渐至脾肾气虚或气阴两虚证，以及阴阳两虚或脾肾阳虚证。治疗上根据证候的不同，分别侧重滋阴清热、健脾补肾、益气养阴、益气温阳等补益肾元法，以治病求本。病程中脾气虚弱，脾失健运是糖尿病肾病转化及发展的关键因素，故需要重视对补脾、健脾、运脾药物的临床应用。随着病程的进展，病理产物湿热、瘀血、痰湿、水气逐渐加重，当加重活血、清利、化痰、利水法的应用，以及酌用祛风通络法，搜剔风痰瘀阻，可以延缓肾脏病变的进展，减少蛋白的漏出，保护肾功能。

一　肾元不足，肾阴亏损是糖尿病肾病发生发展的根本和基础

中医学认为饮食不节、情志失调、房劳伤肾、先天禀赋不足或失治误治等是本病发生的重要原因，肾虚不足，阴津亏损，进而阴损及阳，是其基本病理。邹燕勤教授认为，病变的部位虽与五脏均有关，但主要在肺、脾（胃）、肾三脏，尤以肾为重。本病由于"消渴"日久不愈，致使津液亏耗；或久病服用温燥之品，致使燥热内生，阴津不足，脏腑经络失去营养，功能日渐虚羸，日久"五脏之伤，穷必及肾"，肾脏虚衰，无力蒸化水液，水湿潴留，湿浊内蕴。因此，本病属本虚标实证。

从现代医学角度来看，糖尿病肾病是糖尿病微血管病变累及肾脏，以肾小球硬化为特征的一种肾脏疾病。研究表明，遗传因素在糖尿病肾病的发生发展过程中起重要作用，与多组基因密切相关，提示本病与先天禀赋

不足（肾元不足）有关。糖尿病肾病的病机重点在肾，病位始终不离肾脏，表现出的腰痛、泡沫尿、水肿、关格等均属于肾病范畴。肾元亏虚，阴虚燥热，阴血不足，肝阳失于制约，阳亢于上，甚则化风；阴虚及气，阴虚及阳，气血运行失畅，气滞血瘀；肾者主水，肾气不足，水液代谢失常，津停为痰，产生痰湿；与热胶结，湿热蕴阻；水泛肌肤，则发为水肿。故邹燕勤教授认为，糖尿病肾病是典型的本虚标实之候，以肾为本，产生阳亢、内风、湿热、痰阻、瘀血、水湿等标实之邪。随着疾病的进展，虚者越虚，实者越实，恶性循环，最终进入终末期肾衰竭。治疗上，补益肾元为糖尿病肾病的不二大法，根据不同阶段的不同证候类型，采用滋阴清热、益气养阴、温阳化气等补益肾元之法，以及清利湿热、活血化痰、平肝熄风、祛风通络、利水渗湿等祛邪治标之法，以期肾虚渐补，邪实渐祛，病情渐趋稳定。

二　脾失健运是糖尿病肾病转化与发展的关键因素

糖尿病发生肾脏损害，除了以肾虚为本外，脾气虚弱，失于健运也是其转化的关键因素。脾虚失于健运往往是糖尿病阴虚燥热证向糖尿病肾病气阴两虚证、脾肾气虚证及脾肾阳虚证等发展演变的转折要点。脾虚气弱，运化失司，水谷精微输布失常，痰湿内生，水湿内停，亦可导致气血生化乏源，先天之肾失于后天的滋养，则愈加亏虚，导致病情难以缓解和稳定。故邹燕勤教授认为在临床上一定要重视补气健脾、运化中焦、利水渗湿、醒脾开胃之法，使脾胃得健，先天得以充分滋养，还可阻断痰湿、湿热、水湿等标实之邪的产生。

三　瘀血阻络是糖尿病肾病的基本病理改变

瘀血证是糖尿病肾病的基本病理改变，瘀血证贯穿于疾病的始终，为疾病发展、恶化的清理因素。脾肾气虚，痰湿之邪阻遏气机，外感湿热邪毒，或痰湿郁而化热造成血行不畅，都可以形成瘀血证。糖尿病肾病随着病程的进展，瘀血证有扩大和加重的趋势，在病程10年以上控制欠佳的患者中具有普遍性。这与中医"久病必瘀""病久瘀甚"的传统理论一致。糖尿病肾病病程中瘀血病理贯穿全程，早期患者虽然临床瘀血征象不明显，但血液流变学已发生改变，肾脏病理也提示肾小球基底膜增厚，系膜区无细胞增生，血管病变等微观瘀血，或痰瘀交阻的证候。临床上常常根据瘀血的轻、中、重加以区别用药：轻证者多加牡丹皮、赤芍活血和络；中度瘀血证者加桃仁、红花活血通络；重证者予三棱、莪术、水蛭破血逐瘀。另外，大黄能够通腑泄热，又能活血化瘀，适用于糖尿病肾病各期，尤其适用于伴有便干结和肾功能不全患者。活血化瘀药物多需要配合补气药物，气为血之帅，气行则血行，补气可以使活血化瘀药物更好地发挥作用，临床上常以黄芪、党参、太子参等为代表。活血化瘀药久用或大量应用，会耗伤肾之气阴，故配合补肾药物，如山茱萸、桑寄生等，可达到活血不伤肾的效果。

四　痰湿是糖尿病肾病重要的病理因素

邹燕勤教授认为糖尿病肾病进入临床期后，往往病情较重，阴虚燥热证候发生转化，渐渐增加脾肾气虚、脾肾阳虚、痰湿内阻、水湿泛溢等证候，"三多"症状也不典型甚至无"三多"症状，其临床常见脘腹胀闷，不思饮食甚至恶心欲吐，舌苔厚腻等湿浊中阻、脾胃虚弱的表现。痰湿产生的机制多由外感六淫，或饮食、七情内伤等，使肺、脾、肾三焦等脏腑气化功能失常，水液代谢障碍，以致水津停滞而成。因肺、脾、肾三焦与水液代谢密切相关，肺主宣降，通调水道；脾主运化，输布津液；肾主开阖，蒸腾津液；三焦乃决渎之官，为水液运行的通路，肺、脾、肾三焦功能障碍，则水液停聚，生痰、生湿、生饮。痰湿证的相关症候有胸闷脘痞，纳呆呕恶，全身困倦，形体肥胖，半身不遂，口眼㖞斜，糖脂代谢、尿酸代谢紊乱。临床根据痰湿之邪的轻重以区别用药：轻证者用苍术、白术、半夏、陈皮、藿香、佩兰等燥湿化痰，芳香宣化；中度痰湿者用木香、砂仁、枳壳理气燥湿化痰；重度者用牡蛎、昆布软坚化痰散结。化痰药常与活血化瘀药及淡渗利水药联合使用，以及配合健脾补气药，能够增强药物的功效。

五 健脾补肾、清利活血是糖尿病肾病基本治疗大法

邹燕勤教授认为，中医药治疗糖尿病的优势并不完全表现在降低血糖的疗效上，其优势很大程度在于对糖尿病并发症如糖尿病肾病等的防治方面。早期糖尿病肾病的诊断强调尿微量白蛋白测定，由于糖尿病肾病一旦发展到临床期或者终末期，病情往往不可逆转，因此，在糖尿病肾病早期即应开始积极的中医药治疗，配合严格控制血糖、血压及血脂，严格控制饮食。中医整体辨证论治，分清标本虚实，兼顾多脏腑，临床所见以脾肾亏虚，湿热瘀血内阻证候多见，有关研究也证实，糖尿病肾病常伴有炎症因子、生长因子等升高，以及高凝状态、高脂血症等湿热痰瘀之证，这是加重肾脏硬化及肾血管硬化的重要原因之一，故临床遣方用药时应予重视。故常以健脾补肾、清利活血为大法治疗本病，则有可能防止其向大量蛋白尿发展及延缓其发展速度。

邹燕勤教授常选用具有益气健脾作用的中药，如西洋参、党参、太子参、黄芪、白术、山药、茯苓、生薏苡仁等，且这些中药有补气健脾利水之效；具有养阴补肾作用的中药常用山茱萸、地黄、女贞子、麦冬、知母、黄精、何首乌、桑椹、旱莲草、山药等；清利湿热药物多用石韦、白花蛇舌草、黄蜀葵花等；淡渗利水多选用车前子、泽兰、泽泻、猪苓、葫芦瓢等中药；并适当配合选用桃仁、川芎、红花、丹参、怀牛膝、三七、赤芍等活血祛瘀药物，甚则加用僵蚕、全蝎、水蛭、地龙等虫类药祛风通络，攻逐痰瘀。临证之时，常辨证施用。现代药理研究证明，这些药物在降低血压的同时，能降低肾小球毛细血管的压力，减少尿蛋白排出，延缓肾小球滤过率的下降。此期积极治疗，可以减慢甚至逆转糖尿病肾病的进展。

邹燕勤教授认为糖尿病肾病是本虚标实、虚实夹杂的证候。肾与脾为先后天之本，肾主蒸腾气化，脾主运化转输，脾肾气虚，水液失于转运、蒸化，停滞于内，水湿蕴而成浊，水湿浊毒内阻，妨碍气血运行，脉道凝滞，肾络瘀阻。肾阴亏虚，五脏失却濡养，燥热内生，虚热煎灼津液，炼液为痰，痰凝经脉，阻碍气血运行，瘀血内生。瘀血阻滞，可进一步影响水液运化敷布，"血不利则为水"，从而加重水湿痰浊，并且瘀血与水湿痰浊搏结，稽留日久，

更损正气，由阴及阳，形成恶性循环，使病情复杂，病势恶化。由此可见，糖尿病肾病以脾肾气阴两虚为本，水湿痰浊瘀阻为标，而瘀血是贯穿病程始终的一个重要病理因素。治疗上宜采用益气养阴为主，佐以活血化瘀为法，活血祛瘀中药能改善高凝状态，如三七、丹参、益母草、大黄、泽兰、水蛭、红花、当归、赤芍、桃仁等；而山楂、何首乌、女贞子、大黄、虎杖、三七、蒲黄等对血脂有一定的改善作用，且无明显副作用，可结合临床具体情况，适当选用上述药物，可达到抗凝、降脂、防治肾小球硬化的目的。随症加减：口干欲饮、舌红苔少等阴虚燥热之象明显者，加入地骨皮、地锦草、天花粉、川石斛等以滋阴清热生津；糖尿病肾病水肿明显者，加入泽兰、泽泻、益母草等以活血利水消肿；伴有大量蛋白尿者，可加全蝎、僵蚕等以活血通络化痰；若高度浮肿伴有大量蛋白尿，难以消退者，加入䗪虫、水蛭等破血逐瘀之品；大便不通者加入制大黄，从小剂量开始逐步加量，或用生大黄以活血化瘀，通腑解毒，大便以每日 2 次左右为宜；若肾功能不全，恶心纳差，口有浊味，苔厚腻者，加入藿香、佩兰、苍术、砂仁、薏苡仁、生牡蛎、六月雪等以化湿泻浊解毒。

（六）中西医结合治疗难治性肾病综合征及终末期肾衰竭

糖尿病肾病治疗上强调一个"早"字，即早诊断，早治疗，只有早期及时干预，才可有效阻止病情进展甚至逆转病情。邹燕勤教授认为，中药雷公藤具有祛风通络、清利湿热的作用，可以抑制多种肾脏细胞因子和炎症因子，保护足细胞，改善肾小球硬化，减少糖尿病肾病蛋白尿的排泄，保护肾功能。故对于糖尿病肾病顽固性蛋白尿患者，邹燕勤教授有时配合使用雷公藤多苷片，小剂量使用，一般 10mg，每日 3 次，必要时加到 20mg，每日 3 次，同时监测肝功能和血常规，同时配伍当归、白芍、稆豆衣、甘草等养肝、保肝解毒之品。

对于一些已经进入慢性肾功能不全期的患者，虽然其病程难以逆转，但经过积极的综合治疗，患者的临床症状、实验室检查仍可以有明显改善，生活质量得以提高。中医药的综合措施发挥了很重要的作用，予患者静脉滴注中药活血化瘀制剂，选用肾康注射液，丹参、红花、血塞通等针剂，口服辨证中药汤剂及少佐制大黄的中成药，配合灌肠治疗及药浴治疗；同时结合西药控制感染、降低血压、控制血糖等可明显延缓其肾衰竭的进展。

至糖尿病肾病终末期，往往采用多途径综合治疗措施，中西医结合治疗为主，可采用腹膜透析或血液透析替代治疗，以维持患者的生命，提高患者的生活质量。

七 邹燕勤教授治疗糖尿病肾病的经验方药

治疗大法：健脾补肾，清利活血。

基本方：生黄芪、潞党参、炒白术、女贞子、怀山药、茯苓皮、泽兰、泽泻、车前子、僵蚕、全蝎、地龙、鬼箭羽、地骨皮、白花蛇舌草。

若阴虚燥热，血糖不易控制者，加黄连、黄芩、栀子、生石膏、知母、生地黄、山茱萸等滋阴清热、降糖；若以气虚为主者，重用生黄芪、潞党参、炒白术；若阳虚水肿瘀血明显者，加附子、桂枝、淫羊藿、水蛭、桃仁、红花、益母草、玉米须、大腹皮、黄蜀葵花等温肾宣瘀行水；若肾功能损害者，加菟丝子、制何首乌、制大黄、六月雪、土茯苓等益肾泻浊。

中成药：若蛋白尿多者，可加用雷公藤多苷片；若肾功能损害者，加参乌益肾片或保肾片。糖尿病肾病病程中全程均可加用三七粉，每次 1.5g，每日 2 次吞服。

第四节 典 型 病 例

案 1. 脾肾气阴两虚之糖尿病肾病

【初诊】李某，男，67 岁，2006 年 9 月 6 日。

患者患有 2 型糖尿病 6 年，高血压 3 年，蛋白尿 3 个月。来诊时面色少华，双下肢浮肿，神疲乏力，口干思饮，纳谷欠佳，舌淡暗，脉细弱。查空腹血糖 7.8mmol/L，餐后 2h 血糖 12.6mmol/L；血尿素氮 15.8mmol/L，血肌酐 184μmol/L；尿蛋白＋＋。中医辨证为"消渴肾病"之脾肾气阴两虚证，西医诊断为"慢性肾脏病""糖尿病肾病""2 型糖尿病""高血压"。病机为脾肾气阴两虚，瘀血阻络，水湿泛滥。西医予格列喹酮、贝那普利等控制血糖、血压，同时治以中药益气养阴，活血化瘀，渗利水湿。

处方：太子参 20g，生黄芪 20g，苍术 10g，白术 10g，丹参 15g，赤芍 10g，葛根 10g，山药 15g，续断 15g，枸杞子 15g，茯苓 20g，益母草 20g，制大黄 15g。

配合保肾片，每次 4 片，每日 3 次，服药 1 个月，浮肿消退，纳谷有增，以上方加减连续服用 2 年余，配合饮食控制，适当运动，复查空腹血糖 5.4mmol/L，餐后 2h 血糖 9.3mmol/L；血尿素氮 14.2mmol/L，血肌酐 165μmol/L；尿蛋白 +。

【按语】《圣济总录》曰："消渴之病，本于肾气不足，下焦虚热，若病久不愈者，邪热蕴积，营卫涩滞，精血衰微，病多传变""此久不愈，能为水肿痈疽之病"。糖尿病肾病是糖尿病性肾小球硬化所导致的严重并发症，如进入肾功能不全期，则可发展为尿毒症。糖尿病肾病为本虚标实、虚实夹杂之证，不可峻猛利水，糖尿病肾病进入肾功能不全期，治疗较为困难，邹燕勤教授根据其久病及肾、气阴俱虚、水湿泛滥的临床表现，强调扶正祛邪并举，多以健脾益肾、活血利水之剂为主，主张采用中医药综合疗法，多途径、多种剂型给药，如此常能控制病程进展，延缓进入透析期，临床常取得较满意效果。

案 2. 气阴两虚、湿瘀内阻之糖尿病肾病

【初诊】封某，女，51 岁，2011 年 5 月 20 日。

患者发现 2 型糖尿病 6 年，蛋白尿 1 年。刻下：腰膝酸痛，下肢浮肿，按之凹陷，视物模糊，舌有齿痕，苔黄，脉细。尿常规：葡萄糖 +++，蛋白 +；空腹血糖 8.8mmol/L；肾功能正常范围，当地给予二甲双胍治疗，每次 0.25g，每日 1 次。中医辨证为"消渴肾病"之气阴两虚，湿瘀内阻证，西医诊断为"糖尿病肾病""2 型糖尿病"。病机为脾肾气阴两虚，湿瘀内阻。中医治拟健脾益肾、补气养阴、活血利湿法为主。

处方：川续断 15g，桑寄生 15g，厚杜仲 20g，怀牛膝 15g，太子参 20g，制苍术 10g，生薏苡仁 20g，茯苓皮 40g，川石斛 20g，北沙参 15g，白茅根 20g，芦根 20g，车前子 30g（包煎），鬼箭羽 30g，地骨皮 20g，牡丹皮 20g，红花 10g。

【二诊】2011 年 6 月 4 日，上方服用 2 周，患者自觉面部及双下肢浮肿，尤以午后双下肢浮肿明显，关节肌肉酸痛，手足麻木，自觉心慌，苔薄黄，舌质红，脉细。血压 135/85mmHg，查空腹血糖 6.5mmol/L；尿常规：葡萄糖-，蛋白-。治守上法，加强活血化瘀通络之品。

处方：太子参 20g，生黄芪 20g，生薏苡仁 20g，茯苓皮 30g，车前子 30g，泽兰 15g，泽泻 15g，川石斛 20g，天花粉 15g，白茅根 30g，鬼箭羽 30g，地骨皮 20g，马齿苋 20g，青风藤 15g，鸡血藤 15g，炙桑枝 15g，片姜黄 10g，丹参 20g，川芎 10g，全瓜蒌 15g。

【按语】本例糖尿病肾病患者，一诊主要表现为肾阴不足，湿瘀内阻，治疗上以补益肾阴、化湿活血为主；二诊时则表现为阴液不足、湿瘀阻络为主，故治疗时在养阴清热基础上，予青风藤、鸡血藤、炙桑枝、片姜黄以活血利湿活络，丹参、川芎以活血化瘀。邹燕勤教授在临床实践中，对糖尿病肾病患者，在控制血糖的同时，施以养阴清热活血治疗，对改善患者症状，减少蛋白尿，均取得较好的疗效。方中青风藤为防己科植物，味苦、性平，有祛风湿，利小便，治疗风湿痹痛、水肿、脚气等作用。

案 3. 肾虚湿浊之糖尿病肾病

【初诊】潘某，男，71 岁，2005 年 7 月 6 日。

患者发现 2 型糖尿病 10 年，5 年前诊为糖尿病肾病，2 个月前发现肾功能减退，目前用胰岛素控制血糖（预混胰岛素 30R 早 18 单位，晚 14 单位），血压 120/80mmHg，今日查尿常规：蛋白++；血生化：尿素氮 11.5mmol/L，血肌酐 149.7μmol/L；B 超：双肾实质性损害，左侧 9.0cm×5.2cm×4.8cm，右侧 9.4cm×5.3cm×4.9cm。刻下：口干，有饥饿感，夜尿 1 次，苔少，舌质红，脉细略弦。中医辨证为"消渴肾病"之肾虚湿浊证，西医诊断为"慢性肾脏病""糖尿病肾病""2 型糖尿病"。病机为脾肾不足，气阴两虚，湿浊内蕴。中医治拟益气养阴、化湿泻浊法为主。

处方：生黄芪 20g，太子参 20g，北沙参 12g，麦冬 10g，制何首乌 20g，枸杞子 20g，川石斛 20g，女贞子 15g，旱莲草 15g，生薏苡仁 20g，茯苓皮 30g，制大黄 10g，萹蓄 20g，生牡蛎 40g，六月雪 15g，白茅根 15g。

【二诊】2005 年 7 月 20 日，上方服用 2 周，患者自觉神疲乏力，仍有饥饿感，稍感口干，苔薄白，脉细。复查尿常规：蛋白-；血生化：尿素氮

10.9mmol/L，血肌酐 128.0μmol/L。证属消渴肾病气阴不足，湿浊内蕴证，继予益气养阴、化湿泄浊法。

处方：生黄芪 20g，太子参 20g，生地黄 10g，女贞子 15g，山茱萸 10g，何首乌 20g，炒山药 20g，菟丝子 15g，地骨皮 20g，地锦草 20g，鬼箭羽 30g，萹蓄 20g，制大黄 8g，制僵蚕 15g，全蝎 3g，蝉衣 6g，生牡蛎 40g，六月雪 15g。

【按语】本例为老年男性，一诊时，患者口干，舌质红，有饥饿感，故邹燕勤教授认为其阴虚较甚，治疗中以养阴为主，佐以化湿泄浊；而在二诊中，患者表现为神疲乏力，口干有缓解，仍有饥饿感，邹燕勤教授改为益气养阴清热为主，配合虫类药制僵蚕、全蝎、蝉衣祛风通络，控制蛋白尿与血糖。

案 4. 气阴两虚、浊瘀内阻之糖尿病肾病

【初诊】谢某，女，63 岁，2000 年 6 月 22 日。

患者有糖尿病史 20 余年，合并有高血压、冠心病，曾患脑梗死，1999 年 7 月尿液检查发现有蛋白，血肌酐、尿素氮升高。刻下：恶心呕吐，头晕，纳少，全身浮肿，舌红少津，苔黄腻，脉细。查血生化：血肌酐 215.2μmol/L，尿素氮 10.63mmol/L；空腹血糖 10.28mmol/L。中医辨证属"消渴肾病"之气阴两虚，浊瘀内阻证，西医诊断为"糖尿病肾病""慢性肾脏病（4 期）"。病机为脾肾不足，气阴两虚，水湿浊瘀内阻，治以健脾益肾、化湿泻浊、活血通络法。

处方：太子参 20g，生地黄 10g，枸杞子 10g，法半夏 10g，陈皮 10g，姜竹茹 10g，茯苓皮 40g，生薏苡仁 15g，紫苏梗 6g，炒白术 6g，焦谷芽 20g，鬼箭羽 30g，丹参 20g，生牡蛎 40g，制大黄 1.5g，车前子 20g（包煎），泽兰 20g，泽泻 20g。

【二诊】2000 年 7 月 5 日，上方服药 2 周后，患者精神好转，无恶心，纳谷改善，大便日行 1 次，舌干少津，边有齿痕，苔薄黄，脉细。

处方：原方加川石斛 20g，制大黄改为 3g。

【三诊】2000 年 7 月 19 日，上方服 2 周后，复查肾功能：肌酐 199.10μmol/L，尿素氮 7.34mmol/L；空腹血糖 7.10mmol/L；尿蛋白＋＋＋＋。患者下肢浮肿，腰痛，足关节疼痛。邹燕勤教授辨证为气阴两虚，水湿停聚，痰凝瘀阻，治以益气养阴、活血利水、化痰除湿法。

处方：生黄芪 30g，太子参 20g，制苍术 15g，白术 15g，生薏苡仁 15g，茯苓皮 30g，女贞子 20g，枸杞子 10g，川芎 10g，赤芍 15g，水蛭 3g，制僵蚕 12g，蝉衣 5g，车前子 30g（包煎），泽兰 20g，泽泻 20g，怀牛膝 15g，青风藤 15g，制大黄 5g。

【四诊】2000 年 8 月 21 日，服药 2 个月后，患者诸症改善，复查肾功能：血肌酐 109.84μmol/L，尿素氮 9.14mmol/L。

【按语】本例患者为本虚标实，并伴有多种并发症，辨证实邪有水湿、痰浊、瘀血。初诊时症见苔黄腻，故以偏实治疗。处方以二陈平胃健脾化湿为主，加生牡蛎、泽兰、丹参、制大黄活血化痰软坚。因患者体弱病久，故制大黄以小剂试效，待二诊后再做调整。二诊时患者脾运渐佳，故处方加重活血化瘀之品以延缓慢性肾脏病进展，并配用虫类药既有助于减轻尿蛋白，又可祛瘀通络。但全方仍以益气养阴健脾为拟方之重点，适宜患者较长期服用，调治 2 个月而症状明显减轻。

第 六 讲
肾小动脉硬化的中医辨治及调理

肾小动脉硬化是由长期高血压或年老血管老化而缓慢发展的肾脏小动脉硬化，终使肾小球、肾小管的功能损害。临床表现为长期高血压或血压控制不良者，出现轻度蛋白尿。肾功能损害的进展相对较缓慢，早期可见夜尿增多的肾小管功能受损的表现，后期可出现氮质血症，最终导致终末期肾病。生活及饮食不规律，如高糖、高钠、高脂、高蛋白饮食等，或使用肾损性药物，或不规律服用降压药物，血压波动较大等因素，均可诱发或加重本病。

明确本病的发病因素，积极祛除肾小动脉硬化诱发及加重因素是诊治的关键。中医药在延缓肾功能恶化，控制血压，降低蛋白尿，减轻肾小球硬化等方面具有较明显疗效。

第一节　中医病名的认识

本病中医无类似病名，根据其临床演变过程属于中医学"眩晕""水肿""关格""肾劳"等范畴。

眩晕最早见于《黄帝内经》，称为"眩冒"。《素问·至真要大论》云："诸风掉眩，皆属于肝。"此处指出眩晕与肝关系密切。《灵枢·卫气》提出"上虚则眩"，《灵枢·口问》曰："上气不足，脑为之不满，耳为之苦鸣，头为之苦倾，目为之眩。"《灵枢·海论》指出"髓海不足，则脑转耳鸣"，均认为眩晕以虚为主。汉代张仲景认为痰饮是眩晕发病的原因之一，以泽泻汤及小半夏加茯苓汤治疗。宋代以后医家进一步丰富了对眩晕的认识，《普济方》中指出"所谓眩晕者，眼花屋转，起则眩倒是也，由此观之，六淫外感，七情内伤，皆所能致"，首次提出了外感六淫和内伤七情致眩说。元代朱丹溪强调"无痰不作眩"，《丹溪心法》记载："头眩，痰挟气虚并火，治痰为主，挟补气药及降火药。无痰不作眩，痰因火动，又有痰湿者，有火痰者。"而明代张介宾则认为眩晕的病因病机"虚者居其八九，而兼火兼痰者，不过十中一二耳"，强调"无虚不能作眩"。虞抟《医学正传》指出"眩晕者，中风之渐也"，认识到本病与中风之间存在一定内在联系。龚廷贤《寿氏保元》对眩晕的病因、脉象有详细的论述，并用半夏白术汤、补中益气汤等治疗，值得临床借鉴。

邹燕勤教授认为肾小动脉硬化发展至慢性肾衰竭阶段，中医学病名归属"肾劳"范畴。

第二节　临床诊断及治疗

一　临床表现

原发性高血压，出现蛋白尿前一般有 5 年以上的持续性高血压（＞150/100mmHg）。

持续性蛋白尿（一般轻至中度），尿液镜检示红细胞、白细胞、颗粒管型等有形成分少。

视网膜动脉硬化或动脉硬化性视网膜改变。

除外各种原发性肾脏疾病和其他继发性肾脏疾病。

二　中医病因病机

"年四十而阴气自半"，本病患者多为老年，年老体弱，肾元虚损，肾气不固，故夜尿增多，封藏失职，精微下泻可见蛋白尿；肾之阴精亏虚，水不涵木，木失所养，可见头晕眼花、腰膝酸软等症状；肝肾阴虚，易致肝阳上亢，出现眩晕、耳鸣、头痛等症。年老者脾肾亦虚，气化功能失司，水液潴

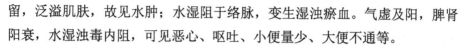

留，泛溢肌肤，故见水肿；水湿阻于络脉，变生湿浊瘀血。气虚及阳，脾肾阳衰，水湿浊毒内阻，可见恶心、呕吐、小便量少、大便不通等。

（1）阴虚阳亢：长期忧郁恼怒或精神紧张，肝失疏泄，气郁化火，暗耗肝阴，致肝阳上亢，肝风升动，上扰清空，发为眩晕。肝肾同源，肝阴不足，肾阴亦虚；肝阳上亢，下汲肾阴，肾阴亏虚，封藏失职，精微下泄，则见蛋白尿。

（2）肾气不固：年老体衰或久病失养，致肾阴亏耗，气化无权，封藏失职，则夜尿增多，精微下泻出现蛋白尿。

（3）湿瘀交阻：饮食不节，过食肥甘厚味，脾胃受损，健运失司，水谷不化，变生水湿，气机运行不畅，气滞血瘀；久病入络，瘀血阻络，湿瘀交阻，三焦气化不利，水液代谢失常，发为水肿。

（4）脾肾阳虚：年老体弱或久病损伤，致肾阳虚衰不能温煦脾阳，致脾肾阳虚，气化温煦无权，运化失司，水液内聚，发为水肿；湿阻中焦，胃失和降，可见恶心、呕吐等。肾为胃之关，浊邪不降，久则格拒不纳，而成关格之候。

本病病机以肝肾阴虚为本，后期可发展为脾肾阳虚，终致阴阳两虚；以湿、瘀为标，又可兼夹风、火。病位以肝肾为主，涉及脾，属因虚致实之本虚标实的证候，病程长绵，当详辨之。

三 中医辨证分型

1. 阴虚阳亢证

主症：眩晕，耳鸣，头痛，健忘，视物模糊，腰膝酸软。

次症：五心烦热，面色潮红，口干、口苦，舌质红，苔薄黄或薄白，脉弦细。

2. 肾气不固证

主症：腰酸，夜尿频多，或尿失禁。

次症：男子滑精早泄，女子带下清稀，头晕，舌质淡红，苔薄白，脉沉细。

3. 湿瘀交阻证

主症：腰部酸痛或刺痛，肢体浮肿。

次症：腹胀，纳呆，面色晦暗无华，口干不欲饮，唇舌紫暗或有瘀斑、瘀点，苔白腻，脉濡细或细涩。

4. 脾肾阳虚证

主症：畏寒肢冷，倦怠乏力，气短懒言，食少纳呆，腰膝酸软。

次症：腰部冷痛，脘腹胀满，大便不实，夜尿清长，口淡不渴，舌淡、有齿痕，脉沉弱。

四 中医治疗方法

（一）辨证治疗

1. 阴虚阳亢证

治法：滋阴潜阳。

方剂：天麻钩藤饮合六味地黄丸加减。

药用：明天麻、双钩藤、厚杜仲、怀牛膝、桑寄生、熟地黄、怀山药、山茱萸、茯苓、泽泻、丹皮等。

方解：方中用山茱萸、熟地黄、怀牛膝、桑寄生、厚杜仲滋养肝肾；泽泻宣泄肾浊；丹皮清泻肝经虚火；茯苓、怀山药健脾益肾，以滋化源；明天麻、双钩藤平肝潜阳。全方合用，共奏滋养肝肾、平肝潜阳之功。

加减：肝火旺者，加白菊花、山栀子以清泻肝火；阳亢风动者，加生龙骨、生牡蛎、珍珠母等以镇肝熄风；便秘者，加制何首乌、火麻仁以润肠通便。

2. 肾气不固证

治法：益肾固摄。

方剂：五子衍宗丸加减。

药用：菟丝子、金樱子、枸杞子、五味子、车前子、怀山药、白术、芡实、莲子、覆盆子等。

方解：方中菟丝子、枸杞子补肾益精；五味子、覆盆子益肾固精；金樱子收敛固涩；芡实补脾肾以固摄；白术、莲子健脾固涩；车前子利水泻热。全方合用，以达健脾补肾、益气固摄之功。

加减：恶心呕吐、腹胀纳呆者，加法半夏、陈皮、藿香以化湿和胃；浮肿、心悸、尿少者，加泽泻、猪苓以利水泄浊。

3. 湿瘀交阻证

治法：渗湿泄浊，活血祛瘀。

方剂：桃红四物汤合五苓散加减。

药用：桃仁、红花、川芎、当归、赤芍、丹参、白术、茯苓、泽泻等。

方解：方中桃仁、红花、川芎、当归、赤芍、丹参活血养血；白术、茯苓健脾利水；泽泻利水渗湿。全方共奏活血利水化湿之功。

加减：恶心欲吐，苔白腻者，加法半夏、藿香、佩兰以化湿和胃止呕；水肿明显者，加生黄芪、炒白术、猪苓、车前子等以健脾利水渗湿。

4. 脾肾阳虚证

治法：温补脾肾。

方剂：实脾饮加减。

药用：党参、生黄芪、白术、茯苓、淡干姜、附片、草果、淫羊藿、巴戟天等。

方解：方中党参、生黄芪、白术补气健脾益肾；巴戟天、淫羊藿温补肾阳；附片、淡干姜温补脾肾；茯苓、草果健脾化湿。诸药合用，以达温补脾肾之功。

加减：浮肿明显者，加泽泻、车前子、茯苓皮、陈皮、桑白皮等以利水消肿；夹瘀者，加桃仁、红花以加强活血；大便秘结者，加大黄、制何首乌、当归等以通腑泄浊。

（二）中成药治疗

1. 口服中成药

（1）杞菊地黄丸：由枸杞子、菊花、熟地黄、山茱萸、山药、茯苓等组成。功能养肝肾之阴。该药主要用于本病肝肾阴虚阳亢者。用法用量：每次6g，每日3次，大便稀溏者酌减。

（2）金匮肾气丸：由桂枝、附子、熟地黄、山茱萸、山药、茯苓等组成。功能温补肾气。本药主要用于本病肾气不固者。用法用量：每次6g，每日3次。

2. 静脉滴注中成药

复方丹参注射液：由丹参、降香等药物组成。功能活血化瘀，兼以行气。该药可用于本病湿瘀交阻证。用法用量：每次 20～40mL 复方丹参注射液，用 5%葡萄糖注射液 250mL 稀释后静脉滴注，每日 1 次，7～14 天为 1 个疗程。也可口服复方丹参片，每次 4 片，每日 3 次。

（三）单方验方

（1）**玉米须汤**：玉米须 15g 或鲜品 30g，每日 1 剂，水煎服。本品适用于尿少、浮肿、蛋白尿者。

（2）**二子加味方**：桑椹 30g，枸杞子 15g，当归 15g，黄芪 30g，共为细末，每次 10g，注水当茶饮，适用于气血不足有蛋白尿者。

（3）**补肾摄精方**：猪肚、乌龟、益母草、芡实各适量，将猪肚、乌龟洗净剁成小块入药，用文火炖成糊状，去药渣食肉。

（四）针灸治疗

（1）**体针**：常用穴位有风池、百会、合谷、阳陵泉、三阴交、足三里等，均用平补泻法。

（2）**耳针**：耳穴可选降压沟、脑干、内分泌、神门、眼、心，可用王不留行籽贴压耳穴，或用埋针法，每日按压 2～3 次。

（3）**梅花针**：轻叩头部、脊柱两侧，每次 90s，每日或隔日 1 次，7～10 次为 1 个疗程。

（五）食疗

（1）**寄生红枣茶**：桑寄生 30g，红枣 15 枚，滚开水泡，代茶，适用于一般高血压血虚者。

（2）**沙葛或芹菜炒肉片**：沙葛 120g，或芹菜 120g，瘦猪肉 50g 或兔肉 50g 或鱼肉 50g，加适量油盐共炒至熟。

（3）**天麻炖鱼头**：天麻 10g，鳙鱼头半只，生姜 2 片，大枣 2 枚，水一碗，炖熟，油、盐调味。

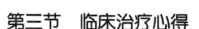

第三节　临床治疗心得

本病多见于长期高血压的老年患者，出现轻中度蛋白尿，肾功能逐渐下降，同时眼底动脉硬化，易合并心、脑血管并发症。本病诱发和加重的因素之一是血压控制不良，有的是服药不规律，有的则是合并肾动脉粥样硬化而因肾血管性因素发生血压升高的改变。本病病位主要在肾与肝，亦涉及脾、心，病机主要以肝肾阴虚为主，亦有脾肾气虚为主者，从微观辨证上多兼有瘀血阻络的病理因素。治疗上以滋肾平肝、活血化瘀为大法。

一　分期辨治，扶正祛邪

邹燕勤教授认为本病由长期高血压或年老血管硬化而缓慢发展而成，主张临床上根据本病病情演变的具体阶段，分期辨治。早期患者多见头晕、头痛、面红、口干等阴虚阳亢的表现，治疗以滋肾平肝、熄风潜阳为治疗大法，以天麻钩藤饮为主方，佐以化痰和络。继则患者出现夜尿增多、尿频、尿蛋白增多等症，治以补益肾气，固摄精微，兼以淡渗利湿，化瘀软坚。后期患者脾肾衰败，表现为少尿、水肿、乏力、纳差、恶心、呕吐、口有浊味，还可兼见心悸、胸闷、气喘、偏瘫、失语等症，治以益肾健脾，泄浊和络，化痰熄风。治疗总以标本兼顾、扶正祛邪为原则，注意顾护肾气，平补平泻。

二　以滋养肝肾、活血化瘀为主要大法

邹燕勤教授认为，肾小动脉硬化多见于老人，年老体弱，肾阴渐耗，肝失所养，肝阴不足，肝肾阴虚，肾失封藏，精微下泻故见蛋白尿，同时可兼见头晕、眼花、耳鸣、腰膝酸软等肝肾阴虚的症状。本病病程较长，"久病入络"，临床可兼瘀血内阻之见症，如面色晦暗，唇甲紫暗，舌质暗或有瘀点、

瘀斑，舌下脉络迂曲等。因此，本病的病机以肝肾阴虚、瘀血内阻为主要特点，故在治疗上以滋补肝肾、活血化瘀为治疗大法，常以六味地黄汤为主方，酌加桃仁、红花、丹参、川芎、三七等活血化瘀之品。补益肝肾的药物中常用制何首乌、枸杞子，二药合用滋补肝肾，药理研究其具有软化血管的作用。邹燕勤教授认为肾小动脉硬化与肾气不足相关，故在滋养肝肾的同时注意顾护肾气，辨证方中常加入川续断、桑寄生、杜仲等补肾气之品。阴虚及阳，后期可致肾之元阴元阳俱虚，即肾元虚损，需平补阴阳，于滋肾之中加入菟丝子、淫羊藿等平补肾阳之药。控制血压是延缓本病肾功能进展的关键，血压控制不稳，肝阳上亢出现头晕、头痛、面红目赤者，加明天麻、双钩藤、石决明等以平肝潜阳；头晕、耳鸣明显者，加沙苑子、刺蒺藜、磁石以益肾平肝；肝火盛者加菊花、夏枯草以清泻肝火；肝肾阴虚，肾水不足，心火偏旺，心神难安，故常合并失眠，夜寐难安，或伴有心悸、心烦等症状者，加入炙远志、茯神、夜交藤、酸枣仁等以养心安神。本病的病理改变为肾小动脉硬化，从微观辨证上属于瘀血阻络，治疗需着重活血化瘀。故在本病的各个阶段，各个证型的治疗中均需根据病情的轻重参入活血化瘀药，常遣用丹参、川芎、赤芍、当归、泽兰、红花、桃仁、牛膝、大黄等，并予参三七粉长服，以延缓肾小动脉硬化的进展。

三 以补气益肾，固摄精微消减蛋白尿

肾小动脉硬化的患者，常肾气不足，封藏失职，精微下泄，故见尿蛋白流失。治疗以补气健脾益肾为主，常用黄芪、党参、白术、山药、茯苓、升麻等益气升清，健脾摄精；以熟地黄、山茱萸、枸杞子、女贞子、旱莲草、何首乌滋肾中之阴；以沙苑子、菟丝子、补骨脂、益智仁、肉苁蓉、杜仲、牛膝补肾中之阳；以龙骨、金樱子收敛固摄。

第四节　典型病例

案 1. 气阴两虚、浊瘀内阻之眩晕

【初诊】王某，男，71 岁，2010 年 10 月 27 日。

患者近 30 年来头晕时作，检查发现血压升高，间断服用降压药物，近期服用厄贝沙坦、氨氯地平片，每日各 1 粒，血压控制在 130～140/75～90mmHg，曾做头颅 CT 检查发现腔隙性脑梗死。近 5 年来出现夜尿增多，夜尿 3 次以上。体检发现尿微量白蛋白升高，肾功能示血肌酐升高，伴有空腹及餐后血糖升高。刻下：头晕时作，视物模糊，口唇色暗，夜尿 3 次，纳欲佳，大便日行 3 次，苔薄黄，舌质红，脉细略弦。中医诊断为眩晕，西医诊断为肾小动脉硬化、慢性肾脏病、高血压。辨其病机乃肝脾肾气阴两虚，湿热内蕴，浊瘀阻络。治宗标本兼顾之则，补气养阴，平肝滋肾，渗利和络。

处方：沙苑子 12g，刺蒺藜 12g，磁石 30g，双钩藤 20g（后下），决明子 10g，太子参 30g，生黄芪 30g，生薏苡仁 30g，茯苓 30g，怀山药 20g，芡实 20g，南沙参 20g，北沙参 20g，天冬 20g，麦冬 20g，丹参 20g，赤芍 15g，川芎 10g，红花 10g，白茅根 20g，芦根 20g，车前子 30g（包煎），川续断 15g，制僵蚕 10g，蝉衣 6g，制大黄 5g，生牡蛎 40g，14 剂，煎服。

【二诊】2010 年 11 月 10 日，患者视物模糊，时感头晕，纳香，二便尚调，夜尿 2～3 次，近来皮肤干痒，苔薄黄，舌质红，脉细。

处方：上方加谷芽 30g，麦芽 30g，青葙子 15g，谷精草 15g，14 剂，煎服。

【三诊】2010 年 11 月 24 日，患者头晕缓解，视物模糊，皮肤干燥，晨起口干，大便日行 3 次，纳可，夜尿 3 次，苔薄黄，舌质红，脉细。

处方：太子参 30g，生黄芪 30g，生地黄 10g，山茱萸 10，南沙参 20g，北沙参 20g，天冬 20g，麦冬 20g，川石斛 20g，制何首乌 10g，青葙子 15g，黄精 20g，生薏苡仁 30g，泽兰 15g，泽泻 15g，茯苓 30g，川续断 15g，桑寄生 15g，杜仲 20g，沙苑子 15g，刺蒺藜 15g，磁石 30g，牡蛎 15g，丹参 15g，炒谷芽 20g，炒麦芽 20g，川芎 10g，赤芍 15g，枸杞子 20g，白茅根 20g，芦根 20g，车前草 20g，14 剂，煎服。

【四诊】2010 年 12 月 15 日，患者近日仍觉视物模糊，皮肤干燥，口唇干，大便 2～3 次，纳可，偶有头晕，舌红，苔薄白，脉细。12 月 10 日查 24h 尿蛋白定量 154mg；尿微量白蛋白 39mg/L；肝功能示碱性磷酸酶 45U/L；肾功能正常；血脂示三酰甘油 2.8mg/dL，载脂蛋白 5.82mg/dL。

处方：上方加荷叶 15g，生山楂 15g，决明子 20g，去沙苑子、刺蒺藜、磁石，14 剂，煎服。

【五诊】2011 年 1 月 5 日，患者时有头晕，视物模糊，偶感腰酸，唇干减轻，夜尿 2 次，大便日行 2 次，苔少（薄黄），舌质红，脉细。

处方：制何首乌 10g，枸杞子 20g，青葙子 15g，谷精草 15g，双钩藤 20g，明天麻 10g，沙苑子 20g，刺蒺藜 20g，磁石 30g，太子参 20g，生黄芪 20g，南沙参 20g，北沙参 20g，川石斛 20g，白茅根 20g，芦根 20g，制黄精 20g，玉竹 20g，荷叶 15g，生山楂 15g，金樱子 15g，丹参 20g，赤芍 15g，14 剂，煎服。

【六诊】2011 年 1 月 26 日，患者视物模糊，时感腰酸，无头晕、口干，纳可，大便日行 2 次，尿量如常。苔薄黄，舌质红，脉细微弦。

处方：上方加菟丝子 15g，制何首乌 10g，去磁石、金樱子，14 剂，煎服。

【七诊】2011 年 2 月 23 日，患者近日仍觉腰酸，视物模糊，纳可，夜尿 3～4 次，大便调，舌淡红，苔黄，脉细弦。2 月 14 日查 24h 尿蛋白定量 0.1408g；尿蛋白/肌酐 48.2mg/g Cr。治以补益肝肾。

处方：制何首乌 10g，枸杞子 20g，女贞子 20g，旱莲草 20g，菟丝子 15g，金樱子 15g，覆盆子 15g，太子参 20g，生黄芪 20g，生薏苡仁 30g，茯苓 30g，川续断 10g，桑寄生 10g，杜仲 20g，怀牛膝 15g，青葙子 15g，谷精草 15g，白茅根 20g，芦根 20g，车前子 30g（包煎），制大黄 3g，14 剂，煎服。

【八诊】2011 年 4 月 6 日，复查 24h 尿蛋白定量 0.182g；肾功能：血肌酐 79.4μmol/L，尿素氮 5.23mmol/L，尿酸 380.5μmol/L，内生肌酐清除率 80.86mL/min。去年 9 月查内生肌酐清除率 72mL/min。现患者每日夜尿 3 次，24h 尿量 3500mL，视物模糊，时感头晕，血压控制尚可，纳可，饮水量多，大便干结，日行 1～2 次，夜寐尚安，苔少，舌质红，苔少津，脉细。仍宗补气养阴、和络泄浊法。

处方：太子参 30g，生黄芪 30g，生薏苡仁 30g，茯苓 30g，炒山药 20g，川续断 15g，桑寄生 15g，厚杜仲 20g，怀牛膝 15g，制何首乌 10g，菟丝子 15g，南沙参 20g，北沙参 20g，天冬 20g，麦冬 20g，川石斛 20g，丹参 20g，赤芍 20g，土茯苓 20g，制大黄 3g，炒芡实 20g，车前子 30g（包煎），14 剂，煎服。

【九诊】2011 年 4 月 27 日，患者自觉尚可，头晕时作，视物模糊，大便日行 1～3 次，质偏干，苔薄黄，舌质红，舌上少津，脉细。

处方：上方加女贞子 20g，青葙子 15g，谷精草 15g，制僵蚕 10g，蝉衣 6g，石韦 20g，去厚杜仲、菟丝子、制何首乌，制大黄改 6g，14 剂，煎服。

【十诊】2011 年 5 月 18 日，5 月 13 日复查血生化：血肌酐 89.5μmol/L，尿素氮 3.49mmol/L，尿酸 373.8μmol/L，内生肌酐清除率 86.3mL/min，空腹血糖 5.59mmol/L；餐后 2h 血糖 8.11mmol/L；糖化血红蛋白 6.1%；24h 尿蛋白定量 0.175g。患者自觉头晕，视物模糊，大便日行 1 次，质软，矢气多，大便日行 1 次，成形，苔薄黄（少），舌质红，脉细。仍需以补气养阴、通络泄浊法进治。注意健脾助气、养肝明目。

处方：太子参 20g，生黄芪 20g，生地黄 10g，山茱萸 10g，南沙参 15g，北沙参 15g，天冬 15g，麦冬 15g，生薏苡仁 20g，茯苓 30g，枳壳 10g，佛手 10g，当归 10g，女贞子 20g，青葙子 15g，谷精草 15g，炒山药 20g，丹参 20g，川芎 10g，积雪草 20g，土茯苓 20g，制大黄 3g，生牡蛎 40g，制僵蚕 10g，蝉衣 10g，车前子 20g（包煎），14 剂，煎服。

【按语】"年过四十而阴气自半"，本例患者年过七旬，年老体弱，肾阴渐耗，肝阴亦不足，肝失所养，故见头晕、视物模糊等。肾气虚损，失于封藏，精微下泄，故尿中有微量蛋白；肾气虚弱，蒸腾气化无权，则夜尿增多。肾虚气化失司，水液代谢失常，停聚为湿，久而成浊。"久病入络"，临床可兼瘀血内阻之见症，如口唇色暗等。因此，本病的病机以肝肾气阴两虚为本，湿浊瘀血内阻为标。故在治疗上以益气养阴、滋肾平肝、渗利水湿、活血通络为治疗大法。处方以参芪地黄汤合天麻钩藤饮为主方加减。方中太子参、生黄芪、生地黄、山茱萸等益气养阴，双钩藤、明天麻、沙苑子、刺蒺藜、磁石等平肝熄风潜阳，川续断、桑寄生、杜仲、制何首乌、菟丝子、枸杞子等补益肾元，生薏苡仁、茯苓、车前子、泽兰、泽泻等渗利水湿，丹参、赤芍、川芎、红花等活血化瘀，制僵蚕、蝉衣等祛风通络，积雪草、土茯苓、制大黄等泄浊解毒，青葙子、谷精草清肝明目，全方标本兼治，全面兼顾。对于肾小动脉硬化的患者，邹燕勤教授常用制何首乌、枸杞子这对药，二药合用滋补肝肾，药理研究其具有软化血管的作用。

案 2. 脾肾亏虚、湿瘀内阻之眩晕

【初诊】曹某，男，75 岁，2009 年 8 月 5 日。

患者自 30 余年前起，间断发作头晕，经检查发现血压升高，予降压药物治疗，现服非洛地平，每次 5mg，每日 1 次；美托洛尔，每次 25mg，每日 2 次，血压控制在 140～150/85～90mmHg。3 年前发现尿液检查异常，以蛋白尿、隐血为主；肾功能示血肌酐 110μmol/L 左右，有"前列腺增生"病史。今查尿常规示蛋白＋＋，隐血＋＋。刻下：腰酸，易疲劳，下肢浮肿时作，夜尿 5～6 次，舌质淡红，有紫气，舌苔薄白，脉细。中医诊断为眩晕之脾肾亏虚、湿瘀内阻证，西医诊断为肾小动脉硬化、高血压。以益肾健脾、渗湿和络法进治。

处方：川续断 15g，桑寄生 15g，枸杞子 20g，太子参 20g，生黄芪 20g，生薏苡仁 20g，茯苓皮 40g，制僵蚕 15g，生甘草 5g，车前子 30g（包煎），泽兰 10g，泽泻 10g，菟丝子 10g，制何首乌 10g，石韦 15g，白茅根 15g，芦根 15g，槐花 15g，14 剂，煎服。

【二诊】2009 年 9 月 2 日，患者腰酸不适，口渴，纳寐可，下肢轻微浮肿，夜尿 5～6 次，泡沫多，怕热，汗出多，大便一日 1～2 次，成形，舌苔黄，舌质红，脉细略弦。近 12 个月复查尿常规示隐血 +～＋＋，蛋白 +～＋＋；肾功能示尿酸 421.9μmol/L，半胱氨酸蛋白酶抑制剂 C 1.85mg/L，内生肌酐清除率 73.7ml/min；24h 尿蛋白定量 0.85g。治以益肾健脾，补气养阴，活血和络，利水渗湿。

处方：川续断 15g，桑寄生 15g，杜仲 20g，怀牛膝 15g，制何首乌 10g，菟丝子 15g，太子参 30g，生黄芪 30g，生地黄 10g，山茱萸 10g，南沙参 20g，北沙参 20g，川石斛 20g，丹参 20g，赤芍 15g，川芎 10g，红花 10g，制僵蚕 10g，全蝎 3g，蝉衣 5g，牛蒡子 10g，白茅根 20g，芦根 20g，车前子 30g（包煎），泽兰 15g，泽泻 15g，小红枣 10g，生甘草 5g，石韦 20g，14 剂，煎服。

【三诊】2009 年 9 月 23 日，患者腰酸疲乏，口干，下肢浮肿，按之轻微凹陷，夜尿 5～6 次，泡沫多，大便 1～2 次，不成形，出汗好转，易流涎，苔黄，脉细略弦。今测血压 174/90mmHg。

处方：川续断 15g，桑寄生 15g，双钩藤 20g，明天麻 15g，厚杜仲 20g，怀牛膝 10g，太子参 30g，生地黄 10g，南沙参 20g，北沙参 20g，川石斛 20g，山茱萸 10g，生薏苡仁 20g，茯苓皮 40g，制僵蚕 10g，蝉衣 6g，白茅根 30g，仙鹤草 30g，荠菜花 20g，车前子 30g（包煎），14 剂，煎服。

【按语】本病案肾小动脉硬化乃是本虚标实的证候，脾肾亏虚为本，湿热瘀血为标，治疗时当标本同治，正邪兼顾。肾小动脉硬化多见于老年人，总属肾元亏虚。肾元包括肾阴、肾阳，故补益肾元即通过维护肾气，培补先天肾阴、肾阳来实现。平补肾气者，常用黄芪、山药、川续断、桑寄生、杜仲、狗脊等。滋肾阴者，喜用熟地黄、生地黄、山茱萸、制何首乌、枸杞子、黄精、石斛等。温肾阳者，常选菟丝子、淫羊藿、仙茅、肉苁蓉、巴戟天、鹿角片、紫河车等。补肾之时注重阴阳并补，以冀阴中求阳，阳中求阴，再依患者的阴阳偏性而有所侧重，或滋阴为主，或温阳为重。祛邪可以扶正，清热利湿，活血和络以除其邪，防止浊毒等病理因素的产生使病情进一步加重，亦体现了"治未病"的思想。

案 3. 肝肾阴虚、浊瘀内阻之眩晕

【初诊】冒某，男，77 岁，2013 年 5 月 30 日。

患者近 20 年来反复头晕，夜间及凌晨明显，检查发现血压升高，服降压药物后血压降为正常。近日检查肾功能示血肌酐 151.6μmol/L，尿酸 463μmol/L；血常规正常。刻下：头晕时作，略感腰酸乏力，纳可，夜寐欠安，夜尿 3 次，大便日 2~3 次，不成形，舌苔薄黄，脉弦。中医诊断为眩晕之肝肾阴虚，浊瘀内阻证，西医诊断为肾小动脉硬化症、慢性肾脏病、高血压。以滋肾平肝、和络化湿泄浊法进治。

处方：川续断 15g，桑寄生 15g，厚杜仲 20g，怀牛膝 10g，双钩藤 20g（后下），明天麻 10g，沙苑子 10g，刺蒺藜 10g，石决明 30g，夏枯草 15g，生黄芪 15g，太子参 15g，生薏苡仁 30g，茯苓 30g，茯神 30g，积雪草 20g，土茯苓 20g，茵陈 20g，萹蓄 20g，制大黄 20g，炒芡实 20g，车前子 30g（包煎），14 剂。

【二诊】2013 年 7 月 10 日，患者近期夜寐欠安，身困，纳可，大便日行 2 次，不成形，夜尿 3 次，腰酸痛，头晕减轻，右手食、中指第二指节肿胀疼痛明显，舌脉同前。血压 135/80mmHg。复查肾功能示尿素氮 12mmol/L，血肌酐 182.4μmol/L，尿酸 523.3μmol/L；尿常规示蛋白＋＋，隐血±；内生肌酐清除率 33.4mL/min。

处方：上方生黄芪改为 30g，加炒山药 20g，14 剂。

【三诊】2013 年 9 月 18 日，患者尿中泡沫增多，夜尿 3 次，夜寐欠安，无腰痛乏力，纳尚可，大便日行 2 次，先干后溏，双下肢中度凹陷性水肿，苔黄，脉弦。以益肾渗利、和络泄浊法进治。

处方：川续断 15g，桑寄生 15g，菟丝子 10g，制何首乌 10g，太子参 15g，生黄芪 30g，炒白术 10g，生薏苡仁 30g，茯苓 50g，茯苓皮 50g，丹参 20g，川芎 10g，车前子 30g（包煎），积雪草 20g，土茯苓 20g，萹蓄 20g，制大黄 20g，炒芡实 20g，生牡蛎 40g，玉米须 30g，六月雪 20g，12 剂。

【四诊】2013 年 11 月 23 日，复查肾功能示尿素氮 9.95mmol/L，血肌酐 159.6μmol/L，尿酸 426.1μmol/L；24h 尿蛋白定量 0.63g；血常规正常。患者近期血压波动，自行增加降压药。刻下：无头晕乏力，无腰酸腰痛，双下肢中度凹陷性水肿，纳可，夜寐欠安，入寐不沉，夜尿 3 次，大便日行 2 次，不成形，苔黄，脉弦。治从原意出入。

处方：上方加制僵蚕 10g，炒芡实 20g，制大黄改 15g，21 剂。

【五诊】2014 年 1 月 29 日，患者下肢水肿向退，仍轻中度凹陷性水肿，每日尿量大于 2000mL，口干欲饮，纳可，夜寐欠安，夜尿 3～5 次，大便日行 2 次，不成形，近日感冒咽痛，苔黄，脉弦。以健脾益肾、和络泄浊法进治。

处方：太子参 10g，生黄芪 30g，炒白术 10g，生薏苡仁 30g，茯苓 30g，怀山药 20g，玄参 10g，射干 10g，南沙参 20g，北沙参 20g，川石斛 20g，川续断 10g，桑寄生 10g，土茯苓 20g，茵陈 30g，生蒲黄 30g，五灵脂 30g，制大黄 20g，丹参 20g，川芎 10g，车前子 30g（包煎），14 剂。

【六诊】2014 年 3 月 12 日，患者双下肢中度凹陷性水肿，下肢小腿疼痛时作，口干欲饮，纳可，夜寐欠安，夜尿 2～5 次，大便日行 2～3 次，不成形，先干后稀，咽痛缓解，苔黄，脉弦。

处方：上方加怀牛膝 15g，青风藤 20g，菟丝子 15g。

【按语】邹燕勤教授治疗肾病不拘泥于肾，而强调辨证施治，整体调理，根据病情而注意其他脏器的治疗。此慢性肾脏病病案，属肝肾同病，临床上较多见。肝藏血，肾藏精，肝血与肾精相互滋生转化，即所谓"精血相生"；肝阴与肾阴息息相通，称之为"肝肾同源"。病理上肝血与肾精，肝阴与肾阴可相互影响致病。脾失健运，可影响肝之疏泄，土壅木郁，气机升降失司，气血运行失常，精微变生湿浊痰瘀，阻滞脏腑脉络。治疗慢性肾脏病属肝肾同病者，守以滋肾平肝之法，肝肾既济，以活血和络、疏滞泄浊法贯穿于始终，因此取得较好的临床疗效。

第 七 讲
慢性肾衰竭的中医辨治及调理

慢性肾衰竭是多种原发性或继发性肾脏疾病的共同归宿，是一组以进行性肾单位毁损从而使肾脏的排泄功能、内环境稳定功能和内分泌功能发生障碍为特征的临床综合症候群。传统上将慢性肾衰竭分为 4 期，即肾功能不全代偿期、失代偿期、衰竭期、终末期。但因该分类标准忽视了早期肾脏病的诊断及治疗，易错过最佳治疗时机，因此 2001 年美国肾脏病基金会的"肾脏病生存质量指导"（kidney disease outcomes quality initiative，K/DOQI）提出，应以慢性肾脏病概念替代慢性肾衰竭。K/DOQI 于 2002 年编制"慢性肾脏病临床实践指南"确立了了慢性肾脏病的诊断：①肾损害≥3 个月，有或无肾小球滤过率降低。肾损害包括肾脏的结构或功能异常，表现为下列之一：肾脏病理形态学异常或具备肾损害的指标，包括血、尿成分异常或肾脏影像学检查异常。②肾小球滤过率<60mL/(min·1.73m^2)，超过 3 个月，有或无肾损害表现。

慢性肾脏病临床分期标准：1 期，肾小球滤过率为 90～120mL/(min·1.73m^2)；2 期，肾小球滤过率为 60～89mL/(min·1.73m^2)；3a 期，肾小球滤过率为 45～59mL/(min·1.73m^2)；3b 期，肾小球滤过率为 30～44mL/(min·1.73m^2)；4 期，肾小球滤过率为 15～29mL/(min·1.73m^2)；5 期，肾小球滤过率<15mL/(min·1.73m^2)。

由于慢性肾脏病具有发病率高、病死率高、伴发心血管疾病的患病率高等特点，其中肾小球滤过率不断下降者，最终将发展为尿毒症。我国"十一五"规划资助的"中国慢性肾脏病流行病学调查"显示，我国成年人群中慢性肾脏病的患病率为 10.8%，由于慢性肾脏病的原发病如高血压、糖尿病等的发病率不断上升，使慢性肾脏病的发病率也随之升高。而目前主要的肾脏替代治疗方法，如血液透析、腹膜透析及肾移植的治疗费用高，易导致多种并发症，对慢性肾脏病患者的生活质量产生较大的影响。

第一节　中医病名的认识

尽管古医籍中未见专门论述与其完全对应的病名，但由于临床表现常有水肿，少尿，或见恶心，呕吐，贫血，甚则胸闷气喘，结合检查中血尿素氮、肌酐升高，肾小球滤过功能下降，酸碱失衡，电解质紊乱之症，其病理病机与中医学"关格""肾劳""癃闭""溺毒"等相类似。

关格之名，始见于《黄帝内经》，《灵枢·脉度》曰："阴气太盛，则阳气不能荣也，故曰关。阳气太盛，则阴气弗能荣也，故曰格。阴阳俱盛，不得相荣，故曰关格。关格者，不得尽期而死也。"这里所指的关格，指的是病机，意为人体出现了阴阳失衡，不能互根互用的严重的病理情况，并提示其预后欠佳。汉代张仲景《伤寒论》正式提出了"关格"的病名及临床表现，指出"关则不得小便，格则吐逆"。隋代巢元方《诸病源候论》认为关格为大小便俱不通，其概念一直沿用至北宋。而清代的认识逐步成熟，李用粹《证治汇补》不仅描述了关格的特征，而且对其病机及预后均有论述，"既关且格，必小便不通，且夕之间，陡增呕恶，此因浊邪壅塞三焦，正气不得升降。所以关应下而小便闭，格应上而生呕吐，阴阳闭绝，一日即死，最为危候"。而现今《中医内科学》所用的关格概念指由脾肾虚衰，气化不利，浊邪壅塞三焦，而致以小便不通与呕吐并见为临床特征的危重病证。这与慢性肾衰竭，特别是终末期阶段，存在的尿量减少及酸中毒而引起的胃肠道反应特点极为相近。

癃闭病名也首见于《黄帝内经》，或称其为"闭癃"。《素问·宣明五气》曰："膀胱不利为癃，不约为遗尿。"《素问·五常政大论》阐述了其病机"其病癃闭，邪伤肾也"。癃闭是由于肾和膀胱气化失司导致的以排尿困难，全日总尿量明显减少，小便点滴而出，甚则闭塞不通为临床特征的一种病证。其中小便不利，点滴而短少，病势较缓者称为"癃"；小便闭塞，点滴全无，病势较急者称为"闭"。癃和闭虽有区别，但都是指排尿困难，只是轻重程度上的不同，因此，多合称为"癃闭"。从癃闭的临床特点来看，既可见于慢性肾衰竭终末阶段的少尿，也可出现于多种因素导致的尿潴留、梗阻性肾病或急性肾损伤的病程之中。

癃闭与关格的区别在于，癃闭主要是指排尿困难，全日总尿量明显减少；关格是小便不通和呕吐并见，临床症状有所不同，不过癃闭可发展为关格。

肾劳的概念最早出现于王冰的《内经》注文中。《素向·评热病论》有劳风一证，王冰注云："劳，谓肾劳也。肾脉者，从肾上贯肝膈，入肺中，故肾劳风生，上居肺下也。"此处指出劳风的病源在肾虚。隋代巢元方《诸病源候论》中提出"五劳""六极""七伤"的概念，认为"肾劳者，背难以俯仰，小便不利，色赤黄而有余沥……"清代费伯雄说："肾劳者，真阴久亏，或房室太过，水竭于下，火炎于上。"可见，先贤对肾劳概念的理解尚不统一。

而将肾劳作为疾病的病名诊断始于邹云翔先生，其最早的中医肾脏病专著《中医肾病疗法》一书中就提出"慢性肾脏病都是内伤，伤甚为虚，虚极为劳""最严重的要说是肾劳"，邹云翔先生所说的"肾劳"即指慢性肾衰竭的严重状态，其病机为气血阴阳俱虚，五脏俱损，以肾为主，肾元由虚渐损，由衰而竭的进展过程。这种病变既往人们往往归属于中医学"水肿""虚劳"的病名之下，但是，其特殊的临床表现，如倦怠乏力、厌食、恶心、腰痛，以及有时不表现为明显的水肿则难以用"水肿""虚劳"名称概括。从邹云翔先生开始，一直名其为"肾劳"，并与邹云翔先生"注重肾气"，强调"保肾元"的学术思想体系相一致。

至于"溺毒"，通常是指毒素不能从溲溺排出的一种病证。何廉臣《重订广温热论》说："溺毒入血，血毒上脑之候，头痛而晕，视力蒙眬，耳鸣耳聋，恶心呕吐，呼吸带有溺臭，间或猝发癫痫状，甚或神昏痉厥不省人事，循衣摸床撮空，舌苔起腐，间有黑点。"原书记述溺毒多发生于温热病，或伤寒坏证（痉、厥、闭、脱），但其证候学特征可与慢性肾衰竭互参。

第二节　临床诊断及治疗

一　临床表现

1. 病史

慢性肾衰竭患者有慢性肾脏病史，如有慢性肾小球肾炎、糖尿病、高血压等病史。

150

2. 主要症状

本病患者的症状无特异性，可出现腰部酸痛、食欲不振、恶心、呕吐、头痛、倦怠、乏力或嗜睡，也可见少尿或无尿，并可伴有出血倾向。

3. 主要体征

（1）高血压：很常见，可为原有高血压的持续或恶化，也可在肾衰竭过程中发生，有些患者血压较高，且口服常规降压药效果欠佳。

（2）水肿或胸腔积液、腹水：患者可因水液代谢失调出现水肿，甚则可见胸腔积液、腹水。

（3）贫血：本病患者当血清肌酐超过 300μmol/L 以上时，常出现贫血表现，如面睑苍白，爪甲色白。

4. 实验室检查

（1）肾功能：血尿素氮、血肌酐上升，肾小球滤过率<90mL/(min·1.73m^2)，二氧化碳结合力下降，血尿酸升高。

（2）尿常规：可出现蛋白尿、血尿、管型尿或低比重尿。

（3）血常规：出现不同程度的贫血。

（4）电解质：常表现为高钾血症、高磷血症、低钙血症等。

（5）B超：多数可见双肾明显缩小。

5. 常见并发症

（1）肾性贫血：由于各种因素造成肾脏促红细胞生成素产生不足，或尿毒症血浆中一些毒性物质干扰红细胞的生成和代谢而导致的贫血。

（2）肾性骨病：为慢性肾衰竭而伴随的代谢性肾病，常表现为骨痛和近端肌无力。

（3）心血管系统：患者可并发尿毒症性心肌炎、心肌病，也可因水液代谢失调出现心力衰竭。

（4）上消化道出血：患者可因尿素及酸中毒等因素刺激消化道，而出现上消化道出血。

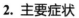 二 中医病因病机

慢性肾衰竭由于是多种肾脏疾病转化而来，因其原发病的不同，病因病

机也有差异，但肾元虚衰、湿浊内蕴是其根本病机。感受外邪、饮食不当、劳倦过度、药毒伤肾常是其诱发及加重因素。

1. 久患肾病

患者久患肾脏疾病，肾元亏虚，脾运失健，气化功能不足，开阖升降失司，则当升不升，当降不降，当藏不藏，当泄不泄，形成本虚标实之证。水液内停，泛溢肌肤而为肿，行于胸腹之间，而成胸腔积液、腹水。肾失固摄，精微下泻，而成蛋白尿、血尿；湿蕴成浊，升降失司，浊阴不降，则见少尿、恶心、呕吐。其病之本为脾肾虚衰，水湿、湿浊是其主要病理因素。但久病入络，可从虚致瘀或从湿致瘀，而见水瘀互结，或络脉瘀阻。

2. 感受外邪

感受外邪，特别是风寒、风热之邪是该病的主要诱发及加重因素。感受外邪，肺卫失和，肺失通调，水道不利，水湿、湿浊蕴结，更易败伤脾肾之气，使正越虚，邪越实。

3. 饮食不当

饮食不洁（或不节），脾胃更损，运化失健，聚湿成浊，水湿壅盛，或可湿蕴化热而成湿热。

4. 劳倦过度

烦劳过度可损伤心脾，而生育不节，房劳过度，则肾精亏虚，肾气内伐。脾肾虚衰，则不能化气行水，升清降浊，水液内停，湿浊中阻，而成肾劳、关格之证。而肾精亏虚，肝木失养，阳亢风动，遂致肝风内扰。

本病病位主要在肾，涉及肺、脾（胃）、肝等脏腑，其基本病机是本虚标实，本虚以肾元亏虚为主；标实为水气、湿浊、湿热、血瘀、肝风之证。

三 中医辨证分型

1. 本虚证

（1）脾肾气虚证

主症：倦怠乏力，气短懒言，食少纳呆，腰膝酸软。

次症：脘腹胀满，大便不实，口淡不渴，舌淡有齿痕，脉沉细。

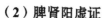

（2）脾肾阳虚证

主症：畏寒肢冷，倦怠乏力，气短懒言，食少纳呆，腰膝酸软。

次症：腰部冷痛，脘腹胀满，大便不实，夜尿清长，口淡不渴，舌淡、有齿痕，脉沉弱。

（3）脾肾气阴两虚证

主症：倦怠乏力，腰膝酸软，口干咽燥，五心烦热。

次症：夜尿清长，舌淡有齿痕，脉沉细。

（4）肝肾阴虚证

主症：头晕，头痛，腰膝酸软，口干咽燥，五心烦热。

次症：大便干结，尿少色黄，舌淡红少苔，脉沉细或弦细。

（5）阴阳两虚证

主症：畏寒肢冷，五心烦热，口干咽燥，腰膝酸软。

次症：夜尿清长，大便干结，舌淡有齿痕，脉沉细。

2. 标实证

内容见本章第二节之中医辨证分型。

四 中医治疗方法

（一）辨证治疗

慢性肾衰竭的中医辨证治疗以本虚为纲，标实为目，根据患者本虚标实的情况而分别施治。

1. 本虚证

（1）脾肾气虚证

治法：补气健脾益肾。

方剂：六君子汤加减。

药用：党参 12g，生黄芪 15g，生白术 12g，茯苓 15g，陈皮 6g，生薏苡仁 15g，川续断 15g，菟丝子 15g，六月雪 15g。

方解：方中党参、生黄芪补气健脾，培补后天之本；生白术、茯苓、陈皮、生薏苡仁健脾助运，化湿渗利，加入川续断、菟丝子补益肾气；

加六月雪祛湿泄浊。诸药合用，共奏健脾补肾、益气化湿之功。

加减：若属脾虚湿困者，可加制苍术、藿香、佩兰、厚朴化湿健脾；脾虚便溏加炒扁豆、炒芡实健脾助运；便干者加制大黄通腑泄浊；水肿明显者加车前子、泽泻利水消肿。

（2）脾肾阳虚证

治法：温补脾肾。

方剂：济生肾气丸加减。

药用：熟附子6g，肉桂6g，干地黄12g，山茱萸12g，山药15g，泽泻15g，牡丹皮15g，茯苓15g，车前子30g（包煎），怀牛膝15g。

方解：本方为肾气丸加车前子、怀牛膝而成。本方适用于慢性肾衰竭脾肾阳虚证。

加减：若中阳不振，脾胃虚寒，脘腹冷痛或便溏者，加干姜、补骨脂温运中阳；若阳虚水泛，水肿较甚者，加猪苓、牵牛子利水消肿。

（3）脾肾气阴两虚证

治法：益气养阴，健脾补肾。

方剂：参芪地黄汤加减。

药用：太子参15g，生黄芪15g，生地黄12g，山茱萸9g，山药15g，枸杞子15g，制何首乌12g，茯苓15g，泽泻15g。

方解：本方即六味地黄汤加太子参、生黄芪而成。

加减：若心气阴不足，心慌气短者，可加麦冬、五味子、丹参、炙甘草以益气养心；大便干结者，可加麻仁或制大黄以通腑泄浊。

（4）肝肾阴虚证

治法：滋肾平肝。

方剂：杞菊地黄汤加减。

药用：熟地黄12g，山茱萸9g，山药15g，茯苓15g，泽泻15g，牡丹皮15g，枸杞子15g，菊花6g，沙苑子15g，怀牛膝15g。

方解：此方乃六味地黄丸加枸杞子、菊花而成。另入沙苑子滋养肾阴，怀牛膝补肾和络，引药下行。诸药共达滋养肝肾、平肝化湿之功。

加减：若头晕、头痛明显，耳鸣、眩晕，血压升高者，可加钩藤、夏枯草、石决明以清泻肝火。

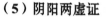

（5）阴阳两虚证

治法：温扶元阳，补益真阴。

方剂：全鹿丸加减。

药用：鹿角片 12g，巴戟天 12g，菟丝子 12g，肉苁蓉 12g，人参 6g，白术 12g，茯苓 15g，黄芪 15g，炒熟地黄 12g，当归 9g，怀牛膝 15g 等。

方解：全鹿丸为《景岳全书》方，主要作用为补气养血，温扶元阳，补益真阴，故用于慢性肾衰竭五脏俱损，气血阴阳俱衰的阴阳虚衰证正为合适。方中鹿角片、巴戟天、菟丝子、肉苁蓉温补元阳，兼以填精；人参、白术、茯苓、黄芪补气健脾，化湿助运，以固后天之本，促使其化生气血，补充肾精；炒熟地黄、当归补肾填精，养血滋阴；怀牛膝补肝肾，强筋骨，活血和络。诸药配合，达补益气血、温阳滋阴之效。

加减：若虚不受补、恶心呕吐、纳少腹胀者，则先予调补脾胃，健脾助运，可选炒山药、云茯苓、生薏苡仁、谷芽、麦芽、法半夏、陈皮、焦六曲。

2. 标实证

（1）湿浊证

治法：和中降逆，化湿泄浊。

方剂：小半夏加茯苓汤加味。

药用：姜半夏 9g，茯苓 15g，生姜 3g，陈皮 6g，紫苏叶 9g，姜竹茹 12g，制大黄 8g。

方解：本方诸药合用，共达和中降逆、理气止呕、化湿泄浊功效。

加减：湿浊较重，舌苔白腻者加制苍术、白术、生薏苡仁以运脾燥湿，加厚朴以行气化湿；小便量少者加泽泻、车前子、玉米须以利水泄浊。

（2）湿热证

治法：中焦湿热宜清化和中；下焦湿热宜清利湿热。

方剂：①中焦湿热者，以藿香左金汤或黄连温胆汤加减；②下焦湿热者，以知柏地黄丸或二妙丸加减。

药用：①中焦湿热者常用藿香 9g，吴茱萸 2g，炒川连 3g，紫苏叶 9g，苍术 9g，半夏 9g；②下焦湿热者常用黄柏 9g，知母 9g，苍术 9g，生薏苡仁 15g，泽泻 15g，车前草 15g，蒲公英 15g。

方解：①中焦湿热者，以左金丸清胃泻火，藿香化湿理气和中；或以黄连温胆汤清利中焦湿热，使中焦湿热渐清，脾胃升降功能复常。②下焦湿热者，以知柏地黄丸或二妙丸清利下焦湿热。知柏地黄丸乃六味地黄丸加知母、黄柏，取其滋补肾阴、清利湿热之功，清利兼补，祛邪扶正同用；二妙丸以苍术、黄柏清热燥湿，清利下焦，以祛邪为主。

加减：若大便秘结者，加大黄以通腑泄浊，以保持每日大便 2～3 次为宜，不宜过分泻下。

（3）水气证

治法：利水消肿。

方剂：五皮饮或五苓散加减。若气虚水湿内停者用防己黄芪汤补气健脾利水；肾阳不足者用济生肾气丸、真武汤加减；肝肾阴虚、气阴两虚证者加淡渗利水不伤阴液之品。

药用：连皮茯苓 30g，白术 9g，生薏苡仁 15g，猪苓 15g，泽泻 15g，陈皮 9g，车前子 30g。

方解：方中以连皮茯苓利水渗湿，兼以健脾助运；白术、生薏苡仁健脾益气，培补后天之本，助运化，利水湿；猪苓、泽泻、车前子淡渗利水，以消水肿；陈皮理气兼以除湿。诸药合用，达渗湿利水、健脾助运之效。

加减：若水气证日久或伴血瘀者，常在辨证的基础上加用活血化瘀利水之品，如益母草、泽兰等。

（4）血瘀证

治法：活血化瘀。

方剂：桃红四物汤加减。

药用：桃仁 9g，红花 6g，当归 12g，川芎 9g，赤芍 15g，丹参 15g，参三七粉 3g（冲服）等。通常在本虚证治疗的基础上选加活血化瘀之品。

方解：本方是四物汤加桃仁、红花加减而成。当归、川芎、赤芍养血活血，祛瘀而不伤阴；桃仁、红花破血化瘀；配合丹参养血和络；参三七活血止血。诸药配合，养血活血，祛瘀生新，活血而不耗血，使瘀血兼证可解。

加减：若气虚血瘀者，加用生黄芪益气活血；久病瘀滞，难以取效者，可加用祛风通络或虫类活血药，如全蝎、蜈蚣、䗪虫、水蛭等。

（5）风动证

治法：镇肝熄风。

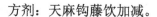

方剂：天麻钩藤饮加减。

药用：天麻9g，钩藤9g（后下），石决明30g，牡蛎30g，怀牛膝15g，杜仲15g，夏枯草15g。

方解：方中天麻、钩藤、石决明平肝潜阳；怀牛膝、杜仲补肝肾；配合牡蛎重镇潜阳；夏枯草清肝泻火。诸药合用，达平肝熄风、重镇潜阳的作用。

加减：若肝肾阴虚者，加用枸杞子、山茱萸、何首乌、白芍、鳖甲等滋补肝肾，养阴熄风。

以上本虚证与标实证根据患者具体情况而组合辨证论治。此外，有条件者各型均可服用冬虫夏草，每日3～5g，研粉或另炖。

（二）中成药治疗

1. 口服中成药

（1）保肾康：主要成分为中药川芎提取物。功效：活血化瘀。该药适用于慢性肾衰竭血瘀证者。每次3～4片，每日3次。

（2）尿毒清颗粒：由大黄、黄芪、甘草、茯苓、白术、制何首乌、川芎、菊花、丹参、姜半夏等组成。功效：通腑降浊，健脾利湿，活血化瘀。该药适用于慢性肾衰竭者。每次1包，每日3次，睡前加服2包。

（3）百令胶囊或金水宝胶囊：主要成分为人工培养冬虫夏草菌丝。功效：补益肺肾。该药适用于慢性肾衰竭肾元不足者。每次4粒，每日3次。

（4）海昆肾喜胶囊：主要成分为褐藻多糖硫酸酯。功效：化浊排毒。该药适用于慢性肾衰竭者（代偿期、失代偿期和尿毒症早期）。常用剂量为每次2粒，每日3次；2个月为1个疗程。餐后1h服用。

（5）参乌益肾片：由制何首乌、菟丝子、太子参、麸炒苍术、枸杞子、怀牛膝、泽兰、赤芍、茯苓、泽泻、车前子、熟大黄组成。功效：补肾健脾，活血利湿。该药适用于改善慢性肾小球肾炎所致的慢性肾衰竭（代偿期、失代偿期和衰竭期）非透析患者中气阴两虚兼浊证患者出现的恶心、呕吐、食少纳呆、口干咽燥、大便干结等。口服，每次4片，每日3次，疗程为8周。

2. 静脉滴注中成药

肾康注射液：由大黄、黄芪、丹参、红花等药物组成的复方注射液。功效：降逆泄浊，益气活血，通腑利湿。该药适用于慢性肾衰竭属湿浊血瘀证者。症见恶心呕吐、口中黏腻、面色晦暗、身重困倦、腰疼、纳呆、腹胀、肌肤甲错、肢体麻木、舌质紫暗或有瘀点、舌苔厚腻、脉涩或细涩。静脉滴注，每次 100mL（5 支），每日 1 次，使用时用 10%葡萄糖注射液 300mL 稀释。每分钟 20～30 滴，疗程 4 周。

（三）灌肠疗法

方药：生大黄 15～30g，蒲公英 30g，生牡蛎 30g，六月雪 30g，生甘草 5g。

以上中药浓煎成 300mL，调至合适温度灌肠，保留灌肠时间以 30～60min 为宜，每日 1 次，10～15 天为 1 个疗程。每次疗程结束后休息 3～5 天，再继续下一个疗程，但不宜长久使用。需注意方中生大黄用量以保持大便每日 2～3 次为宜，不宜过度通下，以防伤正。

（四）外治法

外治法可选择药浴及穴位外敷法。

（五）针灸治疗

1. 针刺治疗

调节全身功能状态：主要选穴中脘、气海、膻中、孔最、足三里、三阴交、肾俞、三焦俞、心俞、风池。促进排尿：主要选穴关元、中极、阴廉、肾俞、三焦俞。增加肾血流量：主要选穴中脘、肾俞、心俞、三焦俞。调整血压：主要选穴中脘、百会、正营、玉枕、肩井。

此外，可以根据患者的症状，选择或增加有关穴位。每次选主穴 2～3 个，配穴 2～3 个，虚证用补法，实证用泻法，留针 20～30min，中间行针 1 次，每日针刺 1 次，10 次为 1 个疗程。

2. 灸法

取气海、天枢、脾俞、肾俞等穴位，脘痞加足三里，呕吐加内关，便溏加关元。每日灸 1 次，每穴灸 3～7 壮，10 次为 1 个疗程。

3. 耳针

以呕吐、呃逆为主症者，可采用胃、肝、神门、脑等穴。每次选 2～3 穴，捻转强刺激，留针 30min，每日 1 次，10 次为 1 个疗程。以水肿为主症者可采用肝、脾、肾、脑、膀胱、腹等穴。每次 2～3 穴，中等强度刺激，留针 30min，每日 1 次，10 次为 1 个疗程。小便不利者可采用肾、膀胱、尿道、外生殖器、三焦等穴。每次选 2～3 穴，留针 40min，每 10min 行针 1 次，每日 1 次，每 10 次为 1 个疗程。或以王不留行籽在该穴按压，每日 3～5 次，每次按压 10min，以酸胀为度。

4. 水针

取足三里、至阳、灵台等穴，每次选两穴，交替使用，每穴注射生理盐水 2mL，每日 1 次，该疗法适用于呕吐频繁者。

（六）饮食忌宜及单方食疗

1. 饮食忌宜

慢性肾衰竭患者的饮食要点可概括为"三低二高"，三低指低蛋白、低磷、低脂；二高指高热量、高必需氨基酸。以优质低蛋白为要求，优质也就是满足了高必需氨基酸，如鸡蛋白、瘦肉、河鱼、牛奶。低蛋白可明显减少氮质潴留，尿素氮下降明显。一般蛋白摄入量为 0.5～0.75g/(kg·d)，其中 1/2～2/3 为优质蛋白，必须较均匀地分配于三餐中。但是，过低的蛋白质，如每日 20g，要结合必需氨基酸或复方 α-酮酸服用。由于优质低蛋白饮食供给热量不够，还需补充高热量食物，除肉、米、面外，还可以食用含蛋白质较少的淀粉食品，如藕粉、南瓜、土豆、芋芳、红薯、粉丝、粉皮等。新鲜蔬菜含蛋白质较少，可酌情食用。要善于调配食物品种，提高患者食欲，因进食不足会影响体内蛋白质的合成。辛辣燥烈食品易损伤脾肾阴津，使气阴两虚型氮质血症患者阴虚加重，抵抗力降低，容易感受外邪，故应少食。

尿毒症期患者一般都有高血钾，要严格限制钾的摄入，如忌吃海带、紫菜、蘑菇、土豆、香椿、苋菜、马齿苋、扁豆、刀豆、芋芳、莲子、瓜子、花生等，以及香蕉、菠萝、杜果、香瓜、枣等，尤其是其果汁含钾量特别丰富。在临床上曾碰到肾脏病患者前来就诊，当问及他每日的饮食情况时，自述几乎是不吃盐，或者以秋石代替食盐，这都是不合适的。秋石中含钾较高，多食易导致高钾血症。另外，还要少食含磷高的食物，如黄豆、绿豆、腐竹、花生、葵花籽、核桃、糕干粉、芝麻酱、猪肝、猪肺等，低蛋白饮食也有助于限磷。

2. 单方食疗

（1）**冬虫夏草**：将冬虫夏草研粉，每日 3g，分 2～3 次吞服；或每日 3～5g 煎汤频饮，饮汤后服用冬虫夏草。

（2）**西洋参虫草饮**：西洋参片 5g，冬虫夏草 3g，红花 1g，煎汤频饮，具有益气补肾、活血和络的作用。

（3）**芡实粳米粥**：芡实 30g，莲子 5～8 粒，粳米 50g。上药及粳米洗净后加水煮粥即成，分 1～2 次食用，具有补气健脾、益肾涩精、消除蛋白尿的作用。

（4）**扁豆山药粥**：扁豆 15g，山药 30g，粳米 30g。洗净后加水煮粥，分 2 次服用，具有健脾收涩之功，适用于慢性肾衰竭脾虚湿盛、久泻少食者。

第三节　临床治疗心得

邹燕勤教授父亲邹云翔先生为我国中医肾病的创始人，其最早提出慢性肾衰竭的中医病名"肾劳"，并确立以补肾元为其基本大法。1955 年，他出版的《中医肾病疗法》中最早提出使用冬虫夏草治疗尿毒症及肾结核。1959 年，邹云翔先生带领的肾病研究组，以大黄为主药，用通腑解毒方法抢救尿毒症患者，并获得成功，并由江苏人民出版社出版了《严重尿中毒中医治疗一得》一书，该书为最早使用大黄治疗尿毒症的中医经验总结。邹燕勤教授师从其父多年，继承了其父保肾元、维护肾气治疗慢性肾衰竭的经验及治疗方法，并加以研究及传承，在长期临床中总结治疗慢性肾衰竭的经验。

一　维护肾元，治病求本

慢性肾衰竭时，肾的气化功能受损，肾阴肾阳俱衰，致当升不升，当降不降，当藏不藏，当泄不泄，形成本虚标实的危重综合症候群。因此，其病变之本是肾元虚损，而水湿、湿浊、湿热、血瘀等即是因虚致实的病理产物，同时又是加重慢性肾衰竭发展的病理因素。慢性肾衰竭其病位主要在肾，临床常伴见脾胃症状，以脾肾俱虚者为多。在辨证中，以气血阴阳为纲，脏腑为目，分为脾肾气虚、脾肾阳虚、脾肾气阴两虚、肝肾阴虚和（脾肾）阴阳两虚。治疗原则当维护肾元，治病求本。临证中权衡标本缓急，辨证施治。一般病情稳定时，以扶正维护肾元为主，佐以和络泄浊祛邪；标急危重时，以祛邪为主，略加扶正，通过治标祛邪，清除可逆因素，为治本创造有利条件。

邹燕勤教授在临床也常应用冬虫夏草治疗慢性肾衰竭。临床观察显示，在中药辨证论治基础上加用冬虫夏草可提高慢性肾衰竭治疗效果，单用冬虫夏草煎服或打粉冲服也有疗效。有些慢性肾衰竭患者经中西药治疗无效，或一度有效，但继续治疗，疗效无法提高，以冬虫夏草煎汤服用，大部分患者可见肾功能改善，而冬虫夏草菌丝制剂也有类似作用。现代医学也证实冬虫夏草具有改善肾功能，减轻蛋白尿，调节免疫，纠正蛋白质、氨基酸代谢紊乱等多种作用。特别对急性肾衰竭、药物肾毒性损害及小管间质病变患者，具有较好的防治作用，其可加快损伤肾小管上皮细胞的修复与再生，减轻病变，缩短病程，在慢性肾衰竭治疗中疗效亦高，常用剂量为冬虫夏草粉，每日 3g，分 2~3 次吞服；或冬虫夏草，每日 3~5g 煎汤频饮，饮汤后服用冬虫夏草。

二 调理脾胃，升清降浊

慢性肾衰竭虽病本在肾，由于脾、胃与肾密切相关，以及其主要兼夹湿浊之邪多表现为脾胃升降失调，所以大多数病例有纳差、恶心、呕吐、腹泻等中焦病变，而消化系统症状的轻重与肾功能毁损程度及尿素氮和酸中毒变化基本一致。《素问·至真要大论》说："诸湿肿满，皆属于脾。"慢性肾衰竭常伴实邪，如水湿、湿浊、湿热均与"湿"密切关系，而脾胃的强弱决定了疾病的发生、发展及预后，况且药物的作用也依赖于脾胃的敷布与转输，故治疗中应注重调理脾胃，助其升清降浊，清者上经脾胃，化生气血，浊阴自肠下降，经二便排出体外。

三 泄浊和络，贯穿始终

脾肾亏虚，湿邪内蕴是慢性肾衰竭常见病理变化，湿邪久蕴，不得排泄，而成浊毒，其与现代医学所述的"尿毒症毒素"十分相似，并且决定了病情轻重深浅。但临证时泄浊切忌峻猛攻逐，而宜缓缓图治，以免耗伤脾肾之气。而本病的瘀血病变也不可忽视，因脏腑虚损日久，气虚、气滞均可导致血液瘀阻，因而瘀血是慢性肾衰竭另一个重要病理因素，且病至慢性肾衰竭，肾小球硬化，血流障碍，间质纤维化，血管内微血栓形成等均与血瘀密切关联。而现代医学研究也证实，活血化瘀药物具有改善微循环、调整免疫功能、松弛肾血管平滑肌、抗炎及抗血凝作用。因此，在辨证基础上加用活血和络泄浊药物，能提高疗效。

慢性肾衰竭时，正虚邪实，肾元衰竭，湿浊（毒）潴留，可应用大黄。取其通利逐瘀、荡涤胃肠、清除邪浊之意，但不能单纯理解为以通大便为目的的"导泻疗法"，而且也不是西医导泻所能类比或替代的。在口服扶正基础方中宜配合制大黄，灌肠时宜采用生大黄。因为慢性肾衰竭常伴胃失和降，脾运失健，生大黄味苦，性寒，恐其口服性猛力专，伤及脾胃之气，有虚虚之虞。口服方药常以健脾益肾为基础方，方中制大黄泄浊逐瘀。制大黄配伍泽泻、车前子、连皮茯苓可渗利泄浊；配合泽兰、赤芍、牛膝活血化瘀；配合昆布、海藻、牡蛎活血利水，收敛毒邪。大黄的用量无论口服或灌肠均需根据患者的体质、精神状态及大便次数进行调整，以保持每日大便 2～3 次为度，不可泻下太过，以免出现水、电解质紊乱，加重病情。对体质虚弱，心脾功能皆差者慎用或不用，反对"大黄化"治疗方法，即同时口服大黄复方制剂、静脉滴注大黄制剂、灌肠大黄导泻，以防引起患者正气大伤，加速病情恶化。

四 途径多样，综合治疗

慢性肾衰竭是多种慢性肾脏疾病末期出现的肾元衰竭、湿毒潴留、虚实错杂的病症。治则虽不离扶正祛邪，但仍需根据正虚邪实的孰轻孰重而各有侧重。邹燕勤教授在临证中总结出口服、静脉滴注、灌肠，或者配合药浴等多途径的治疗方法，综合治疗，临床疗效明显提高。口服方药以辨证论治立法，病之初以肾气亏虚为主，邪实较轻，治以扶正为重，兼以渗利泄浊；正虚邪实俱盛，则扶正祛邪并重；标实之证突出，则急则治标，邪不去则正不安，待邪实去再转从扶正祛邪。本虚以脾肾气虚、气阴两虚尤为多见，晚期则常表现为阴阳衰竭。邪实主要有湿浊、湿热、水湿、血瘀等证。早期一般单服中药，中晚期均配合静脉滴注及灌肠即三联疗法。静脉滴注可用黄芪注射液、川芎注射液等每 2 周 1 个疗程，可持续 1~2 个疗程。每疗程结束后休息 3~5 天，再进行下一个疗程。保留灌肠方为生大黄 15g，蒲公英 30g，生牡蛎 30g，六月雪 30g，生甘草 5g。其中生大黄根据患者体质、精神状态及大便次数调整用量，以保持每日大便 2~3 次为度。保留灌肠时间以 30~60min 为宜，每日 1 次，10~15 天为 1 个疗程。每疗程结束后休息 3~5 天，再继续下一个疗程，但不宜长久使用。三联疗法采用多途径给药，其疗效通常优于单纯口服方药。此外，药浴也不失为一种较好的辅助方法。药浴方主要成分为附子、桂枝、麻黄、赤芍、地肤子等，将其打成粗末，纱布包裹，煎浓液，掺入温水中，患者在其中浸泡，至微微汗出，每日 1 次，10 天为 1 个疗程，可促进湿毒之邪从毛窍排泄。

五 注重诱因，善治其标

感受外邪，肺卫失和是导致慢性肾衰竭病情进展的主要因素之一。患者原本脾肾亏虚，素体卫外失固，而肺卫受邪，失于通调水道，则促使脾肾之气更为虚损，蒸腾气化及转输敷布失职，水邪湿浊更为肆虐，使邪愈实而正益衰。感受外邪，肺卫失和，患者常可见到咽喉红肿疼痛，咽痒而干，扁桃体肿大或伴发热、咳嗽。邹燕勤教授认为此乃风邪热毒蕴结咽喉，不可忽视。重者先祛邪，后扶正，方药专以清肺利咽，缓图治肾；轻则扶正化湿兼以利咽祛邪。常选用玄麦甘桔汤及银翘散加减，药用金银花、连翘、玄参、麦冬、桔梗、山豆根、射干、牛蒡子、重楼、蝉蜕、制僵蚕、芦根、生甘草。如肺经热盛者，加用桑白皮、炒黄芩、炒栀子；如为慢性咽炎，咽喉久痛隐隐者，则用金银花、南沙参、生甘草、胖大海泡茶频频饮用，咽喉局部可喷以西瓜霜或锡类散。

六 轻药重投，以防伤正

去菀陈莝，开鬼门，洁净府之法虽为治疗水肿的治则，但由于慢性肾衰竭常伴水湿潴留，湿毒蕴盛，利水之法也为常用之法。邹燕勤教授认为，慢性肾衰竭病程较久，脾肾俱虚，故利水应防伤正，忌峻猛攻逐利水之品，宜淡渗利水，轻药重投，缓缓图之，切不可攻逐过猛，克伐脾肾之气，甚则可致水、电解质紊乱，加重病情。临证辨治常配合茯苓皮 30～50g，车前子 30g，猪苓 20g，冬瓜皮 30g，泽泻 20g，生薏苡仁 15～20g，玉米须 30g 等淡渗泄浊。此外，对大便秘结者可配合大黄通腑泄浊，大黄以制者为宜，调整用量宜至每日大便 2～3 次。制大黄虽泻下力缓，但同样可达促进肠道毒素排泄，改善肾功能的作用。

七 辨别病原，病证结合

慢性肾衰竭是由多种慢性肾脏疾病所致，其原发病证不同，病机特点亦各有侧重。邹燕勤教授认为临证既要注重辨证，也要结合辨病。例如，肾小动脉硬化所致慢性肾衰竭，患者多以阴虚阳亢络阻为主要病机，故治疗常配用钩藤、天麻、制何首乌、枸杞子、沙苑子、杜仲、怀牛膝、夏枯草、制豨莶草、石决明、牡蛎、牡丹皮、丹参、川芎以滋肾平肝和络。而由糖尿病肾病所致者临床多见气阴两虚，瘀血内阻，治疗常用生黄芪、太子参、生地黄、枸杞子、牡丹皮、丹参、赤芍、泽泻、泽兰、茯苓皮、猪苓、生薏苡仁、车前子、鬼箭羽、桃仁、红花、天花粉、地锦草等；久治少效或尿蛋白明显者，可加用地龙、僵蚕、水蛭等虫类活血和络药物。狼疮肾炎所致慢性肾衰竭常伴阴虚热盛，故应配合养阴清热、凉血解毒之品，如生地黄、枸杞子、牡丹皮、赤芍、白花蛇舌草、蛇莓、半枝莲、鸡血藤、地龙等常配合运用。此外，慢性肾盂肾炎所致者结合清利湿热，多囊肾所致者注重活血清利，伴肝功能异常者配合养肝清利。

八 辨证论治，整体微调

慢性肾衰竭特别是发展至晚期，临床出现涉及多脏器、多系统损伤的综合症候群，病情复杂，变化多端，难以一种治法、一种药物治疗，而多种药物的叠加治疗又易加重肾脏负担，因此中医中药以辨证论治为主，进行整体微调治疗最适宜该病。临床根据常见病机从正虚邪实辨证，脾肾亏虚，瘀浊蕴结证候是临床常见的本虚标实证候，也可参考病邪盛衰，病情轻重，尿量及水肿情况，肾功能等实验室指标辨证。治疗中要重视辨证施治，整体治疗，但不要见肾只知治肾，应治肾而不拘泥于肾。若阴阳气血虚损症状明显，根据阴阳互根、气血相关、脏腑之间相互制约和依存等关系，注意运用补益气血，调摄阴阳，肺、脾、肾、心、肝并治等法。

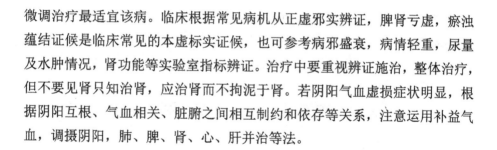 九 提高生活质量，注意摄生

中医药不仅在慢性肾衰竭早中期有改善临床症状的作用，即使在慢性肾衰竭晚期及透析阶段，中医药仍可发挥一定的作用。我们曾对 60 例患者进行 1 年以上的追踪观察，发现中医药治疗对慢性肾衰竭患者改善症状，回归社会有一定的帮助，其中参加轻工作或半日工作人数明显增多，并且可增加其血清白蛋白，改善贫血，提高生活质量。

慢性肾衰竭患者应重视摄生保健，除常规饮食外，以下几点尤应注意：①饮食上忌生冷寒凉之物，过酸、过咸、过腻之品，以及高嘌呤之味，宜以少量优质蛋白为主；②避风寒暑湿外袭，适应季节变化，防止外感疾病；③保持心情愉快，正确对待疾病；④禁房事，以防伤败已亏之肾气；⑤能活动者要适当注意活动；⑥慎用对肾脏有伤害的中西药物。

十 保肾泄浊，研成新药

邹氏保肾片即在邹云翔先生创立的保肾丸基础上化裁而来，曾作为江苏省科学技术厅"九五"攻关项目，一众学者完成了其中药新药研究工作。动物实验及临床试验均证实，该方具有改善肾功能，延缓慢性肾衰竭病程进展的良好效果。其方基于邹氏治疗慢性肾衰竭的学术思想，即以维护肾元、调摄阴阳、泄浊解毒为治疗原则立法处方而成。其主要药物有太子参、菟丝子、制何首乌、苍术、茯苓、怀牛膝、泽泻、制大黄等，全方攻补兼施，标本兼顾，具有补益肾元、健运脾胃、活血和络、渗湿泄浊之功。其功效特点为补气不滞，滋肾不腻，温阳不燥，祛邪不伤正气，平补平泻，缓缓图治，而达

延缓慢性肾衰竭进展速度的目的。平补平泻是治疗慢性肾衰竭的辨治原则之一，过用补益，易滋腻助湿，妨碍脾胃运化；过用峻泻利水，则可致肾元受损，"雪上加霜"。故补肾中兼以健脾，淡渗利湿中配合缓泻降浊。

第四节 典 型 病 例

案1. 气虚湿浊之肾劳

【初诊】康某，男，66岁，1998年12月21日。

患者腰酸反复38年，并有蛋白尿、血尿，曾诊断为慢性肾小球肾炎，长期间断服用中药治疗。1991年发现轻度肾损害，并时有足趾疼痛。今年10月血肌酐曾达341μmol/L，经住院治疗好转。近查血肌酐199μmol/L。近两日左足趾关节轻度疼痛，无红肿，肢体不肿，仍感腰酸，精神尚可，大便每日2次，舌淡红，苔薄白，脉细缓。尿液检查示蛋白+，24h尿蛋白定量1.2g。中医辨证属肾劳之气虚湿浊证，西医诊断为慢性肾衰竭、慢性肾小球肾炎、继发性痛风。病机为脾肾气虚，湿浊内蕴，络脉失和。治拟先从健脾化湿、泄浊和络法。

处方：太子参30g，炒白术10g，连皮茯苓20g，生薏苡仁10g，车前子30g（包煎），泽泻20g，泽兰20g，玉米须30g，丝瓜络30g，昆布30g，牡蛎30g，六月雪30g，制大黄6g，鸡血藤15g，炙桑枝10g，怀牛膝20g。

【二诊】1998年12月28日，上方服1周，患者足痛好转，余症如前，治宗前法。原方加入生黄芪30g，厚杜仲20g，以益气补肾，连服2个月。

【三诊】1999年2月26日，患者病情稳定，遂转从健脾补肾扶正，兼以化湿泄浊巩固之。

处方：太子参30g，生黄芪20g，炒白术10g，连皮茯苓30g，生薏苡仁10g，川续断10g，桑寄生10g，生地黄10g，枸杞子20g，厚杜仲20g，昆布15g，牡蛎30g，六月雪15g，车前子30g（包煎），制大黄10g，怀牛膝15g，紫丹参20g。

患者连服2个月，腰酸乏力症状改善，复查肾功能：血肌酐130.7μmol/L，基本恢复正常，直至2000年4月，仍属正常。

【按语】慢性肾衰竭乃因肾病日久，肾的气化功能受损，肾阴肾阳俱衰，致当升不升，当降不降，当藏不藏，当泄不泄，以肾元虚衰，湿浊毒邪内蕴为主要病机的症候群。"久虚不复谓之损，损极不复谓之劳，此虚劳损三者相继而成也"。在五脏之中，以肾的阴阳虚损尤甚，故邹云翔先生将此类患者定为肾劳。其病变之本虽为肾元虚损，但湿浊既是因虚致实的病理产物，同时又是加重该病发展的病理因素。湿浊的主要症状为恶心呕吐，胸闷纳呆，或口黏，口有尿味，舌苔白腻或厚腻。此外，湿浊不泻，泛溢肌表，可见皮肤瘙痒；流注经络，络脉失和，则见肢节疼痛，尤常见于足趾关节，如湿蕴化热，湿浊瘀热阻滞则见肢体红肿热痛，甚则发热。

泄浊方法有多种，不只限于通腑攻逐，且峻猛之剂易伤正气。邹燕勤教授使用通腑泄浊法常用制大黄，少用生大黄，调整其用量至每日大便2～3次为宜。制大黄虽泻下力缓，但同样可达促进肠道毒素排出的作用。对脾胃虚弱，大便稀溏次频者，则不宜使用该法。除通腑泄浊法外，尚有化湿泄浊、降逆泄浊、利水泄浊、活血泄浊、疏风泄浊等方法。化湿泄浊法主要应用制苍术、白术、茯苓、薏苡仁、陈皮、半夏以健脾化湿，清除浊毒；降逆泄浊主要针对湿浊内蕴，胃失和降，浊阴上逆而设，常用紫苏叶、藿香、佩兰、陈皮、姜半夏、姜竹茹等和胃降逆泄浊；利水泄浊法常以淡渗之品如茯苓皮、泽泻、猪苓、车前子、玉米须等化湿利水或以海藻、昆布活血利水泄浊，增加尿量，以利浊毒排出；活血泄浊主要用于湿浊阻滞经络，如该例患者的痛风所致的足部关节疼痛，常用玉米须、丝瓜络、金钱草、鸡血藤、怀牛膝、炙桑枝、赤芍等活血泄浊，排毒通络；对湿浊泛溢肌肤的皮肤瘙痒可用疏风泄浊之法，常用六月雪、土茯苓、地肤子、白鲜皮等，而上述各法常可配合应用。

案2. 肾虚浊瘀之肾劳

【初诊】朱某，男，34岁，2013年7月30日。

患者今年5月饮酒后出现乏力、呕吐，查肾功能减退，至东部战区总医院就诊，查尿常规示蛋白＋＋＋；血压180/130mmHg。服用新保肾片及降压等药物治疗，查B超示右肾缩小。近期复查肾功能示血尿素氮16.1mmol/L，血肌酐403μmol/L。时有腰酸乏力，纳可，无恶心呕吐，无头晕、视物模糊，夜尿1次，大便日行2次，不成形，近治疗血肌酐持续升高，7月5日查血尿素氮13.8mmol/L，血肌酐352μmol/L；7月28日查血尿素氮16.1mmol/L，血肌酐402μmol/L，血尿酸780μmol/L。有痛风病史，现左足踝部及足跖趾关节疼痛，血压控制不良，测血压 161/104mmHg。舌质红，苔薄黄，脉细弦数弱。中医辨证属肾劳之肾虚浊瘀证，西医诊断为慢性肾衰竭、高尿酸血症、痛风性关节炎。病机为脾肾气阴两虚，浊瘀内蕴，治拟益肾健脾、补气养阴、和络泄浊法。

处方：川续断 15g，桑寄生 15g，生黄芪 30g，茯苓皮 50g，猪苓 10g，怀山药 20g，太子参 15g，南、北沙参各 10g，丹参 20g，川芎 10g，玉米须 30g，萆薢 20g，丝瓜络 15g，积雪草 20g，土茯苓 20g，制大黄 10g，牡蛎 40g，车前子 30g。日服 1 剂，分 2 次服，14 剂。嘱患者优质低蛋白饮食。

【二诊】2013 年 8 月 14 日，患者左足踝部及足跖趾关节疼痛减轻，时感腰痛，活动后减轻，乏力不适，纳可，夜寐安，夜尿 2 次，舌质偏红，舌边有齿痕，苔薄黄，脉细数。

处方：上方加炒芡实 20g，炒山药 20g，日服 1 剂，分 2 次服，14 剂。

【三诊】2013 年 9 月 18 日，2013 年 9 月 13 日复查血生化示血尿素氮 44.4mmol/L，血肌酐 356.3μmol/L，血尿酸 904μmol/L，血钾 5.14mmol/L；血常规示血红蛋白 91g/L；尿红细胞计数 20 万/mL，多形型；尿常规示蛋白＋＋，24h 尿蛋白定量 0.94g。刻下：右侧足踝处酸痛不适，腰酸，纳寐可，夜尿 0～1 次，大便日行 1 次，偶有 2 次，测血压 123/77mmHg。舌质红，舌边有齿痕，苔薄黄，脉细。

处方：川续断 15g，桑寄生 15g，青风藤 20g，太子参 15g，生黄芪 30g，茯苓皮 30g，生薏苡仁 30g，茯苓 20g，玉米须 30g，萆薢 20g，积雪草 20g，萹蓄 20g，丝瓜络 15g，土茯苓 20g，川芎 10g，泽泻 20g，泽兰 20g，车前子 30g，丹参 20g，白茅根 20g，芦根 20g，制大黄 15g，生牡蛎 40g，六月雪 20g。日服 1 剂，分 2 次服，21 剂。

【四诊】2013 年 11 月 27 日，复查肾功能示血尿素氮 15.4mmol/L，血肌酐 301μmol/L，血尿酸 627μmol/L；尿常规示蛋白＋。患者诉自觉可，头面部及背部皮疹反复，无腰酸痛，精神可，纳可，夜寐安，夜尿 1 次，大便先干后溏，日行 1～2 次，双下肢水肿不显，面睑轻度浮肿，苔薄黄，脉细。

处方：9 月 18 日方加地肤子 20g，白鲜皮 15g，制大黄 20g，牛蒡子 15g，日服 1 剂，分 2 次服，14 剂。

【五诊】2013 年 11 月 6 日，患者痛风性关节炎缓解，近日额面部及背部红疹频作，无瘙痒，大便渐成形，无腰酸乏力，纳可，夜寐安，夜尿 0～1 次，双下肢轻肿，咽红，舌质淡红，苔薄黄，脉细。

处方：9 月 18 日方去白茅根、芦根，加生黄芪 30g，炒山药 20g，日服 1 剂，分 2 次服，14 剂。

【六诊】2013 年 12 月 11 日，患者皮疹反复，时有瘙痒，无腰酸乏力，纳可，无口苦干，夜寐安，夜尿 1 次，大便日行 1～2 次，先干后溏，第 2 次质稀，咽红，下肢轻肿，咽中如有物阻，舌质红，苔薄黄，脉细略弦数。

处方：川续断 15g，桑寄生 15g，制狗脊 15g，杜仲 20g，生黄芪 30g，炒白术 10g，炒薏苡仁 30g，茯苓 20g，炒芡实 20g，丹参 20g，丝瓜络 15g，积雪草 20g，土茯苓 20g，川芎 10g，制大黄 15g，生牡蛎 40g，玉米须 30g，地肤子 20g，白鲜皮 20g，炒山药 20g，炙甘草 5g。日服 1 剂，分 2 次服，14 剂。

【按语】患者起病时即发现肾功能减退，一侧肾脏萎缩，大量蛋白尿，伴高血压，未能行肾活检，肾脏病变性质已不可考。自发现 2 个月以来，肾功能减退进展迅速。患者尚属青壮年，工作家庭负担重，焦虑万分，特从外地赶来于邹燕勤教授处求治。邹燕勤教授细查证候，发现此患者慢性肾衰竭的同时伴有严重的高尿酸血症，痛风性关节炎频发，且每于发作后肾功能减退进展，尿素氮、肌酐升高明显。慢性肾衰竭患者尿酸排泄减少，或患者自身尿酸代谢障碍产生过多，堆积于体内，形成高尿酸血症，尿酸单钠盐沉积于关节囊即表现为痛风性关节炎，沉积于肾小管间质即表现为高尿酸血症肾病。患者每发作一次痛风性关节炎，肾功能减退即加剧一次。邹燕勤教授紧扣此临床特点，分析其病机为先天禀赋不足，后天饮食失调，起居失于调摄，而致脾肾两虚，湿浊、水湿（热）、痰浊、瘀血内生而阻滞经脉，渐至肾阴阳俱虚，寒热错杂，湿浊热痰瘀久蕴成毒。治疗上首先宜扶正保肾气，以补肾气为主，阴虚为主配合生地黄、山茱萸、何首乌等，兼阳虚则入肉苁蓉、巴戟天、菟丝子等温润之品；其次治疗上须截源疏流以祛邪，通过健脾化湿，如苍术、白术、薏苡仁、茯苓、山楂等品截断生痰之源，减少尿酸的形成，并通过通利二便，采用制大黄、生牡蛎、车前子、萹蓄、泽泻等，使尿素氮、肌酐、尿酸的排出增加；最后，可着力于运用促进尿酸排泄的药物，如玉米须、丝瓜络、萆薢、土茯苓等品。三法并举，以控制痛风的发作，延缓肾衰竭的进展。痛风急性发作期亦可入四

妙散、秦艽、山慈菇、络石藤、金银花藤等方药清热利湿，祛风通络，控
制关节炎。通过以上治疗，该患者痛风性关节炎发作明显减少，尿素氮、
肌酐、尿酸亦持续下降，肾功能控制得较为满意。

案 3. 肾虚湿浊之肾劳

【初诊】沈某，男，37 岁，2013 年 9 月 18 日。

患者因乏力 1 个月于 2013 年 8 月至当地医院查肾功能减退，血肌酐
180.5μmol/L，尿常规正常，谷丙转氨酶 41.4g/L，ECT 示总肾小球滤过率
62.4mL/min；至东部战区总医院查 B 超示左肾 98mm×49mm×49mm，右肾
90mm×43mm×45mm，皮质厚度不清，皮髓质边界清楚，皮质稍增强，近期
血压 118/80mmHg。刻下：腰痛牵及两胁，劳累后明显，纳寐可，夜尿 1 次，
大便日行 2 次，成形，咽痛，咽红。复查血尿素氮 21.39mmol/L，血肌酐
202μmol/L，白蛋白 48.6g/L，血尿酸 535μmol/L，总胆固醇/三酰甘油 2.63/2.58；
尿红细胞计数 2 万/mL，多形型；血常规示血红蛋白 153g/L，白细胞 9.7×10^9/L，
中性粒细胞 69.2%，血小板计数 151×10^9/L。患者否认高血压、糖尿病病史。
舌质红，苔黄，脉细。中医辨证属肾劳之肾虚湿浊证，西医诊断为慢性肾衰
竭。病机为脾肾亏虚，湿浊内蕴。治拟健脾益肾、和络泄浊法。

处方：川续断 10g，桑寄生 10g，杜仲 20g，牛膝 10g，太子参 20g，生
薏苡仁 30g，茯苓 30g，南沙参 20g，北沙参 20g，石斛 20g，丹参 20g，川芎
10g，积雪草 20g，土茯苓 20g，萹蓄 20g，制大黄 15g，车前子 30g，玉米须
30g。日服 1 剂，分 2 次服，21 剂。嘱患者优质低蛋白饮食。

【二诊】2013 年 10 月 9 日，复查肾功能示血尿素氮 6.1mmol/L，血肌酐
171.6μmol/L，半胱氨酸蛋白酶抑制剂 C 1.7mg/L，血尿酸 466.3μmol/L；血常
规示血红蛋白 156g/L，白细胞 11.1×10^9/L，中性粒细胞 66.1%，血小板计数
149×10^9/L。患者诉腰胁疼痛缓解，精神改善，纳寐可，夜尿 1 次，大便日
行 4~5 次，不成形。测血压 121/85mmHg。有脂肪肝。舌质红，苔中薄黄，
脉细。治拟益肾健脾、活络泄浊法。

处方：上方加炒山药 20g，炒芡实 20g，枸杞子 20g，日服 1 剂，分 2 次
服，21 剂。

【三诊】2013 年 11 月 27 日，查肝转氨酶升高，谷草转氨酶 120U，谷丙
转氨酶 54U，服"护肝片"后肝功正常，谷草转氨酶 39U，谷丙转氨酶 26U，

白蛋白 40.5g/L；肾功能示血尿素氮 6.6mmol/L，血肌酐 185μmol/L，血尿酸 385μmol/L。刻下：无所苦，腰酸痛不显，纳可，乏力不显，口苦未作，夜寐安，夜尿 1 次，大便日行 2～3 次，第 2、3 次不成形。舌质红，舌边有齿痕，苔薄黄，脉细。

处方：原方制大黄改 12g，加茵陈 20g，萹蓄 20g，炒山药 20g，垂盆草 30g。

【四诊】2013 年 12 月 18 日，复查肾功能示血尿素氮 6.9mmol/L，血肌酐 176.4μmol/L，半胱氨酸蛋白酶抑制剂 C 1.7mg/L，血尿酸 354.5μmol/L。刻下：无所苦，略感腰酸，近感冒，鼻塞流涕已好转，无咳嗽、咽痛，纳可，夜寐多梦，夜尿 1 次，大便日行 2～3 次，质稀，舌质红，苔薄黄。

处方：川续断 15g，桑寄生 15g，狗脊 20g，杜仲 20g，生地黄 10g，山茱萸 15g，生黄芪 30g，太子参 10g，生薏苡仁 30g，白术 10g，茯苓 30g，炒山药 20g，丹参 20g，川芎 10g，红花 10g，茵陈 20g，积雪草 20g，土茯苓 20g，萹蓄 20g，制大黄 15g，车前子 30g，生牡蛎 40g，小红枣 10g，甘草 5g。日服 1 剂，分 2 次服，14 剂。

【五诊】2014 年 1 月 15 日，复查血生化示血尿素氮 8.9mmol/L，血肌酐 167.9μmol/L，半胱氨酸蛋白酶抑制剂 C 1.6mg/L，血尿酸 451μmol/L，白蛋白 40.6g/L，谷草转氨酶 35U，谷丙转氨酶 25U，乳酸脱氢酶 388U/L；尿常规正常。患者尿频，无尿痛（有前列腺增生病史），时腰酸乏力，无腹痛，纳可，夜寐安，夜尿 1 次，大便日行 2～3 次，第 2、3 次质稀。测血压 130/87mmHg。苔薄黄，脉细。

处方：12 月 18 日方加玉米须 30g，茵陈 30g，五灵脂 30g，生蒲黄 30g；去狗脊、杜仲。日服 1 剂，分 2 次服，14 剂。

【按语】慢性肾衰竭病理机制总属肾元亏虚，脾肾衰惫，湿浊痰瘀潴留，邹燕勤教授提出慢性肾衰竭治当"平补"。肾元亏乏，阴阳俱损，本当法以峻补，但肾衰之病，大多累及脾（胃）、肺、肝、心等脏腑，病机演变因实致虚，因虚致实，而致虚实夹杂、正虚邪盛之证。一味峻补，恐恋邪难祛甚至邪实鸱张，加重病情；并且若以辛热、滋腻、寒凉之品投之，则易有伤阴遏阳湿滞之变。故邹燕勤教授提出，对于慢性肾衰竭治以"平补为上"，以缓缓图之。《灵枢·终始》云："阴阳俱不足，补阳则阴竭，泻阴则阳脱，如是者可将以甘药，不可饮以尽剂。"王肯堂于《证治准绳·关格》中亦明确提出"治主当缓"。邹燕勤教授于方中以川续断、桑寄生、牛膝等品平补肾气；生黄芪、党参（太子参）、白术、茯苓、生薏苡仁、炒山药补气健脾助运，以后天充养先天，兼补肾气以防过于滋腻碍胃，辛燥伤阴，困阻元气，而助湿浊（热）痰瘀内生，邪实鸱张。本病标实之证复杂多样，且脾肾不足之候十分突出，故邹燕勤教授于平补肾元的基础上，主张缓攻标实，通畅二便，常以制大黄和络泄浊，保持每天大便2～3次（勿使过泄），加强毒素的排泄，亦推陈出新，有助于肾气的恢复。针对水湿之邪，邹燕勤教授常施以淡渗利水，健脾助运，常用药如生黄芪、炒白术、茯苓皮、生薏苡仁、猪苓、玉米须、泽泻、车前子、六月雪、萹蓄、白茅根、芦根等；瘀血之邪则治以活血化瘀，养血和络，首选紫丹参、川芎、红花、当归、赤芍、怀牛膝、鸡血藤、蒲黄、五灵脂等品；对于浊毒之邪，施以化湿泄浊法，常用苍术、白术、藿香、佩兰、半夏、陈皮、薏苡仁、茯苓等；若中焦湿热，浊毒上攻，恶心呕吐，则先以紫苏叶黄连汤或左金连苏饮，配合辛开苦降法，以化中焦胶结之湿浊，再佐以制大黄，使邪毒下行，达于体外。邹燕勤教授对于此例患者施以平补平泻法，使其肾气渐复，浊毒瘀血渐祛，血肌酐获得缓慢而稳定的下降。

第 八 讲
尿路感染的中医辨治及调理

尿路感染是指病原体侵犯尿路黏膜或组织引起的尿路炎症,细菌、真菌、支原体、衣原体、病毒、寄生虫等多种病原体均可引起尿路感染。尿路感染可发生于各年龄段,女性尤其是妊娠期妇女较男性的发病率更高。本病临床症状较为复杂,无症状者称为无症状性菌尿,有症状者可表现为尿频、尿急、尿痛、尿血、腰痛、发热等,根据其表现可分为急、慢性肾盂肾炎,急、慢性膀胱炎,严重者可引发败血症、感染性休克等,部分反复发作或迁延不愈者,可导致慢性肾衰竭。

第一节　中医病名的认识

本病根据临床症状,归属于中医学"淋证""血淋""劳淋""腰痛""虚劳"等范畴。

淋证之名,首见于《黄帝内经》,有"淋""淋溲""淋满"等名称。汉代张仲景在《金匮要略·消渴小便利淋病脉证并治》中对本病的症状做了记述"淋之为病,小便如粟状,小腹弦急,痛引脐中",并将病机责之于"热在下焦"。朱震亨《丹溪心法》谓:"淋者,小便淋沥,欲去不去,不去又来。"又谓:"诸淋所发……于是有欲出不出,淋沥不断之状,甚者塞其间,则令人闷绝矣。"张介宾《景岳全书·淋浊》中描写更为具体"淋之为病,小便痛涩滴沥,欲去不去,欲止不止者是也"。

《诸病源候论》谓:"诸淋者,由肾虚而膀胱热故也",并指出"热淋者,三焦有热,气搏于肾,流入于胞而成淋也。其状小便赤涩。亦有宿病淋,今

173

得热而发者，其热甚则变尿血；亦有小便后如似小豆羹汁状者，蓄作有时也"，此处描述的症状与"血淋"符合。

《中藏经》第一次提出"劳淋"的病名，论述了劳淋的症状，"劳淋者，小便淋沥不绝，如水之滴漏而不断绝也"。《医学入门》说："劳淋者，痛引气冲，遇劳则发，痛坠及尻。"此处指出了"劳淋"多见于劳伤肾气而发病，症状可见"腰痛"。

第二节　临床诊断及治疗

一　临床表现

1. 病史

尿路感染患者有尿路感染病史，部分有反复发作。

2. 主要症状

本病患者多有尿频、尿急、尿痛等尿路刺激症状，部分患者无明显的尿路刺激症状，有些患者有发热、乏力、厌食及腰酸、腰痛等症状。也有部分患者由于体内存在易感因素，如尿道结石、尿道畸形等，常反复发作，久治不愈，可出现夜尿增多、水肿、高血压及慢性肾衰竭。

3. 主要体征

尿路感染患者可有脊肋角压痛或双肾叩击痛阳性。

4. 实验室检查

（1）**尿常规检查**：可见白细胞、红细胞，或白细胞酯酶增高，偶尔有微量蛋白尿。

（2）**尿细菌学检查**：清洁中段尿细菌培养菌落计数可以大于 10^5/mL，也可以仅有 $10^3 \sim 10^5$/mL，另有一部分患者菌落计数可为阴性。

（3）**尿白蛋白、β_2 微球蛋白测定**：急、慢性肾盂肾炎可有升高。

（4）**血常规检查**：急性肾盂肾炎血中白细胞及中性粒细胞可有升高。

（5）**超声波检查**：可明确肾脏有无大小不均匀、结石、肾盂积水等诱发尿路感染的因素。

（6）**影像学检查**：肾脏影像学检查对慢性肾盂肾炎的诊断有意义。静脉肾盂造影常见肾实质局灶性收缩，或肾脏轮廓不规则，双侧肾脏大小不等，或肾脏缩小。

二 中医病因病机

巢元方在《诸病源候论》中指出"诸淋者，由肾虚而膀胱热故也……若饮食不节，喜怒不时，虚实不调，则腑脏不和，致肾虚而膀胱热也……肾虚则小便数，膀胱热则水下涩，数而且涩，则淋沥不宣"，此篇高度概括了本病的病因病机特点。

1. 饮食不节

过食辛甘厚味，或嗜酒无度，损伤中焦脾胃，运化无常，酿生湿热，下注膀胱而发为本病。

2. 情志失畅

忧思恼怒，情志抑郁，肝失疏泄，气机不畅，气郁化火，肝经郁火影响膀胱气化，气化不利而为本病。

3. 外阴不洁

外阴污染秽浊污垢之邪，变生湿热毒邪，上逆侵及膀胱，膀胱气化不利，而为本病。

4. 过劳久病

劳累过度或房事不节，或年老久病，均可导致脾肾亏虚，脾虚则运化失常，肾虚而气化失司，气血津液不归正化，酿生湿热，流注下焦，膀胱气化不利，日久耗气伤阴，损伤肾元。

因此，本病的病位在肾与膀胱，涉及脾、肝等脏，病机特点是本虚标实，虚实夹杂。本病初起或急性期，以邪实为主；若治不得法，或病重药轻，或疾病缓解期显症虽除，但余邪未尽，停蓄下焦，耗伤气阴，致邪恋正虚，病邪常易因感冒、劳倦、情志不遂等因素起伏而使病情反复发作，缠绵难愈。

 ## 三 中医辨证分型

1. 下焦湿热证

症状：尿频、尿急、尿痛，小溲灼热，腰痛。

次症：小腹坠胀、口渴、口苦、便秘，舌苔白腻或黄腻，脉数。

2. 邪犯少阳证

主症：恶寒发热，恶心，尿频、尿急、尿痛。

次症：少腹胀痛，苔黄，舌质偏红，脉弦或弦数。

3. 热伤肾络证

主症：尿血，尿频、尿急、尿痛，腰痛。

次症：小溲灼热，小腹胀痛，苔薄黄，舌质红，脉细数。

4. 阴虚湿热证

主症：小便色黄，解时涩痛，腰府酸痛，面红低热，口干口渴。

次症：手足心热，大便秘结，舌苔黄腻或薄黄，舌质红，脉细或细数。

5. 气虚夹湿证

主症：神疲乏力，气短懒言，腰膝酸软，小便频数，解溲涩痛或小便淋漓不尽。

次症：大便稀溏，舌苔白或薄白，舌质淡红，脉细。

6. 气阴两虚兼湿热证

主症：腰膝酸软，小溲淋漓不畅或频数涩痛，气短乏力。

次症：面色少华，手足心热，便溏，双目干涩，舌质红，舌苔少，脉细或细数。

7. 脾肾阳虚证

主症：形寒怕冷，腰痛或腰膝酸软，神疲乏力，气短懒言。

次症：夜尿次频，大便稀溏，纳谷呆滞，浮肿尿少，脉细或沉细，苔白舌胖，有明显齿痕。

四 中医治疗方法

（一）辨证治疗

1. 下焦湿热证

治法：清热利湿，利水解毒通淋。

方剂：八正散加减。

药用：瞿麦 10g，萹蓄 10g，荔枝草 15g，车前草 15g，生薏苡仁 20g，

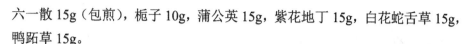

六一散 15g（包煎），栀子 10g，蒲公英 15g，紫花地丁 15g，白花蛇舌草 15g，鸭跖草 15g。

方解：瞿麦、萹蓄、荔枝草、车前草、六一散、鸭跖草清热利湿，利水通淋；栀子清泻三焦湿热；蒲公英、紫花地丁、白花蛇舌草清热解毒，利水通淋；生薏苡仁健脾化湿。诸药合用，共奏清热利湿、利水解毒通淋之功。

加减：湿重者，加制苍术、白术、藿香、佩兰；热重者，加黄柏；腹胀、便秘甚者，加制大黄；小腹坠胀者，加川楝子、乌药；伴有肉眼血尿或镜下血尿者，加白茅根、小蓟、仙鹤草、生地黄；伴有腰痛者，加川续断、桑寄生、杜仲、功劳叶。

2. 邪犯少阳证

治法：和解少阳。

方剂：小柴胡汤加减。

药用：柴胡 10g，黄芩 10g，茯苓 15g，生薏苡仁 20g，法半夏 10g，陈皮 10g，白茅根 15g，芦根 15g，蒲公英 15g，紫花地丁 15g，车前草 15g，生甘草 5g。

方解：方中柴胡味苦，性微寒，升阳达表，配黄芩以养阴退热；法半夏、陈皮、茯苓、生薏苡仁健脾和胃，降逆止呕；白茅根、芦根、蒲公英、紫花地丁、车前草清热解毒，利湿通淋；生甘草调和诸药。诸药合用，达和解少阳、清热利湿通淋之功。

加减：大便秘结者，加炒枳实、制大黄以通腑解毒；小腹胀满者，加乌药以理气止痛。

3. 热伤肾络证

治法：清利通淋，凉血止血。

方剂：小蓟饮子加减。

药用：大蓟 15g，小蓟 15g，生蒲黄 15g，生地榆 10g，白茅根 15g，芦根 15g，仙鹤草 15g，荠菜花 15g，小槐花 15g，水牛角片 10g，石韦 15g，车前草 15g。

方解：方中小蓟、大蓟、生蒲黄、生地榆、白茅根、水牛角片、荠菜花、小槐花、仙鹤草均能凉血止血，兼能祛瘀，可使血止而不留瘀；石韦、车前草利尿通淋，导热外出，可使热邪从小便而下；芦根能养阴，可防利尿伤阴。诸药合用，则达清利通淋、凉血止血之功。

177

加减：尿血不止者，可予参三七粉，每次 1g，每日 3 次；亦可予参三七粉与琥珀粉等份和匀，每次 1g，每日 3 次。

4. 阴虚湿热证

治法：滋阴清热。

方剂：知柏地黄汤加减。

药用：知母 10g，黄柏 10g，熟地黄 10g，枸杞子 10g，山药 15g，丹皮 10g，茯苓 15g，泽泻 10g，车前子 15g，石韦 15g，白花蛇舌草 15g，蒲公英 15g。

方解：知母、熟地黄、枸杞子、山药滋阴益肾；黄柏苦寒燥湿；丹皮、茯苓、泽泻渗湿浊，清虚热；车前子、石韦清热利水通淋；白花蛇舌草、蒲公英清热解毒，利水通淋。诸药相合，达滋阴益肾、清热通淋之效。

加减：尿频、尿急、尿痛重者，酌加瞿麦、萹蓄；腰痛者加川续断、功劳叶、杜仲；小腹胀者，加乌药；伴有肉眼血尿或镜下血尿者，加白茅根、小蓟、仙鹤草；阴虚甚者，加女贞子、旱莲草、生地黄。

5. 气虚夹湿证

治法：健脾补肾，益气清利。

方剂：补中益气汤合参苓白术散加减。

药用：太子参 15g，生黄芪 20g，白术 10g，生薏苡仁 15g，茯苓 15g，山药 15g，川续断 15g，桑寄生 15g，枸杞子 15g，车前草 15g，蒲公英 15g，白茅根 15g，芦根 15g。

方解：补中益气汤以益气健脾为长，参苓白术散则专于健脾化湿。方中太子参、生黄芪补气健脾；白术、生薏苡仁、茯苓、山药健脾化湿；川续断、桑寄生、枸杞子补益肾气；车前草、蒲公英、白茅根、芦根清热利湿。诸药相合，达健脾补肾、益气清利之效。

加减：若湿偏盛见胸闷、纳呆、苔白腻者，可用胃苓汤或藿朴夏苓汤加清利之品；纳呆明显者，加焦谷芽、焦麦芽以助消化；脘腹胀滞者加佛手片、枳壳、砂仁、紫苏梗等理气消胀以助运化。

6. 气阴两虚兼湿热证

治法：益气养阴，清利湿热。

方剂：参麦地黄汤加减。

药用：太子参 15g，生黄芪 20g，北沙参 10g，麦冬 10g，生地黄 10g，枸杞子 15g，生薏苡仁 15g，茯苓 15g，山药 15g，白茅根 15g，芦根 15g，白花蛇舌草 15g，鸭跖草 15g，蒲公英 15g，车前草 15g。

方解：本方即六味地黄汤加太子参、黄芪而成。太子参、生黄芪补气健脾，且太子参性润，无温燥之弊；生地黄、北沙参、麦冬、枸杞子、山药滋养肝脾肾之阴；茯苓、生薏苡仁健脾化湿，并防养阴之品滋腻助湿，白茅根、芦根、白花蛇舌草、鸭跖草、蒲公英、车前草清利湿热。诸药合用，共达益气养阴、清利湿热之效。

加减：若下焦湿热明显，尿频、尿急、尿痛，常发低热者，可加金银花、黄芩、石韦、紫花地丁等以清热利湿；若心烦寐差者，加炒川黄连、竹叶、栀子、莲子心等以清心安神；尿血者加仙鹤草、大蓟、小蓟、荠菜花等以凉血止血。

7. 脾肾阳虚证

治法：健脾补肾，温阳渗湿。

方剂：济生肾气丸加减。

药用：炙桂枝 6g，熟附子 10g，生薏苡仁 15g，茯苓 15g，山药 15g，菟丝子 15g，生黄芪 20g，枸杞子 15g，泽泻 10g，车前子 15g（包煎），怀牛膝 15g，白茅根 15g，芦根 15g。

方解：方中炙桂枝、熟附子、菟丝子温补肾中之阳气；山药、枸杞子滋补肾中之阴；怀牛膝补肝肾；生黄芪益气；生薏苡仁、泽泻、茯苓、车前子利水渗湿；白茅根、芦根清热，与温补药配伍，以使温而不燥。全方达健脾补肾、温阳渗湿之功。

加减：腰痛明显者，加川续断、桑寄生、制狗脊、杜仲以补肾强腰；纳少明显者加焦谷芽、焦麦芽、焦山楂、焦神曲、鸡内金、砂仁、蔻仁以消食和胃；肾功能减退者，按慢性肾衰竭论治。

（二）中成药治疗

1. 口服中成药

（1）三金片：主要成分为金樱根、菝葜、八月札、金沙藤、积雪草。功效：清利湿热。该药适用于下焦湿热所致的热淋、小便短赤、淋沥涩痛、尿急频数，或急慢性肾盂肾炎、膀胱炎、尿路感染见上述证候者。每日 3 次，每次 3 片。

（2）癃清片：主要成分为泽泻、车前子、败酱草、金银花、牡丹皮、白花蛇舌草、赤芍、仙鹤草、黄连、黄柏。功效：清热解毒，凉血通淋。该药用于热淋所致的尿频、尿急、尿痛、尿短、腰痛、小腹坠胀等症者。每日 2 次，每次 6 片，重症每次 8 片。

（3）尿感宁颗粒：由大海金沙藤、连钱草、凤尾草、紫花地丁、萹草等组成。功效：清热解毒，通淋利尿，抗菌消炎。该药用于膀胱湿热所致淋证者，症见尿频、尿急、尿道涩痛、尿色偏黄、小便淋漓不尽等，或急、慢性尿路感染见上述证候者。每日 3～4 次，每次 12g（1 袋），开水冲服。

（4）清热通淋胶囊：由爵床、苦参、白茅根、硼砂等组成。功效：清热利湿通淋。该药用于下焦湿热所致热淋者，症见小便频急、尿道刺痛、尿液混浊、口干苦等，以及急性下尿路泌尿系统感染见上述症状者。口服，每日 3 次，每次 4 粒，2 周为 1 个疗程。

（5）热淋清片：成分为头花蓼。功效：清热解毒，利尿通淋。该药用于湿热蕴结所致小便黄赤，淋漓涩痛之症，或尿路感染、肾盂肾炎见上述证候者。口服，每日 3 次，每次 3～6 片。

（6）知柏地黄丸：主要成分为知母、黄柏、熟地黄、山茱萸（制）、牡丹皮、山药、茯苓、泽泻。功效：滋阴清热。该药用于阴虚湿热的慢性肾盂肾炎或尿道炎症缓解期患者。口服，每日 3 次，每次 8 丸。

（7）百令胶囊或金水宝胶囊：主要成分为人工培养冬虫夏草菌丝。功效：补益肺肾。该药适用于慢性肾盂肾炎患者。每日 3 次，每次 4 粒。

2. 静脉滴注中成药

鱼腥草注射液：主要成分为鱼腥草，具有清热解毒利湿功效。每次 40～60mL 鱼腥草注射液，加入 5%或 10%葡萄糖注射液或 0.9%氯化钠注射液 250～500mL 中静脉滴注，每日 1 次。该药适用于膀胱湿热证者。

3. 外洗方

藿香 30g，佩兰 50g，苍术 30g，白术 30g，蒲公英 50g，紫花地丁 50g，苦参 50g，车前草 50g，野菊花 50g，水煎外洗、坐浴。

（三）饮食忌宜及单方食疗

1. 饮食忌宜

尿路感染患者应多饮水，勤排尿，注意阴部的清洁。其宜食清淡、富含水分的食物，忌辛辣、刺激食物，忌食温热性食物；调节情志，保持心情舒畅，忌劳累。

2. 食疗

车前草 50g，蒲公英 50g，煎汤代茶，每日频饮，具有清利湿热作用。

第三节　临床治疗心得

一　清热利湿贯穿全程

本病在急性期湿热下注的表现突出，而在疾病缓解、迁延、恢复的过程中虽然不一定明显，但观其舌苔可见始终白腻或黄腻，可见湿热之邪长期存在，贯穿于本病始末，是本病缠绵难愈的主要因素。能否有效地清除湿热，是控制疾病反复的重要环节。湿热证的临床辨证应根据患者有无尿频、尿急、尿痛症状，有无尿道灼热、尿黄或黄赤，舌苔白腻或黄腻等来进行辨别。临床上根据湿热的轻重选择不同的药物，下焦湿热明显者，邹燕勤教授用黄柏、栀子、萹蓄、瞿麦、紫花地丁、凤尾草清热解毒，利湿通淋；大便干结者可配用大黄泻热，但由于该药物过于苦寒，故不可常用，应中病即止，以防其损伤脾胃之气。邹燕勤教授对患者病程各个阶段常配合车前草、蒲公英、荔枝草、白花蛇舌草、鸭跖草，该类药物清利湿热，但不甚苦寒，也无伤胃之虞。

二　合并症时兼顾用药

尿路感染者有单发，也有较多为其他疾病而并发或诱发。例如，并发肾结石者，治疗当结合清热利湿，通淋排石，邹燕勤教授常加用金钱草、海金沙、石韦、冬葵子、鸡内金。对于前列腺增生并发感染者，治疗首当益肾，增强膀胱气化功能，辅以活血利湿清热，如配合乌药、小茴香、冬葵子等。兼有妇科炎症者，应分清病位，将全身用药与局部塞阴用药相结合。附件炎时中药可选红藤、败酱草；阴道炎时可选椿根皮、蜀羊泉、土茯苓、苦参等；妇女下焦湿热，外阴灼热瘙痒，带下色黄、量多、有异味者，予苦参、蒲公英、野菊花、蛇床子、车前草等煎汤外洗坐浴。

尿血为尿路感染患者的常见症状，对于血尿色鲜，伴有明显尿频、尿痛者常用清利止血之品，邹燕勤教授常用白茅根、大蓟、小蓟、槐花、荠菜花，并用三七粉、琥珀粉，也常配合收敛止血的仙鹤草、茜草、侧柏叶、生蒲黄等中药。

三 时时注意顾护脾肾之气

《诸病源候论》对淋证的病机总结为"诸淋者，由肾虚而膀胱热故也"，可见，肾虚和湿热是其正虚和标实的两个主要因素。肾虚是其发病的内在因素，这符合《灵枢·百病始生》中"风雨寒热，不得虚，邪不能独伤人"的论述。而肾气不足之体，外感湿热，病邪可乘虚而入导致疾病发生，即《素问·评热病论》所说"邪之所凑，其气必虚"之理。邹老认为"肾气"，应泛指肾的气化功能，人体的正气，也包括免疫调节能力。尿路感染的患者，在急性发作阶段可能标实较甚，但在缓解阶段，以及反复发作的慢性期则更多表现为肾气不足，故邹燕勤教授认为当抓住肾虚这一关键环节。补肾是其常用之法，特别是平补肾气，常用杜仲、续断、桑寄生、制狗脊、怀牛膝等中药，偏阳虚者则加用菟丝子、淫羊藿，但少用温燥的附子、肉桂，虑其湿热未清，以免助热伤阴；偏阴虚者结合生地黄、女贞子、枸杞子、芦根滋阴而不滋腻助湿滞气；而对肾气不固，尿频失禁者则配合覆盆子、金樱子、芡实、沙苑子补肾固摄。

此外，由于湿热内蕴，易伤中焦脾胃，且清利湿热之品大多苦寒，故尿路感染患者常有胃脘不适、腹胀等症状，邹燕勤教授在补肾时常结合益气健脾的中药，如炒党参、生黄芪、炒白术、茯苓、薏苡仁、炒山药、芡实、焦谷芽、焦麦芽、焦山楂、焦神曲等，因脾胃健运，可绝其生湿之源，并补后天以充实先天肾气。

四 避免诱发加重因素

对于反复发作的、难治性的尿路感染，临床发现其病情的反复多与外感、劳倦、情志不遂等因素诱发或加重有关，这在劳淋中尤为突出。故巢元方谓："劳淋者……劳倦即发也。"此处指出了劳淋的证候表现为劳倦即发。李中梓《医宗必读》认为劳淋有脾劳、肾劳之分。清代顾靖远则将劳淋分为肾劳、脾劳、心劳三类，指出了劳淋可由房劳、思虑、劳倦而诱发或加重。从临床观察本病可由多种原因而诱发或加重，遇劳、感寒、郁怒、思虑为最常见原因，此与现代研究认为本病发病与机体免疫功能紊乱有关的观点相吻合。因此，邹燕勤教授强调此类患者宜畅情志，适寒温，节劳欲。

第四节　典型病例

案 1. 气阴两虚，湿热下注淋证

【初诊】徐某，女，57 岁，2006 年 6 月 23 日。

患者 1 周前憋尿后感尿急、尿痛，自行使用抗生素治疗后症状好转，尿培养阴性，今查尿常规示白细胞计数 127.6/μL。刻下：溲热，尿痛，精神尚好，纳可，舌质偏红，舌边有齿痕，苔薄黄。本病中医诊断为"淋证"，西医诊断为"膀胱炎"。病机属气阴两虚，湿热下注。治疗予以益气养阴、清热利湿法。

处方：太子参 20g，生薏苡仁 20g，茯苓 20g，川石斛 20g，生地黄 10g，瞿麦 20g，萹蓄 20g，蒲公英 20g，紫花地丁 15g，凤尾草 15g，白茅根 20g，芦根 20g，车前草 15g，知母 6g，黄柏 6g，荔枝草 15g，谷芽 20g，麦芽 20g，14 剂，水煎服，每日 1 剂，分 2 次服。并嘱患者多饮水。

【二诊】2006 年 7 月 7 日，患者有"霉菌性阴道炎"病史，西医予碳酸氢钠片等药治疗，仍感溲热，尿痛，但较前减轻，脉细，苔黄，舌边有齿痕。

处方：①瞿麦 20g，萹蓄 20g，蒲公英 15g，紫花地丁 15g，太子参 20g，生薏苡仁 20g，茯苓 20g，炒山药 20g，谷芽 20g，麦芽 20g，炙鸡内金 6g，

白茅根 20g，芦根 20g，凤尾草 15g，川续断 15g，枸杞子 20g，21 剂，水煎服，每日 1 剂，分 2 次服。②藿香 50g，佩兰 50g，苍术 30g，白术 30g，蒲公英 50g，紫花地丁 50g，苦参 50g，车前草 50g，野菊花 50g，7 剂，水煎外洗坐浴。

【三诊】2006 年 7 月 28 日，患者仍有时溲热，尿意频频，尿量不多，胃纳可，苔黄，脉细。

处方：7 月 7 日方①加生黄芪 20g，荔枝草 15g，14 剂，水煎服，每日 1 剂，分 2 次服。并服金水宝，每次 4 粒，每日 3 次。

【按语】尿路感染多见于生育期后的女性，绝经期后妇女也尤为多见。本例膀胱炎患者尿痛、溲热的尿路症状较为明显，且霉菌性阴道炎是其易感和诱发因素，西药不能根本缓解其症状。病非初发，病情迁延反复，病理性质属于本虚标实，虚实夹杂。脾肾气阴两虚为本，湿热下注，膀胱气化不利为标。治宜标本兼顾，或扶正为主，兼顾祛邪，或治标为先，兼以扶正。方中以太子参、生薏苡仁、茯苓、炒山药、生地黄、川石斛等益气养阴，健脾益肾；以瞿麦、萹蓄、白茅根、芦根等清利通淋；知母、黄柏清利下焦湿热；蒲公英、紫花地丁、凤尾草、荔枝草、车前草等清热解毒。药理研究表明，蒲公英、紫花地丁对大肠杆菌等尿路感染常见致病菌具有抑制的作用，所以在治疗尿路感染时常成对使用。对于女性有阴道炎的患者，尿路感染发作时常合并有阴道炎的症状，以清利解毒的药物煎汤外洗坐浴，与内服药物配合使用，内外兼治，能更好地缓解症状。

案 2. 肾虚湿热腰痛

【初诊】王某，女，52 岁，2007 年 9 月 5 日。

5 年前患者开始反复感腰痛，尿液检查有白细胞，给予抗感染治疗后缓解。平素尿频，夜尿多，检查发现尿渗透压减低。4 日前因劳累腰痛再发，伴有发热，体温 37.8～38.0℃，中段尿培养检出产酸克雷伯菌，予头孢哌酮静脉滴注 4 日。今体温 37.2℃，尿频，夜尿多，每夜 1～2 次，溲黄，脉细，苔薄黄，舌质红。本病中医诊断为"腰痛"，西医诊断为"慢性肾盂肾炎急性发作"。中医辨证为肾虚湿热，治疗予益肾清利之法。

处方：瞿麦 20g，萹蓄 20g，蒲公英 20g，紫花地丁 20g，川续断 10g，桑寄生 15g，制狗脊 15g，枸杞子 20g，金银花 10g，连翘 20g，白茅根 20g，芦根 20g，车前草 20g，萆薢 15g，茯苓 20g，川石斛 20g，谷芽 20g，麦芽 20g，14 剂，水煎服，每日 1 剂，分 2 次服。

【二诊】2007 年 9 月 26 日，患者右侧腰背疼痛，疲劳，乏力，胃脘不适，尿频改善，尿中偶有泡沫，纳寐可，大便日行 1 次，质软成形，苔厚黄，脉细。

处方：川续断 15g，桑寄生 15g，太子参 20g，生黄芪 20g，制黄精 10g，枳壳 10g，佛手片 10g，生薏苡仁 20g，茯苓 20g，白茅根 20g，芦根 20g，车前子 30g，白及 10g，谷芽 20g，麦芽 20g，川石斛 20g，荔枝草 20g，萹蓄 20g，荷叶 20g，生山楂 10g，决明子 20g，14 剂，水煎服，每日 1 剂，分 2 次服。

【三诊】2007 年 10 月 10 日，9 月 21 日查尿常规示隐血±，白细胞±，白细胞计数 36.3/μL；血脂示三酰甘油升高。9 月 25 日查 B 超示轻度脂肪肝，双肾输尿管未见异常，尿渗透压降低。刻下：尿频，量多，腰背疼痛，纳寐可，大便日行 1 次，成形，苔黄，脉细。

处方：9 月 26 日方，将生黄芪改为 30g，14 剂，水煎服，每日 1 剂，分 2 次服。嘱患者多饮水助排尿。

【四诊】2007 年 10 月 31 日，患者尿频好转，夜尿 3 次，大便溏，腰痛，乏力，脉细，苔薄黄。尿常规检查正常。

处方：太子参 30g，生黄芪 30g，生薏苡仁 30g，茯苓皮 30g，川续断 15g，桑寄生 15g，菟丝子 15g，荷叶 20g，生山楂 10g，决明子 10g，车前子 30g，枳壳 10g，佛手片 10g，蒲公英 20g，白茅根 20g，芦根 20g，荠菜花 20g，红枣 10g，14 剂，水煎服，每日 1 剂，分 2 次服。另服保肾片，每次 4 片，每日 3 次。

【五诊】2007 年 11 月 21 日，患者腰痛，夜间尿频，3～4 次，大便日行 1 次，质软成形，进食后胃脘反酸不适。复查血脂正常，尿渗透压 438mOsm/(kg·H$_2$O)，尿常规示红细胞计数 11.4/μL；内生肌酐清除率 102.5mL/min。脉细，苔薄黄，舌质红。

处方：10 月 31 日方加生地黄 10g，山茱萸 10g。

【六诊】2007 年 12 月 19 日，患者夜尿 3 次，右侧腰部酸痛，疲劳乏力，偶有胃痛不适，大便溏，复查尿常规无异常，脉细，苔薄黄。

处方：川续断 15g，桑寄生 15g，制何首乌 20g，菟丝子 20g，覆盆子 15g，金樱子 15g，生薏苡仁 20g，茯苓 20g，太子参 20g，生黄芪 30g，蒲公英 20g，紫花地丁 20g，萆薢 20g，土茯苓 20g，车前子 30g，葛根 30g，荷叶 20g，生山楂 15g，决明子 10g，14 剂，水煎服，每日 1 剂，分 2 次服。另服保肾片，每次 4 片，每日 3 次；金水宝，每次 4 片，每日 3 次。

【按语】慢性肾盂肾炎急性发作的辨治同急性肾盂肾炎。在发作的急性期，以腰痛、发热、尿频、尿急、尿痛等为主要表现，辨证属实，当清热利湿，继则治标，祛邪治标。本例患者为慢性肾盂肾炎，平素夜尿增多，具有肾气不足的一面，以肾虚为本，故治疗上还需兼顾补益肾元。初诊之时，急则治标，兼顾补肾，以萹蓄、瞿麦、蒲公英、紫花地丁清热通淋解毒；川续断、桑寄生、制狗脊、枸杞子等补益肾气，以助气化；金银花、连翘清热解毒；白茅根、芦根、车前草、萆薢等清热利湿解毒；茯苓、谷芽、麦芽健脾消食助运。待患者病情缓解，实邪渐去，转而补益肾元，扶正固本，兼顾祛除余邪。方中太子参、生黄芪、川续断、桑寄生、菟丝子、枸杞子、川石斛等益气养阴，补益肾元。腰痛明显时，以独活桑寄生汤为主加减；肾气不固，夜尿频多者，应补肾固摄，取五子衍宗丸之意，酌加菟丝子、覆盆子、金樱子等药。该患者合并脂肪肝，故方中加入荷叶、生山楂、决明子等以升清降浊清肝降脂。而湿热之邪难以尽除，使病情缠绵难愈，并易迁延反复，故清热利湿治法应贯穿于病程始终。

案 3. 肾虚湿热劳淋

【初诊】恽某，女，78 岁，2008 年 1 月 25 日。

患者 1 年多前因劳累后感尿频、尿急、尿痛，予抗感染治疗，症状缓解。此后常于劳累后出现尿频、尿急、尿痛。近来尿常规检查持续阴性，自觉疲劳，腰酸，大便日行 1～2 次，质稀，舌苔黄薄，舌淡红，脉细。本病中医诊断为"劳淋"，西医诊断为"慢性肾盂肾炎"。中医辨证属脾肾气虚，湿热内蕴。治以补气益肾健脾、清热利湿解毒法。

处方：炒党参 20g，生黄芪 20g，炒白术 10g，茯苓 20g，薏苡仁 20g，炒山药 20g，炒芡实 20g，焦谷芽 20g，焦麦芽 20g，焦山楂 20g，焦神曲 20g，川续断 15g，桑寄生 15g，枸杞子 20g，蒲公英 20g，车前草 20g，荔枝草 20g，

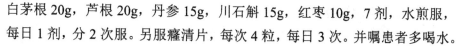

白茅根 20g，芦根 20g，丹参 15g，川石斛 15g，红枣 10g，7 剂，水煎服，每日 1 剂，分 2 次服。另服癃清片，每次 4 粒，每日 3 次。并嘱患者多喝水。

【二诊】2008 年 3 月 14 日，患者慢性肾盂肾炎反复发作，近已稳定。现纳可，夜寐差，时难入睡，大便日行 1 次，质软，夜尿 2 次，舌质紫暗，苔黄，脉细，尿常规检查正常。治以益肾清利法巩固，兼以宁心安神。

处方：川续断 15g，桑寄生 15g，制狗脊 15g，太子参 20g，生黄芪 30g，蒲公英 20g，紫花地丁 15g，生薏苡仁 20g，茯苓 30g，白茅根 20g，芦根 20g，车前草 20g，青龙齿 20g，酸枣仁 15g，制何首乌 30g，首乌藤 30g，合欢皮 30g，枸杞子 20g，14 剂，水煎服，每日 1 剂，分 2 次服，嘱患者多饮水。

【三诊】2008 年 4 月 18 日，患者一般情况尚可，寐好，用力后偶有小便失禁，舌质暗红，苔黄，脉细。

处方：3 月 14 日方加丹参 20g，川芎 10g，菟丝子 15g，金樱子 10g，去紫花地丁、蒲公英。

【四诊】2008 年 5 月 30 日，患者纳可，寐安，二便调，脉细略弦，苔黄，舌质暗红。尿常规检查无异常。患者慢性肾盂肾炎常反复急性发作，近阶段病情较之前稳定。治从益肾气、清湿热法，继续巩固。

处方：川续断 15g，桑寄生 15g，制狗脊 15g，制何首乌 20g，枸杞子 20g，太子参 30g，生黄芪 30g，生薏苡仁 20g，茯苓皮 30g，瞿麦 20g，萹蓄 20g，蒲公英 20g，白茅根 20g，芦根 20g，车前草 15g，小红枣 10g，六一散 10g（包煎），丹参 15g，14 剂，水煎服，每日 1 剂，分 2 次服。

【按语】慢性肾盂肾炎遇劳即发，易反复发作，属中医学"劳淋"之范畴。本病多见于老年女性。年老体衰，肾气亏损，抗邪无力，湿热之邪留恋。腰酸、夜尿多，俱为肾气亏虚、外府失养、气化无力、固摄无权之象。而患者病程中多使用抗生素等药物伤脾败胃，日久脾气亦虚，可见大便稀溏。因此，本病以脾肾气虚为本，湿热留恋为标，本虚标实，虚实夹杂，病属难治。治疗时应注意补益中气，鼓舞肾气，以求恢复膀胱气化之功能。处方以川续断、桑寄生、制狗脊、制何首乌、枸杞子等补益肾元；生黄芪、太子参、生薏苡仁、茯苓皮健脾益肾；萹蓄、瞿麦、蒲公英、白茅根、芦根、车前草等清热利湿；稍佐丹参活血和络。

案 4. 气虚湿热劳淋

【初诊】李某，女，70 岁，2008 年 10 月 22 日。

5 年前患者开始出现尿频、尿急，每于劳累后发作，予抗感染治疗缓解。尿液检查示隐血＋＋，曾查肾图示双肾功能轻度受损。有"慢性浅表性胃炎伴糜烂"病史。今诊：尿频，偶有尿急，口干，饮水尚可，自觉咽痛，喉中有痰，胃脘疼痛时作，活动时双膝疼痛，纳少，夜寐差，大便干结，日行 1 次，舌苔薄黄，脉细弦。今日尿常规检查示隐血＋，红细胞计数 19/μL。本病中医诊断为"劳淋"，西医诊断为"慢性肾盂肾炎"。辨证属脾肾气虚，湿热内蕴，气机阻滞。治以益肾健脾、清热化湿行气法。

处方：太子参 20g，生黄芪 30g，生薏苡仁 20g，茯苓 30g，山药 20g，枳壳 10g，佛手 10g，法半夏 6g，陈皮 10g，焦谷芽 20g，焦麦芽 20g，首乌藤 30g，青龙齿 20g，合欢皮 30g，白茅根 30g，仙鹤草 30g，茜草 20g，火麻仁 20g，小红枣 10g，炙甘草 6g，荠菜花 20g，浙贝母 10g，玄参 10g，14 剂，水煎服，每日 1 剂，分 2 次服。

【二诊】2008 年 11 月 5 日，患者上述症状均有所好转，大便日行 1 次，尚成形，关节仍感疼痛，纳可，夜尿 2 次，偶尿频，大便略干，脉细弦，苔薄黄腻。测血压 130/90mmHg。仍以益肾健脾法进治。

处方：原方加青风藤 20g，鸡血藤 20g，川续断 15g，去玄参、小红枣，14 剂，水煎服，每日 1 剂，分 2 次服。

【三诊】2008 年 11 月 19 日，今日尿常规示隐血＋＋。患者诉夜寐转安，关节疼痛，偶尿频、尿急，夜尿 2 次，大便一日 1 次，略干，午后头痛不适，喉中仍感有痰，色白夹淡黄色，脉细弦，苔薄黄。以益肾健脾、宁心渗利法进治。

处方：川续断 10g，桑寄生 10g，厚杜仲 20g，怀牛膝 10g，太子参 20g，生黄芪 20g，生薏苡仁 20g，茯苓皮 30g，枳壳 10g，佛手片 10g，蒲公英 20g，紫花地丁 20g，青龙齿 20g，合欢皮 30g，首乌藤 30g，柏子仁 15g，白茅根 30g，仙鹤草 30g，荠菜花 20g，小槐花 20g，车前草 15g，14 剂，水煎服，每日 1 剂，分 2 次服。

【按语】本案属中医学"劳淋"范畴，是本虚标实的证候，后期可因湿浊蕴阻，而导致肾劳的发生，此种预后不佳。本案患者已出现肾功能轻度减退。治疗当扶正祛邪。邹燕勤教授喜用蒲公英、紫花地丁药对以清热解毒，药理研究证明其具有抗炎、杀菌的作用，慢性肾盂肾炎急性发作期常用。仙鹤草、荠菜花、小槐花药对能清热解毒凉血，且均为植物富含营养的部分，故有治虚劳的作用。久病尿血，包括长期镜下血尿者常用。

第 九 讲
泌尿系肿瘤的中医辨治及调理

泌尿系肿瘤包括肾癌、肾输尿管癌、膀胱癌等。近年来随着社会发展、人口老龄化、环境污染的加重，泌尿系肿瘤的发病率呈上升趋势。此类疾病的病因至今不明，目前认为可能与遗传、接触致癌物质、吸烟、病毒、内分泌激素、营养等因素相关。在泌尿系肿瘤中，肾癌的发病率仅次于膀胱癌，患者男性多于女性，发病年龄多在 50 岁以上，城市多于农村。据统计，肾癌占成人恶性肿瘤的 3%，占原发性肾脏恶性肿瘤的 85%。常见的肾癌亚型有肾透明细胞癌、乳头状肾细胞癌、肾嫌色细胞癌等。泌尿系恶性肿瘤具有较高的复发率，并且部分病例伴有浸润、转移。泌尿系肿瘤的治疗，对于早期无转移性病例采取手术切除，并联合放疗、化疗、免疫治疗、内分泌治疗、生物靶向治疗等。本病经手术治疗后，仍有复发、转移的可能，且术后有较大概率出现肿瘤远处转移。良性病例大多采取保肾单位手术，但恶性病例由于根治手术，术后肾单位的丧失，且术后的并发症较多，以及药物、放疗、化疗的损伤，往往术后或药后，放、化疗后出现肾功能损害，最终导致肾衰竭。

第一节　中医病名的认识

中医对于泌尿系肿瘤的认识，在历代医籍中并无统一的病名，根据其临床表现，可将其归属于中医学"尿血""腰痛""癌病""积聚""肾劳"等病的范畴。

尿血属于"血证"的范畴。早在《黄帝内经》即记载了出血病证，对引起出血的原因及部分出血病证的预后有所论述。《灵枢·百病始生》曰:"阳络伤则血外溢,血外溢则衄血;阴络伤则血内溢,血内溢则后血。"汉代张仲景、唐代孙思邈的治血证方剂至今仍广泛应用。明代虞抟《医学正传》中将各种出血归纳一起,以"血证"名之。《景岳全书》对血证做了较为系统的归纳,将出血的病机概括为"火盛""气伤"两个方面。清代唐容川《血证论》提出止血、消瘀、宁血、补血四法,是通治血证的大纲,目前仍指导临床。

腰痛在历代医籍中早有论述。《素问·脉要精微论》中云:"腰者,肾之府,转摇不能,肾将惫矣。"此处说明了腰痛的特点。《金匮要略·五脏风寒积聚病脉证并治》言:"肾著之病,其人身体重,腰中冷,如坐水中。"清代《七松岩集》指出腰痛有虚实之分。李用粹《证治汇补》提出治疗应分标本缓急。

癌病的这一病名,是多种恶性肿瘤的总称,其中包括肾癌、膀胱癌等。早在殷墟甲骨文就有"瘤"的记载。《黄帝内经》对瘤的形成进行了较详细的论述,如《灵枢·九针论》曰:"四时八风之客于经络之中,为瘤病者也。"并将瘤初步分为筋瘤、肠瘤、骨瘤、肉瘤、脊瘤等。汉代张仲景创制大黄䗪虫丸、鳖甲煎丸等治疗癌病的有效方剂。唐代孙思邈善用虫类药治疗肿瘤。"癌"字首见于宋代东轩居士《卫济宝书》。历代医籍文献中还有许多病证,虽无"癌"之名,却包含癌病的证候。隋代巢元方《诸病源候论》之"癥瘕""积聚"等均与现今某些恶性肿瘤相类似。

积聚是指腹内积块,或胀或痛的病证。聚属无形,而积为有形。《黄帝内经》首先论述了积聚的形成和治疗原则。《灵枢·五变》云:"皮肤薄而不泽,肉不坚而淖泽。如此则肠胃恶,恶则邪气留止,积聚乃伤。脾胃之间,寒温不次,邪气稍至,稽积留止,大聚乃起。"《难经·五十五难》将积与聚在病理及临床症状上做了明确区别"积者五脏所生,聚者六腑所成"。《金匮要略·五脏风寒积聚病脉证并治》进一步说明"积者,脏病也,终不移;聚者,腑病也,发作有时"。明代李中梓《医宗必读》提出积聚分为初、中、末期三个阶段的治疗原则,受到后世医家的重视。

邹燕勤教授认为,泌尿系肿瘤发展至慢性肾衰竭阶段,中医病名归属"肾劳"范畴。

第二节　临床诊断及治疗

一　临床诊断

1. 症状体征

本病大多数发生在 50 岁以上的中老年人，极少数发生于青壮年，男女比例为 2：1，早期多无自觉症状。血尿、疼痛、肿块是泌尿系肿瘤常见的症状，尤以血尿和疼痛最为常见，发热、高血压、贫血、消瘦等全身表现也应受到重视，肾癌的初发症状也可能是转移癌所致，如咯血、骨折、神经麻痹等。

2. 一般检查

尿常规可见数量不等的红细胞，而尿常规完全正常也不能排除泌尿系肿瘤。尿液脱落细胞学检查可见阳性，患者红细胞沉降率、尿乳酸脱氢酶、尿β-葡萄糖醛酸苷酶等均有明显升高，上述指标均有特异性。

3. 超声波检查

超声波检查是肾脏肿瘤的首选检查方法。肿瘤超过 1cm，超声波可准确扫描出肿瘤的大小、位置、有无侵犯肾周器官，肝脏有无转移及腹膜后有无肿大淋巴结，有助于肾癌的临床分期。由于超声波对液体无回声的特点，可鉴别肾囊性肿块和实质性肿块，超声波对肾癌的鉴别诊断有其他检查不可替代的作用。

4. X 线检查

随着现代化诊断设备的应用和诊断水平的提高，X 线检查已不是泌尿系肿瘤唯一的诊断手段，但仍是常规的诊断方法。

（1）**尿路平片**：肾外形在肿瘤部位可见变形，肿瘤内可见钙化、局限或弥漫絮状影。

（2）**静脉肾盂造影或逆行肾盂造影**：是诊断肾脏肿瘤最基本的方法，可显示肾盏受压变形的情况。肾癌侵入肾盂、肾盏时，则有充盈缺损，需与肾盂癌相鉴别。

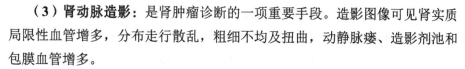

（3）**肾动脉造影**：是肾肿瘤诊断的一项重要手段。造影图像可见肾实质局限性血管增多，分布走行散乱，粗细不均及扭曲，动静脉瘘、造影剂池和包膜血管增多。

5. CT 检查

肾癌可见肾脏不规则增大，可测定肿瘤大小、位置、密度等，以及侵入周围器官组织的情况，有无淋巴结转移，腔静脉有无癌栓等，对分期及指导手术极有帮助，对肾脏囊性和实质性占位的鉴别有重要价值。

6. MRI 检查

其优点在于一次扫描可获得肾脏横断面、冠状面、矢状面的图像，避免CT 可能存在的伪影，可很好地区分囊肿和实质性占位。MRI 显示肿瘤侵犯的范围优于 CT，可用作肾肿瘤的术前分级和术后随访，但其对肿瘤的发现不如CT 检查。

7. 放射性核素检查

其主要了解双侧肾脏功能，同时显示肾脏形态，对不能做静脉肾盂造影的患者更为合适。由于灵敏度不高，直径小于 2cm 或位于肾脏边缘的占位性病变不能显示，且不能鉴别占位性病变的性质，临床较少用于肾肿瘤和肾囊肿的鉴别。

8. 内窥镜检查

泌尿系肿瘤如膀胱癌、输尿管癌等，通过超声波、X 线、CT、MRI 等检查不能明确者，可行膀胱镜、输尿管镜等检查以明确，可以直接获得病理诊断，并同时采取治疗措施。

二 中医病因病机

《素问·四时刺逆从论》曰："少阴……涩则病积溲血。"《中藏经》认为"积聚、癥瘕……皆五脏六腑真气失而邪气病，遂乃生焉"。《景岳全书》云："凡脾肾不足及虚弱失调之人多有积聚之病。"此处说明本病的基本病机为正气不足，痰湿瘀毒内聚。论其病因不外乎正气虚弱、外感六淫、劳倦内伤、饮食失节、七情所伤等。

（1）**正气虚弱**："邪之所凑，其气必虚"，壮人无积，虚则有之。本病多见于中老年人，也有见于青年甚至小儿，与先天禀赋不足，脏气虚弱有关。这与泌尿系肿瘤的遗传易感性、基因缺陷等致病因素是一致的。

（2）外感六淫：《灵枢·百病始生》提到"积之始生，得寒乃生，厥乃成积"。泌尿系肿瘤的发生与某些病毒感染、接触化学物质等相关，这些物质属于外来的不正之气，乘虚侵入人体，久而成积。

（3）劳倦内伤：房事不节，或劳累过度，损伤脾肾，脾肾气虚，运化无力，气化失司，水湿内停，聚湿生痰，郁结肾络，久而成积。

（4）饮食失节：饮食无度，暴饮暴食，或过食肥甘厚味，损伤脾胃，聚湿酿痰，蕴结于肾，阻碍气血，留而成积。

（5）七情所伤：情志不遂，肝失疏泄，气滞血瘀，互结于肾，留著不去而成积。七情因素对泌尿系肿瘤的发病、发展及预后极其重要。

无论以上何种病因，终致肾气不足，气化功能失司，脾气虚弱，运化转输失职，水液代谢失常，潴留于内，内外合邪，湿浊毒邪久蕴，阻碍络脉气血运行，气机不畅，血行瘀滞，湿浊瘀毒久渐成积。癥积损伤络脉，血溢脉外，下注膀胱，可见尿血；肾气虚损，瘀毒阻滞，肾府失养，气机不利，故感腰痛。湿浊瘀毒之邪耗伤正气，加之手术直接损伤肾气，术后放化疗药物等更耗气伤阴。肾气越虚，湿浊毒邪越盛，渐发为肾劳。由此可见，本病病理性质属本虚标实，病位主要在肾，涉及脾，早期多为脾肾气虚，后期伤阴损阳，出现气阴两虚、脾肾阳虚，或阴阳两虚。在脏腑虚损的基础上形成水湿、浊毒、瘀血等病理产物，虚实兼夹，使病情错综复杂。

三 中医辨证分型

1. 脾肾气虚，水湿内蕴证

主症：腰脊酸痛，疲倦乏力，颜面或肢体浮肿，食少纳呆，脘腹胀满。

次症：大便溏，尿频或夜尿多，舌淡红、有齿痕，苔薄白，脉细。

2. 气阴两虚，湿热蕴结证

主症：倦怠乏力，腰膝酸软，五心烦热，夜尿清长，面目或肢体浮肿，或皮肤疖肿、疮疡，或咽喉肿痛，或小溲黄赤、灼热或涩痛不利。

次症：口干咽燥或咽部暗红、咽痛，舌红或偏红，黄腻苔，脉细或弱。

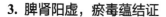

3. 脾肾阳虚，瘀毒蕴结证

主症：畏寒肢冷，腰脊冷痛或刺痛，纳少或便溏（泄泻、五更泄泻），肢体浮肿。

次症：精神萎靡，性功能失常（遗精、阳痿、早泄），或月经失调，肢体麻木，苔白，舌嫩淡胖、有齿痕，脉沉细涩。

4. 阴阳两虚，瘀血内结证

主症：畏寒肢冷，五心烦热，口干咽燥，面色晦暗，腰部酸痛。

次症：夜尿清长，肌肤甲错，肢体麻木，大便干结，舌淡、有齿痕，有瘀点、瘀斑，脉沉细或细涩。

四 中医治疗方法

（一）辨证治疗

治疗上总的原则是补虚固本，解毒祛邪，标本兼顾，意在保护肾功能，延缓肾功能进展，提高机体免疫力，防止肿瘤复发转移，提高患者的生活质量。根据患者的标本虚实而分别治之。

1. 脾肾气虚，水湿内蕴证

治法：健脾益肾，渗湿解毒。

方剂：六君子汤加减。

药用：党参、生黄芪、白术、茯苓、生薏苡仁、车前子、泽泻、川续断、菟丝子、积雪草、六月雪、白花蛇舌草、龙葵、半枝莲、山慈菇等。

方解：方中党参、生黄芪、白术、茯苓益气健脾，补后天而养先天；川续断、菟丝子补益肾元；生薏苡仁、车前子、泽泻淡渗利湿；积雪草、白花蛇舌草、龙葵、半枝莲、山慈菇等清热解毒。全方补消结合，共奏健脾益肾、渗湿解毒之功。

加减：若属脾虚湿困者，可加制苍术、藿香、佩兰以化湿健脾；脾虚便溏者加炒扁豆、炒芡实以健脾助运；便干者加制大黄以通腑泄浊。

2. 气阴两虚，湿热蕴结证

治法：益气养阴，清利解毒。

方剂：参芪地黄汤合二蛇汤加减。

药用：太子参、生黄芪、生地黄、山茱萸、山药、枸杞子、制何首乌、茯苓皮、泽泻、猪苓、白花蛇舌草、蛇莓、龙葵、半枝莲、半边莲。

方解：方中太子参、生黄芪补气健脾；生地黄、山茱萸、山药、枸杞子、制何首乌滋肾养阴；茯苓皮、泽泻、猪苓渗湿利水；白花蛇舌草、蛇莓、龙葵、半枝莲、半边莲清热解毒。诸药合用，共取益气养阴、清利解毒之效。

加减：若心气阴不足，心慌气短者，可加麦冬、五味子、丹参、炙甘草以益气养心；大便干结者，可加火麻仁或制大黄以通腑泄浊。

3. 脾肾阳虚，瘀毒蕴结证

治法：温补脾肾，和络解毒。

方剂：二仙二蛇汤加减。

药用：淫羊藿、仙茅、地黄、山茱萸、山药、茯苓、泽泻、白花蛇舌草、蛇莓、龙葵、半枝莲、丹参、川芎、怀牛膝等。

方解：淫羊藿、仙茅温补肾阳；地黄、山茱萸、山药等滋补肾阴，以阴中求阳；茯苓、泽泻淡渗利湿；白花蛇舌草、蛇莓、龙葵、半枝莲等清热解毒；丹参、川芎活血和络；怀牛膝补肾活血，引药下行。诸药合用，补泻兼施，共奏温补脾肾、渗湿解毒、活血和络之功。

加减：若中阳不振，脾胃虚寒，脘腹冷痛或便溏者，加干姜、补骨脂以温运中阳；若阳虚水泛，水肿较甚者，加猪苓、牵牛子以利水消肿。

4. 阴阳两虚，瘀血内结证

治法：温扶元阳，补益真阴，活血化瘀，泄浊解毒。

方剂：全鹿丸合二蛇汤加减。

药用：鹿角片、巴戟天、菟丝子、炙鳖甲、龟甲、茯苓、黄芪、熟地黄、当归、怀牛膝、白花蛇舌草、蛇莓、龙葵、半枝莲、赤芍、丹参、川芎、红花、参三七等。

方解：鹿角片、巴戟天、菟丝子等温补肾之元阳；炙鳖甲、龟甲、熟地黄等滋补肾之真阴；黄芪、茯苓益气健脾；当归、赤芍、丹参、川芎、红花、参三七等活血化瘀；怀牛膝补肾活血，引血下行；白花蛇舌草、蛇莓、龙葵、半枝莲等清热解毒。全方补泻并进，共取补肾填精、益气健脾、活血化瘀、渗湿清利、泄浊解毒之效。

加减：若虚不受补，恶心呕吐，纳少腹胀者，则先予调补脾胃，健脾助运，可选炒山药、云茯苓、生薏苡仁、谷芽、麦芽、法半夏、陈皮、焦神曲；若瘀血明显者可加桃仁、全蝎、蜈蚣、土鳖虫、水蛭等。

（二）中成药治疗

1. 口服中成药

（1）大黄䗪虫丸：主要成分为熟大黄、土鳖虫（炒）、制水蛭、炒虻虫、炒蛴螬、煅干漆、桃仁、苦杏仁、黄芩、地黄、白芍、甘草。功能活血破瘀，通经消癥。该药适用于泌尿系肿瘤瘀血内阻兼有热毒者。每次3～6g，每日1～2次。

（2）鳖甲煎丸：主要成分为鳖甲胶、阿胶、蜂房、鼠妇、土鳖虫、蜣螂、硝石、柴胡、黄芩、半夏、党参、干姜、厚朴、桂枝、白芍、射干、桃仁、牡丹皮、大黄、凌霄花、葶苈子、石韦、瞿麦。功能活血化瘀，软坚散结。该药适用于泌尿系肿瘤各证型患者。每次6g，每日2次。

2. 静脉滴注中成药

丹参注射液：20～40mL加入5%葡萄糖注射液500mL静脉滴注，每日1次，15天为1个疗程。该药适用于泌尿系肿瘤各证型患者。

（三）外治法

泌尿系统肿瘤的外治法中最常用的是贴敷疗法。

1. 三生散加味

川乌、胆南星、半夏末、冰片各等份，生马钱子末半份，加生芙蓉叶适量，捣烂混合，调成糊状（放置4℃冰箱保存），敷贴疼痛部位体表区域，再贴油纸固定，每日换药1次，用于缓解癌痛。

2. 天仙子散

天仙子、冰片各20g，研末混匀，密封备用，用时取适量，温开水调成糊状，凉后摊于纱布上，外敷痛处，敷药面积大于疼痛面积，厚度0.2～0.3cm，保鲜膜覆盖，胶布固定，每1～2日换药1次，起效时间为10～20min，用于治疗癌性疼痛。

3. 止痛消癌膏

将仙人掌去刺后捣成泥状，五味子、生大黄、冰片、制马钱子各 50g，共为细末，与仙人掌和为膏状如薄饼。根据疼痛部位及范围大小，将调匀之药膏外敷穴位处，隔日换药 1 次，15 日为 1 个疗程。休息 3～5 日后再行另一个疗程。本品治疗癌性疼痛效果显著。

4. 癌痛散

山柰、乳香、没药、姜黄、栀子、白芷、黄芩各 20g，小茴香、赤芍、公丁香、木香、黄柏各 15g，蓖麻仁 20 粒。以上中药共为细末，用鸡蛋清调匀外敷肾俞穴处，6～8h 更换 1 次。本品用于肾脏肿瘤疼痛者。

5. 金黄散

药用大黄、姜黄、黄柏、芒硝、芙蓉叶各 50g，冰片、生南星、乳香、没药各 20g，雄黄 30g，天花粉 100g。以上中药各研成极细末，和匀，加水调成糊状，摊于油纸上，敷贴于腰部肿痛处，隔日换药 1 次。

第三节　临床治疗心得

邹燕勤教授治疗泌尿系肿瘤，抓住肾气不足为本，湿浊瘀毒为标的病机特点，以扶正祛邪为大法，注重标本兼顾，整体调治；遣方用药着重补益肾元，平调阴阳，健运脾胃，并将解毒祛邪之法贯穿于病程始终；在辨证用药治疗的同时，强调精神疗法，临床屡获良效。

一 扶正祛邪为法，标本兼顾

《黄帝内经》曰："正气存内，邪不可干""邪之所凑，其气必虚"。《医宗必读》云："积之成者，正气不足，而后邪气踞之。"《中藏经》亦云："积聚、癥瘕……皆五脏六腑真气失而邪气病，遂乃生焉。"邹燕勤教授认为，正气不足，人体免疫功能下降，则致人体邪气旺盛。体内有肿瘤细胞的人不少，但肿瘤细胞是否突变、分化、增殖与其自身抑灭肿瘤细胞的功能强弱有关。即所谓正能胜邪，若正邪处于平衡状态或正强邪弱是不会发病的；

若自身正气不足，防御力弱，无抑灭癌细胞突变、分化、增殖的功能，则易发病。《景岳全书》云："凡脾肾不足及虚弱失调之人多有积聚之病。"先天不足，加之劳倦内伤，饮食失宜，致脾肾之气虚损。肾气不足，气化功能失司，脾气虚弱，运化转输失职，水液代谢失常，潴留于内，内外合邪，湿浊毒邪久蕴，阻碍络脉气血运行，气机不畅，血行瘀滞，湿浊瘀毒久渐成积，停聚体内，形成因虚致实、本虚标实的证候。癥积损伤络脉，血溢脉外，下注膀胱，可见尿血；肾气虚损，瘀毒阻滞，肾府失养，气机不利，故感腰痛。湿浊瘀毒之邪耗伤正气，加之手术直接损伤肾气，术后放、化疗药物等更耗气伤阴。肾气越虚，湿浊毒邪越盛，渐发为肾劳。本病早期多为脾肾气虚，后期伤阴损阳，出现气阴两虚、脾肾阳虚，或阴阳两虚。在脏腑虚损的基础上形成水湿、浊毒、瘀血等病理产物，虚实兼夹，使病情错综复杂。故邹燕勤教授治疗泌尿系统肿瘤主张以扶正祛邪为大法。扶正之时，根据气血阴阳的虚损而各有补气、养血、滋阴、温阳之侧重，但其喜用平和之品，补气而不壅滞，养血而不滞腻，温阳而不燥烈，滋阴而不凉遏。补虚扶正的同时兼顾祛邪治标，或渗湿利水，或清热化湿，或泄浊解毒，或活血和络。如下焦湿热较著，邹燕勤教授治从益肾清利之法，选用四妙丸加减以清利下焦湿热，并遣蒲公英、紫花地丁、白茅根、荔枝草、凤尾草等清利解毒之品。体虚之人易于外感，而外感风邪者又当疏风解表，补虚扶正，即予扶正疏解而愈。临证之时，邹燕勤教授视病势、病期及标本缓急而区分扶正与祛邪的主次先后。病期较早者，正气已虚，但标邪不盛，治以扶正为主，兼顾祛邪，使正气得充，则邪自去；病至中后期，正气渐衰，邪气日深，扶正与祛邪并举；标邪重，病情急时，当祛邪为先，兼以扶正固本，邪去则正乃安。如在病程的某个阶段痰热蕴肺，治以清肺化痰为先，待标邪渐除，再拟益肾解毒。无论何者，均遵"扶正不忘祛邪，祛邪不忘培本"之旨。

二 补益肾元为本，整体调治

邹燕勤教授认为，泌尿系统肿瘤的患者正气不足以肾中元气虚损为根本，导致人体泌尿系统肿瘤细胞增殖与分化旺盛而致病，故治疗以补益肾元为根本治法，平补肾气，平调阴阳。以独活寄生汤合十全大补汤为主方平补肾气；根据阴阳的偏盛，取左归丸、右归丸之意以阳中求阴，阴中求阳。气阴两虚证也较常见，常以参芪地黄汤为主方益气养阴。独活寄生汤以桑寄生为主药，该药苦、甘、平，归肝、肾经，《本草求真》云："桑寄生号为补肾补血要剂。"《本草逢原》曰："寄生得桑之余气而生，性专祛风逐湿，通调血脉。"邹燕勤教授喜用桑寄生与川续断组成补肾之药对，补益肾气，更配以杜仲、怀牛膝药对补益肾气，强腰壮骨，活血和络。且其喜用菟丝子、制何首乌、川续断、桑寄生、生黄芪、太子参、生地黄、山茱萸、女贞子、薏苡仁、茯苓之属，用药平和，平调阴阳。肾阴肾阳为人体阴阳之根本，肾元虚损，则五脏阴阳亦不足，邹燕勤教授治疗本病尤重以补肾为本的整体调治。五脏之中，肾与脾关系最为密切。《景岳全书》曰："人之始生，本乎精血之源；人之既生，由乎水谷之养……水谷之海，本赖先天为之主，而精血之海，又必赖后天为之资。"泌尿系统肿瘤的患者往往脾肾皆不足，邹燕勤教授补益肾元的同时重视脾胃的调理，并且通过补气健脾而达补益肾元的目的，即"补肾必健脾，健脾必补气"之意，以四君子汤或参苓白术丸为主方补气健脾益肾。泌尿系肿瘤易转移，最常侵及的是肺脏。《类证治裁》云："肺为气之主，肾为气之根。"邹燕勤教授对于有肺转移的泌尿系统肿瘤患者，在补肾的同时常注意养肺，喜用沙参麦冬汤、百合固金汤为主方补养肺之气阴，常选用南沙参、北沙参、麦冬、天冬、百合、石斛等中药，更遣归肺经之扶正解毒之品，如红景天、蜀羊泉等。肺脾肾气虚者，外感于邪，湿热壅滞，肺失宣肃，咽喉不利，从清热利咽宣肺，兼以益肾解毒法治之。人体是以五脏为中心的整体，邹燕勤教授治疗泌尿系统肿瘤，以补益肾元为根本，并注重脾、肺、心、肝的整体调治。对于泌尿系统肿瘤患者中由于思虑重重，阴血暗耗，心神失养，肝气不舒，而致夜寐不安、时感焦虑者，邹燕勤教授往往心肾同治，于滋肾泄浊之中加入茯神、酸枣仁、首乌藤、炙远志、合欢皮、合欢花、莲子心等，以养心安神，疏肝解郁，清心除烦。

三 解毒抑瘤抗癌，贯穿始终

邹燕勤教授认为，泌尿系统肿瘤乃本虚标实的证候，水湿、浊瘀等蕴积成毒，久渐成积，故解毒祛邪之法贯穿于病程始终，各类证型的治疗中均有兼顾，或渗湿解毒，或泄浊解毒，或和络解毒，或化瘀解毒。根据病情及药物归经，邹燕勤教授常遣二蛇汤、二半汤，药如白花蛇舌草、蛇莓、半枝莲、半边莲、龙葵、山慈菇等清热解毒，散瘀消积之品；涉及肺者，可加蜀羊泉；涉及脾胃者，可加石打穿等。邹燕勤教授善用"二半汤""二蛇汤"，每于辨证各型中参入使用。半边莲味甘、性平，归心、肺、小肠经，功能清热解毒，利水消肿，具有抗肿瘤的作用。半枝莲味辛、苦，性寒，归肺、肝、肾经，功能清热解毒，止血消肿，药理研究表明半枝莲提取物具有抗肿瘤活性的作用。白花蛇舌草味苦、甘，性寒，功能清热解毒，活血消肿，药理研究表明其具有调节免疫、抗肿瘤的作用。山慈菇味甘、微辛，性寒，能消肿散结，清热解毒，因其有小毒，使用时用量宜小，邹燕勤教授一般每剂用 5～6g。此类药物具有抑瘤、抗癌、抗炎、调节免疫的药理作用，虽药性偏于苦寒，但与扶正药物合用，配伍遣药得当，可使邪祛而正气不伤，消补兼施，共起稳定肾功能、提高免疫力、防止肿瘤复发转移的作用。

四　强调精神疗法，调摄情志

　　邹燕勤教授在运用辨证药物治疗泌尿系肿瘤的同时，非常重视精神疗法。已有临床及实验研究表明情绪对人体免疫力具有调节作用，低沉悲观的情绪可使免疫功能低下，机体抗病能力亦下降，反之保持舒畅愉悦的心情，对提高免疫功能起重要作用。邹燕勤教授对待患者如亲如友，诊治对话亲切愉快，在药物治疗同时，特别关心患者的情志，疏导其情趣，提高其信心，鼓励患者要有坚强的毅力与病魔做斗争，斗者必胜，以抗癌明星的事例激励患者，并鼓励患者培养兴趣爱好，调摄情志，怡养性情，规律饮食、起居，树立信心，增强肾气，祛邪安正。坚持长期治疗，效取长久。邹燕勤教授认为，泌尿系统肿瘤病属正虚邪实，本病的邪正相争呈相峙之势，不可稍有懈怠，故扶正祛邪，维护肾气，抑瘤抗癌乃长期治疗的目标。泌尿系统肿瘤患者在邹燕勤教授鼓励下均坚持长期治疗，肾功能保持稳定，病情无复发，有的癌瘤缩小，并发症控制，身体无不适感，获取病情长久改善之效。

第四节 典型病例

案 1. 肾虚浊毒之肾劳

【初诊】卞某，男，68 岁，2010 年 1 月 13 日。

2009 年 4 月患者单位体检时发现左肾占位，同年 5 月在全身麻醉下行后腹腔镜根治左肾切除术，术后病理示左肾透明细胞癌，术后予生物靶向治疗及免疫治疗。术后 3 个月检查发现肾功能损害，血肌酐 136.4～144μmol/L；肾小球滤过率 31.5mL/(min·1.73m^2)。刻下：患者自觉乏力，夜尿 2～3 次，胃纳尚可，舌淡红，苔黄，脉细弦。中医诊断为肾劳之肾虚浊毒证，西医诊断为左肾透明细胞癌术后、慢性肾衰竭。以标本兼顾为治则，拟益肾和络、泄浊解毒法进治。

处方：川续断 15g，桑寄生 15g，制狗脊 15g，厚杜仲 20g，怀牛膝 10g，太子参 20g，生黄芪 20g，生薏苡仁 30g，茯苓 30g，积雪草 15g，土茯苓 20g，六月雪 20g，制大黄 10g，生牡蛎 40g，丹参 20g，赤芍 15g，半枝莲 20g，白花蛇舌草 30g，车前子 30g（包煎），炒芡实 20g，谷芽 20g，麦芽 20g，14 剂。嘱患者低盐、优质低蛋白饮食；避劳累，防感冒，生活起居要有规律；心情舒畅，防病要有信心。

【二诊】2010 年 1 月 27 日，患者体力有增，劳累后感腰酸不适，大便日行 1～2 次，成形，舌脉同前，原方制大黄改 12g，加龙葵 15g。

【三诊】2010 年 2 月 10 日，患者纳可，夜寐安，舌脉同前，前方继进。

【四诊】2010 年 2 月 24 日，患者时咳，咳少量淡黄色黏痰，纳可，夜寐安，夜尿 1 次，大便日行 2 次，成形，舌边红，舌苔薄黄腻，脉细。治从清肺化痰法，兼以益肾解毒。

处方：南沙参 15g，杏仁 15g，紫菀 10g，款冬花 10g，金荞麦 30g，鱼腥草 10g，生薏苡仁 30g，芦根 30g（去节），冬瓜仁 20g，浙贝母 20g（杵），法半夏 6g，陈皮 10g，川续断 15g，制大黄 15g，生牡蛎 40g，炒芡实 20g，炒山药 20g，谷芽 20g，麦芽 20g，积雪草 20g，车前子 30g（包煎），白花蛇舌草 30g，半枝莲 30g，小红枣 10g，14 剂。

【五诊】2010 年 3 月 10 日，患者咳减，咳少许白痰，偶感左腰肋部疼痛，大便日行 2 次，成形，纳可，夜尿 1～2 次，夜寐安，苔薄黄，脉细。治以益肾健脾、泄浊解毒之法。

处方：川续断 15g，桑寄生 15g，厚杜仲 20g，怀牛膝 15g，制何首乌 20g，菟丝子 15g，太子参 20g，生黄芪 30g，生薏苡仁 30g，茯苓 30g，积雪草 20g，土茯苓 20g，六月雪 20g，制大黄 10g，生牡蛎 40g，车前子 30g（包煎），白花蛇舌草 30g，半枝莲 20g，龙葵 20g，山慈菇 5g，小红枣 10g，荷叶 15g，14 剂。

【六诊】2010 年 3 月 24 日，复查肾功能示血肌酐 134.4μmol/L，尿素氮 9.87mmol/L，尿酸 488.3μmol/L。患者纳寐尚可，夜尿 1～2 次，大便日行 2 次，成形，苔薄黄，舌质红，脉细。原法继进。

【七诊】2010 年 4 月 6 日，复查血生化示血肌酐 118.0μmol/L，尿素氮 6.37mmol/L，尿酸 453.1μmol/L。患者咳嗽，咳少许白痰，耳鸣，纳可寐安，夜尿 1～2 次，大便日行 3 次，质略稀，咽红，苔根黄，舌红，脉细。患者 18 岁时曾行扁桃体切除术，有咽炎咳嗽史。治以清咽化痰、益肾解毒法。

处方：玄参 15g，麦冬 15g，桔梗 6g，射干 10g，太子参 30g，生黄芪 30g，生薏苡仁 30g，茯苓 30g，川续断 15g，桑寄生 15g，积雪草 20g，土茯苓 30g，六月雪 20g，制大黄 10g，生牡蛎 40g，车前子 30g（包煎），白花蛇舌草 30g，半枝莲 30g，半边莲 20g，青风藤 15g，鸡血藤 20g，龙葵 15g，山慈菇 5g，荷叶 15g，14 剂。

【八诊】2010 年 5 月 19 日，患者咳嗽好转，苔黄，脉缓。仍宗益肾健脾、泄浊解毒法进治。

处方：川续断 15g，桑寄生 15g，制狗脊 20g，枸杞子 20g，制何首乌 20g，制黄精 15g，太子参 30g，生黄芪 30g，生薏苡仁 30g，茯苓 30g，怀山药 20g，积雪草 20g，土茯苓 20g，六月雪 20g，白花蛇舌草 30g，半枝莲 30g，龙葵 15g，半边莲 20g，凤尾草 30g，山慈菇 5g，车前草 20g，制大黄 10g，生牡蛎 40g，14 剂。

【九诊】2010 年 8 月 18 日，患者复查肾功能示血肌酐 107.8μmol/L，尿酸 459.5μmol/L。继宗原法调治。2013 年 2 月，患者查全身骨单光子发射计算机断层成像示全身骨显像未见异常；胸部 CT、尿常规、凝血功能、血沉、肝肾功能未见异常。患者 3~6 个月复诊一次，复查指标正常，症情稳定，仍宗原方之意巩固。

【十诊】2015 年 7 月 29 日再诊，患者术后已 6 年，今年体检复查肝肾功能、血尿常规均正常，自觉无明显不适，纳欲佳，夜寐安，夜尿 1 次，大便成形，日行 1 次，舌淡红，苔薄，脉细。患者心情开朗，曾恢复工作多时，现已退休。予益肾健脾、和络解毒法以巩固。

【按语】肾癌术后肾衰竭归属于"肾劳"范畴。本例患者辨证总属肾虚浊毒证，脾肾气虚，浊毒内蕴，本虚标实，治以益肾健脾、泄浊解毒之法，以独活寄生汤、参苓白术散合二半汤为主方化裁。邹燕勤教授喜用桑寄生与川续断组成补肾之药对，两者共为平补肾气之主药，更配以杜仲、怀牛膝药对补益肾气，强腰壮骨，活血和络。方中太子参、生黄芪、炒白术、怀山药、茯苓补气健脾以益肾，积雪草、土茯苓、六月雪解毒泄浊，丹参、赤芍、川芎等活血和络，白花蛇舌草、半枝莲、半边莲、龙葵等清热解毒，制大黄、生牡蛎通腑泄浊，车前子渗湿通利，引药入肾。脾肾气虚者，肺气亦虚，卫外不固，内外合邪，湿蕴化热，阻于肺咽，致咽喉不利，肺失宣肃。此例患者有慢性咽源性咳嗽的病史，而肾脏肿瘤的患者有较高的肺转移概率，故邹燕勤教授治疗时尤重治肺，肺经症状为主、为急时，急则治标，治以清肺利咽化痰，兼顾益肾解毒泄浊。对于泌尿系统肿瘤的患者，邹燕勤教授在药物治疗的同时，非常重视精神疗法，鼓励患者调摄情志，怡养性情，规律饮食、起居，树立信心，增强肾气，更有利于抗病、治病。患者经邹燕勤教授 6 年余的中药调治，肾脏肿瘤无复发、转移，肾功能恢复正常，且维持稳定，定期复查各项指标均正常，生活工作如常。

案 2. 气虚湿浊之肾劳

【初诊】任某，男，38 岁，2010 年 10 月 20 日。

患者 2010 年 5 月体检发现左肾占位，6 月行左肾切除术，术后病理示左肾嫌色细胞癌，予干扰素治疗。9 月查尿常规、血常规均正常；血生化示尿素氮 4.5mmol/L，血肌酐 135μmol/L，尿酸 572μmol/L，白蛋白 52.7g/L。B 超示脂肪肝，胆囊息肉，肝、脾、右肾未见异常。刻下：精神可，稍感疲劳，食欲佳，二便调，苔薄黄，舌淡红，脉细。中医诊断为肾劳，辨证属脾肾气虚，湿浊内蕴证，西医诊断为左肾嫌色细胞癌术后、慢性肾衰竭。从健脾益肾、泄浊解毒法进治。

处方：炒党参 30g，生黄芪 30g，生薏苡仁 30g，茯苓 30g，怀山药 20g，焦谷芽 20g，焦麦芽 20g，制狗脊 20g，川续断 15g，桑寄生 15g，杜仲 20g，怀牛膝 10g，玉米须 30g，萆薢 20g，土茯苓 20g，积雪草 20g，六月雪 20g，白花蛇舌草 30g，半枝莲 30g，龙葵 20g，山慈菇 5g，制何首乌 20g，菟丝子 10g，干荷叶 10g，小红枣 10g，生甘草 5g，制大黄 10g，生牡蛎 40g（先煎），7 剂。

【二诊】2010 年 10 月 27 日，患者偶感腰酸，纳可，二便调，苔薄黄，舌边略有齿痕，脉细。原方制大黄改 15g，加淫羊藿 10g，14 剂。

【三诊】2010 年 11 月 10 日，患者感冒鼻塞，流清涕，不咳嗽，无咽痛，纳可，小溲调，大便日行 2～3 次，不成形，稍感腰酸，畏冷，苔薄黄，脉细。治以益气解表、泄浊解毒法。

处方：太子参 30g，生黄芪 30g，炒白术 10g，生薏苡仁 30g，茯苓 30g，防风 5g，辛夷花 10g，香白芷 10g，川续断 15g，桑寄生 15g，狗脊 20g，枸杞子 20g，积雪草 20g，土茯苓 20g，制大黄 10g，生牡蛎 40g（先煎），车前子 30g（包煎），白花蛇舌草 30g，半枝莲 30g，龙葵 15g，山慈菇 5g，制香附 10g，小红枣 10g，生甘草 5g，14 剂。

【四诊】2010 年 12 月 1 日，患者感冒已愈，上方去防风、辛夷花、香白芷，加萹蓄 20g，制大黄改 15g。

【五诊】2011 年 1 月 26 日，复查血生化示尿素氮 5.8mmol/L，血肌酐 109μmol/L，尿酸 458μmol/L。B 超示脂肪肝，胆囊息肉，肝、脾、右肾及膀胱未见异常，前列腺增生伴钙化。胸部 X 线片未见异常。患者自觉尚可，二便调，苔黄厚腻，脉细。以健脾益肾、化湿解毒法进治。

处方：太子参 30g，生黄芪 30g，制苍术 10g，制白术 10g，生薏苡仁 20g，茯苓 30g，川续断 15g，桑寄生 15g，怀山药 20g，枸杞子 20g，女贞子 20g，旱莲草 20g，土茯苓 20g，积雪草 20g，白花蛇舌草 30g，半枝莲 30g，半边莲 20g，龙葵 20g，山慈菇 5g，制大黄 10g，生牡蛎 40g（先煎），小红枣 15g，车前草 20g，生甘草 5g，14 剂。

2011 年 5 月 13 日复查血常规示血红蛋白 145g/L；血生化示尿素氮 5.4mmol/L，

血肌酐 89μmol/L，尿酸 442μmol/L。B 超示脂肪肝、胆囊息肉，其余未见异常。患者坚持定期至邹燕勤教授门诊处进行中医药辨证治疗。2013 年 12 月 5 日患者来诊，主诉无不适，苔薄黄，脉细。治从前意以巩固。

患者术后至今，坚持中医药辨证治疗，平时正常上班工作，定期复查肾功能均正常。

【按语】邹燕勤教授认为肾癌术后肾衰竭，论其病因，不外乎先天不足，加之劳倦内伤，饮食失节，致脾肾之气虚损，湿毒之邪浸淫。肾气不足，气化功能失司，脾气虚弱，运化转输失职，水液代谢失常，潴留于内，内外合邪，湿浊毒邪久蕴，阻碍络脉气血运行，气机不畅，血行瘀滞，湿浊瘀毒久渐成积。湿浊瘀毒之邪耗伤正气，加之手术直接损伤肾气，术后放、化疗药物等更耗气伤阴。肾气愈虚，湿浊毒邪愈盛，渐发为肾劳。其病理性质属本虚标实，病位主要在肾，涉及脾，早期多为脾肾气虚，后期伤阴损阳，出现气阴两虚、脾肾阳虚，或阴阳两虚。在脏腑虚损的基础上形成水湿、浊毒、瘀血等病理产物，虚实兼夹，使病情错综复杂。治疗上总的原则是补虚固本，解毒祛邪，标本兼顾，意在保护肾功能，延缓肾功能减退进展，提高机体免疫力，防止肿瘤复发转移，提高患者的生活质量。本案患者证属脾肾气虚，湿浊毒邪内蕴，治以补气健脾益肾、化湿泄浊解毒之法。方中以川续断、桑寄生、杜仲、枸杞子、女贞子、旱莲草等补益肾元，太子参、生黄芪、炒白术、茯苓等补气健脾以益肾，制苍术、生薏苡仁等化湿运脾，积雪草、土茯苓、六月雪、白花蛇舌草、半枝莲、半边莲、龙葵等清热解毒泄浊。黄芪乃"补气诸药之最"（《本草求真》），擅"补诸虚不足"（《珍珠囊》），方中生黄芪用至 30g，意在加强补气扶正之力，以助祛邪，使患者正气充盛，增强免疫力，恢复正常的工作生活。全方扶正祛邪，攻补兼施。经治疗患者肾功能血肌酐下降、症状改善，生活质量得到提高，治疗效果明显。

案 3. 气虚湿毒之肾积

【初诊】王某，男，75 岁，2013 年 9 月 25 日。

患者 2011 年 3 月 8 日在美国行右肾切除术，术后病理诊断为右肾透明细胞癌，予白细胞介素-2 及干扰素治疗 1 年。2012 年 9 月 10 日在哈佛大学医学院行 CT 检查发现两肺结节，行肺活检术明确病理，术后病理：透明细胞癌转移。当时建议临床观察 1 年，未予特殊治疗。2013 年 6 月复查胸部 CT 示结节较前略增大。回国后寻至邹燕勤教授处，要求中药治疗。刻下：乏力，易疲劳，下肢沉重，畏寒，以腰部明显，无胸闷、咳嗽，夜尿 1～2 次，无口干，纳可，夜寐欠安，大便日行 1 次、成形，舌苔根部黄腻，脉细略弦。有高血压病史十余年，服降压药治疗后血压维持正常。否认糖尿病病史。中医诊断为肾积，辨证属肺脾肾气虚、湿毒内阻证，西医诊断为右肾透明细胞癌术后伴肺转移、高血压。治以益肾养肺、补气健脾法为主，兼以化湿解毒。

处方：川续断 15g，桑寄生 15g，制狗脊 10g，山茱萸 10g，枸杞子 20g，南沙参 15g，百合 15g，太子参 30g，生黄芪 30g，制苍术 10g，生薏苡仁 30g，茯苓 30g，茯神 30g，合欢皮 30g，首乌藤 30g，酸枣仁 15g，谷芽 20g，麦芽 20g，半枝莲 20g，白花蛇舌草 20g，龙葵 15g，小红枣 15g，炙甘草 5g，14 剂。

【二诊】2013 年 10 月 9 日，患者畏寒好转，腰部无不适感，夜尿 1～2 次，夜寐不实，易醒，纳可，大便日行 1 次、成形，苔薄黄，舌大，舌边有齿痕，脉细。

处方：治从前意，上方加青龙齿 30g，蜀羊泉 15g，14 剂。

【三诊】2013 年 10 月 30 日，患者服药后自觉症状好转，夜寐不安，难以入寐，腰部酸胀，夜尿 1～2 次，大便成形，苔薄黄，舌红，脉细。治从补肾健脾、宁心安神法。

处方：川续断 15g，桑寄生 15g，制狗脊 20g，厚杜仲 10g，红景天 15g，肉苁蓉 15g，锁阳 15g，生地黄 10g，山茱萸 10g，太子参 15g，生黄芪 30g，生薏苡仁 30g，茯苓 30g，茯神 30g，首乌藤 30g，合欢皮 30g，酸枣仁 15g，莲子心 10g，炙远志 10g，白花蛇舌草 20g，半枝莲 20g，石打穿 10g，山慈菇 5g，小红枣 10g，生牡蛎 30g，14 剂。

【四诊】2013 年 11 月 13 日，患者夜寐改善，唇色紫暗，舌苔根黄，舌质红，舌边有齿痕，脉细。

处方：上方加丹参 15g，川芎 10g，赤芍 10g，14 剂。

【五诊】2013 年 11 月 27 日，患者夜寐较前好转，继宗上方出入之。

【六诊】2014 年 4 月 23 日，患者复查血肿瘤指标正常；血生化示尿素氮

5.0mmol/L，血肌酐 66.7μmol/L，尿酸 292.0μmol/L；尿常规正常；血常规示血红蛋白 145g/L。胸部 CT 平扫示右肾癌根治术后，肺转移可能。与 2013 年 6 月 17 日胸部 CT 比较，原肺转移灶有缩小。患者自觉尚可，无咳嗽，无胸闷胸痛，纳可，大便成形，日行 1 次，夜寐欠佳，脉细弦，苔薄黄（少），舌质红。辨证为肺肾气阴两虚证，以养肺益肾、补气养阴法进治。

处方：南沙参 30g，北沙参 30g，天冬 20g，麦冬 20g，玄参 10g，生地黄 10g，山茱萸 10g，川续断 15g，桑寄生 15g，太子参 20g，生黄芪 30g，生薏苡仁 30g，茯苓 30g，茯神 30g，合欢皮 30g，合欢花 15g，首乌藤 30g，龙葵 20g，土茯苓 20g，白花蛇舌草 20g，蜀羊泉 10g，车前子 30g（包煎），小红枣 10g，生甘草 5g。

患者在邹燕勤教授门诊服中药治疗两年余，肾功能正常，血压平稳，肺部转移灶有所缩小，病情稳定。

【按语】本案是右肾透明细胞癌伴肺转移的病例。病位主要在肾、脾，涉及心、肺，病理性质属本虚标实。辨证以肺脾肾气虚为主，兼湿毒内阻。湿毒久稽，久渐成积，暗耗营阴，肺失所养，可致气阴两虚；患者思虑重重，心脾气血不足，心神失养，则夜寐难安；气虚日久及阳，火不暖土，中虚脏寒，故畏寒腹冷。患者在气虚的基础上，阴损阳衰；湿毒郁积，又化热阻络。邹燕勤教授治疗总的原则是补虚固本，解毒祛邪。治以益肾养肺、补气健脾、渗湿解毒和络之法。以独活寄生汤、参芪地黄汤为主方补肾健脾，益气养阴。对于肾癌肺转移的患者，邹燕勤教授遣方用药上重视养肺益肾，遣用南沙参、北沙参、天冬、麦冬、百合、生黄芪、太子参等补养肺肾气阴之品。三诊时邹燕勤教授遣用高原药物红景天，《本草纲目》中记载此药"本经上品，祛邪恶气，补诸不足"，本品归肺经，能补气清肺，养心益肾，散瘀消肿，实乃扶正祛邪的良药。在辨证用药的基础上，邹燕勤教授善用白花蛇舌草、龙葵、半枝莲、山慈菇等清热解毒之品败毒抗癌。本案处方中邹燕勤教授还运用了一味蜀羊泉，此药亦为清热解毒、散结消瘤抗癌的药物，因其归肺、膀胱经，邹燕勤教授喜用其治疗肺部、泌尿道的炎症及肿瘤。初诊之时，患者下焦湿热较重，取三妙丸之意，遣制苍术、生薏苡仁以清利下焦湿热。二诊之后湿热渐去，方拟温阳滋阴，遣用肉苁蓉、锁阳、生地黄、山茱萸等以助肾气。邹燕勤教授治疗肾病尤其关注患者的饮食、睡眠，认为两者是人体气血阴阳和脏腑功能的反映，因此治疗上注重健运脾胃，宁心安神，初诊方中以谷芽、麦芽健脾助运消食，并取酸枣仁汤之意以养心安神。该患者平素思虑较重，邹燕勤教授在药物治疗的同时，也采用精神疗法，帮助患者调摄情志，树立信心，以利于抗病治病。治疗两年余，患者病情稳定，肺部转移灶缩小，带病延年。

第 十 讲
肾病的饮食忌宜及中医辨证施食

　　慢性肾脏病不断进展，一旦发生慢性肾衰竭，就会不可逆地发展，直到进入终末期肾衰竭，需要透析或肾移植的替代治疗。邹燕勤教授认为，我们要延缓肾病的发展，"拨慢肾脏病进展的时钟"，除了治疗原发病，饮食控制和营养支持也不可或缺，包括控制血压、血糖、血脂等，才是慢性肾脏病全面的治疗。故现代医学提出，慢性肾脏病要从单纯治疗向重视其早期诊断、干预进展、预防合并症的方向发展。这个针对慢性肾脏病的合理、有效的整体计划，被称为肾脏疾病的一体化治疗。

　　邹燕勤教授认为，对于慢性肾脏病患者来说，饮食和营养治疗也是预防和控制病情发展的重要因素。饮食营养治疗关系到慢性肾脏病的三级预防，对每一个慢性肾脏病患者，都应坚定地实施正确的饮食营养治疗。肾脏病的饮食治疗主要包括以下几个方面。

一 低蛋白饮食可以延缓慢性肾脏病的进展

　　对于慢性肾脏病 2～4 期的患者，需要进行低蛋白饮食。低蛋白饮食是由肾脏科医生和营养师指导下的处方，是一种限制饮食中的蛋白质，补充或不补充酮酸/氨基酸，同时保证足够能量摄入的饮食治疗方法。其根本目的在于延缓慢性肾脏病的进展，推迟进入透析阶段，并保证营养状态良好，从而能够节约国家大量卫生资源。

1. 低蛋白饮食的实施方式

　　对于年龄＜60 岁的患者，每天需摄入热卡为 35kcal/(kg·d)，年龄≥60 岁的患者，每日需摄入的热卡为 30～35kcal/(kg·d)；慢性肾脏病 3 期的患者蛋白质的摄入为 0.6～0.75g/(kg·d)，慢性肾脏病 4 期的患者蛋白质的摄入为 0.6g/(kg·d)。计算时体重是标准体重（标准体重 = 身高–105cm）。

2. 蛋白质的生物学价值

我们进食优质蛋白中，蛋白的生物学价值较高，是因为食物蛋白中的氨基酸被利用得多，氨基酸利用得越多，其所谓的生物学价值就越高。一般来说蛋和奶＞肉，大豆＞植物淀粉＞蔬菜和水果。营养学上把最理想的配伍比例定为蛋白质生物学价值 100，并以此为基础，计算各种食物的生物学价值。具体来说，常见食物的生物学价值有全蛋 100，牛奶 95，肉 75，大豆 74，土豆 71，小麦 59，大米 67，玉米 49 等。故生物学价值蛋、奶最高，应该鼓励肾脏病患者喝牛奶和吃鸡蛋；其次鱼类、禽类、畜类，均可依次选择。主食可尽量选用麦淀粉，即小麦粉中蛋白质被抽提掉，蛋白质含量降至 1/10，而能量不变，可进行加工制成各式馒头、包子等各种主食。

3. 优质低蛋白饮食配合开同治疗

在优质低蛋白饮食的基础上，可以配合开同进行治疗。开同，又称为复方 α 酮酸，由 5 种氨基酸及 5 种酮酸组成，不仅能够补充氨基酸营养，而且其所含的酮酸还能够与体内的尿素氮结合，促进合成氨基酸，纠正蛋白质代谢紊乱，降低尿毒素。除此以外，低蛋白饮食还可以降低肾小球高滤过和囊内压，减轻肾小球硬化和间质纤维化（类 ACEI 作用机制），减少尿蛋白排泄，联合 ACEI 的使用具有叠加效应。这一方法已经较普遍运用在肾脏病的临床治疗上。

二 饮食调整可以减少慢性肾脏病的并发症

1. 低盐饮食对高血压的治疗作用

"盐是一个沉默的杀手"，高盐饮食导致水钠潴留，加重水肿和高血压。而低盐饮食有助于控制血压和水肿，从而进一步保护心、脑、肾等重要脏器，延缓肾脏的硬化，并同时减少心脑血管事件的发生。

有研究表明，高血压患者若进行低盐饮食治疗，多吃水果、蔬菜和奶制品共 11 周，可以大大降低血压水平，结果显示，患者的收缩压和舒张压分别降低 11.4mmHg 和 5.5mmHg。这说明低盐饮食能够很好地控制血压，其降压力度相当于较好的降压药。

肾脏病患者对低盐饮食的要求：每日摄入 6g 盐，包括 3g 食盐，以及食物中含有的 3g 盐。一般来说，半个啤酒瓶盖的盐为 3g，1 个咸鸭蛋含 4g 盐，1 根广味香肠含 3g 盐，10mL 酱油含 1.5g 盐，100g 面包含 0.5g 盐。

平时如何减少饭菜中的食盐含量，而又吃得较好呢？营养专家有如下建议：①烹饪食物时多采用蒸、煮的方法，而少在煎、炒过程中加入过多的盐；②使用香料、糖、醋等来代替盐作为调味剂；③最后出锅时将少量盐撒在食物表面，而不是将较多的盐烹制于食品中；④尽量少用或不用味精来调味，因为味精会使菜品里的咸味不明显，而要加入更多的盐；⑤不要在餐桌上摆放盐瓶，以防止随时加盐；⑥注意食物标签上的钠含量，选择钠含量少的食物；⑦拒绝所有腌制食品、酱菜和含盐的小吃，腌制产品用盐制作，盐的含量相对较高。

2. 低脂饮食能够改善脂代谢紊乱

高血脂是慢性肾脏病常见的并发症，也是慢性肾脏病进展的危险因素，同时还是慢性肾脏病并发慢性心脏病的危险因素，所以血脂异常应该得到充分的重视和积极的诊治。

慢性肾脏病患者大多因尿蛋白的漏出，而出现脂蛋白合成的增加，临床上表现为高脂血症。

已有研究表明，慢性肾脏病患者的调脂治疗，能够延缓肾功能的恶化和降低心血管并发症的发生率。肾脏病高脂血症患者要进行治疗性生活方式改变，应减少饱和脂肪酸的摄入，使其小于总热量的 7%，并控制膳食胆固醇每日摄入<200mg；同时增加膳食中植物固醇的量每日>2g，以及可溶性膳食纤维达到每日 10～25g，这样能够有效降低血中低密度脂蛋白的水平。不仅如此，慢性肾脏病患者平时对于总热量也应有所控制，30～35kcal/(kg·d)的能量摄入，能够保持理想的体重或能够预防体重增加。研究表明，通过改变膳食能够降低低密度脂蛋白，其综合累积效果能够降低低密度脂蛋白达 20%～30%。此外，这类患者还应该适当地进行体力活动，包括足够的中等强度锻炼，每日至少要消耗热量 200kcal，以更好地达到调脂降脂的目的。需要注意的是，反式脂肪酸不仅能够升高低密度脂蛋白，还能加重动脉粥样硬化，应避免多摄入。

3. 低嘌呤饮食改善高尿酸血症

慢性肾脏病患者尿酸代谢紊乱，大多合并高尿酸血症，高尿酸不仅会沉积在关节腔内，诱发痛风性关节炎，还会沉积在肾脏的小管间质里，发生尿酸性肾损害，加重肾脏的恶化，使肾功能减退快速进展，同时也会增加心、脑血管并发症的发生。邹燕勤教授认为，要想控制高尿酸血症，控制饮食是治疗的基础，需要做到以下几个方面。

（1）**大量饮水**：每天饮水量要达到 2000mL 以上，保证每日尿量大于 2000mL。但水肿及心力衰竭患者不宜大量饮水。

（2）**限制嘌呤摄入**：限制高嘌呤食物的摄入，包括忌食动物内脏，少食肉类、鱼类和虾类，每日总量＜150g；少食豆类、蘑菇类食物。

（3）**低嘌呤饮食**：以低嘌呤食物为主，包括米、面、蛋、奶、蔬菜、水果等食物。

（4）**碱化尿液**：可食用富含枸橼酸盐的柑橘类水果，配合苏打水或苏打片以碱化尿液，促进尿酸的排泄。

（5）**严格戒酒**：酒精会增加乳酸的排泄，而造成尿液的酸化，还会竞争性地抑制尿酸的排出；另外，啤酒可产生大量的尿酸，导致血清尿酸的升高。

（6）**适度运动，控制体重**：降低体重能够改善胰岛素抵抗，来改善尿酸代谢，但要防止患者过度运动，大量汗出会导致脱水，而致尿酸沉积在肾小管间质中，产生肾脏损害。

（7）**定期复查肾功能**：关注血尿酸指标，必要时检测尿酸含量。

三　慢性肾脏病患者中医辨证施食

1. 蛋白尿患者的中医饮食疗法

对于慢性肾脏病蛋白尿，邹燕勤教授将其归属为"水肿""尿浊"等范畴。可因外感及内伤等多种原因导致。其产生的原因也是多方面的，如外感六淫、饮食失调、过劳久劳等，导致脾肾亏虚，湿热瘀血，精微失藏，水湿内停。饮食上可针对本病的本虚及标实之证，采用药食同源之品，进行有针对性的治疗。

（1）**水湿浸渍**：全身浮肿，按之没指，小便短少，身重困倦，胸闷不适，纳呆泛恶，舌苔白腻。

鲤鱼姜蒜汤：大蒜 10g，草豆蔻 20g，鲤鱼 1 尾（约 200g）。将鲤鱼去鳞及内脏，大蒜捣碎加糖适量，煮熟饮汤食鱼。

黄芪鲤鱼汤：取 500g 以上鲜鲤鱼 1 条，黄芪 30～60g。先将鲤鱼洗净，去鳞及内脏，煮熟饮汤食鱼。

冬瓜黄芪苡仁鲤鱼汤：冬瓜（带皮）250g，黄芪 30g，薏苡仁 60g，生姜 10g，鲤鱼 1 尾（约 200g）。将鲤鱼去鳞及内脏，共煮汤，加少许红糖，饮汤食鱼及冬瓜。

（2）脾阳不振：身肿，腰以下为著，按之凹陷不易恢复，脘闷腹胀，纳减便溏，面色萎黄，神倦肢冷，小便短少，舌淡，苔白，脉沉缓。

乌鱼大蒜汤：乌鱼 1 尾（约 300g），大蒜 30g，生姜 30g。将乌鱼去鳞及内脏，入大蒜、生姜于鱼腹内，用白酒和水煮熟，加少许红糖，分次食肉喝汤。

黑大豆丸：黑大豆 120g，怀山药 60g，黄芪 60g，苍术 60g，共研细末，炼蜜为丸。每次 10g，每日 3 次。

（3）脾肾亏虚，精微不固：腰膝酸软，神疲乏力，面色无华，尿中泡沫多，食少，便溏，夜尿频多，舌淡白或略红，苔腻或少，边有齿痕，脉细弱。

脾肾固摄汤：黄芪 30g，山药 30g，芡实 30g，连皮茯苓 30g，山茱萸 10g，蝉衣 6g，桑螵蛸 15g。煎汤代茶频饮。

芡实饭（粥）：芡实 30g，莲子 5～8 粒，粳米 50g。上药及粳米洗净后加水煮饭即成。

山药莲子饭（粥）：莲子 20g，山药 30g，粳米 30g。洗净后加水煮饭，分 2 次服用。

黄芪山药粥：炙黄芪 120g，山药 20g，茯苓 20g，莲子 10g，芡实 10g。共煮为粥。

（4）脾虚湿盛，水湿内停：神疲乏力，面色无华，食少，便溏，水肿，舌淡白胖，苔白腻，边有齿痕，脉细濡。

茯苓黄芪粥：黄芪 15g，茯苓 15g，粳米 100g。黄芪切碎，茯苓切成小碎块，与粳米一起熬成粥食用。

黄芪玉米须汤：黄芪 15g，玉米须 30g，怀山药 30g，茯苓皮 15g，生薏苡仁 30g。每日 1 剂，水煎，连续服用。

（5）脾肾气虚：神疲乏力，腰膝酸软，面色无华，食少，便溏，舌淡白，苔腻或少，边有齿痕，脉细弱。

黄芪党参粥：党参 50g，黄芪 60g，红糖少许，粳米 100g。党参、黄芪切薄片放锅内，加清水，用中火煮沸取汁，粳米加药汁、清水适量，武火煮沸后，转用文火煮至米烂成粥。每天 2 次，每次 250g 粥，代食或佐食。

黄芪炖母鸡：炙黄芪 120g，嫩母鸡 1 只（约 1000g）。将鸡去毛及内脏，纳黄芪于鸡腹中，文火炖烂，放食盐少许，分数次食肉喝汤。

（6）湿热偏盛：小便不利，烦热口渴，下肢水肿，舌偏红，苔薄腻或黄腻，脉细数。

玉米须茶：玉米须 100g，每日用玉米须煎汤代茶饮，有很好的利尿消蛋白的功效，用于各种肾脏病蛋白尿患者。

竹叶葫芦茶：淡竹叶 20g，葫芦瓜 50g。煎汤代茶，频饮。

薏仁绿豆粥：生薏苡仁 30g，赤小豆 30g，绿豆 60g，共煮粥食用，每日 1 次。

茅根赤豆粥：鲜白茅根 200g，粳米 200g，赤豆 200g。鲜白茅根加水适量，煎汁去渣，加入粳米、赤豆，煮成粥，每日分 3～4 次服食。

2. 血尿患者的中医饮食疗法

邹燕勤教授认为，慢性肾脏病患者中血尿突出者，大多责之于肾虚湿热，脾肾亏虚，不能摄血，或湿热下注，血行脉外。

（1）湿热偏盛：尿色深，或小便不利，烦热口渴，下肢水肿，舌偏红，苔薄腻或黄腻，脉细数。

茅根芦仙汤：白茅根 50g，芦根 30g，仙鹤草 30g。煎汤频饮。

荠菜蛋花汤：荠菜花 50g，鸡蛋 1 枚。荠菜花煎汤，鸡蛋打入，搅拌，喝汤吃蛋。

清炒藕片或凉拌鲜藕片：鲜藕片 200g。清炒时可放少许低钠盐调味，凉拌时可先将藕片用开水煮一会儿后滤水，加少量盐或糖凉拌。

（2）气虚不摄：神疲乏力，腰膝酸软，面色无华，食少，便溏，舌淡白，苔薄少，边有齿痕，脉细弱。

黑木耳红枣花生汤：黑木耳 30g，红枣 50g，红皮花生 30g，共放入锅中小火炖烂，食前可加少许白糖调味。

黄芪山药粥：炙黄芪 120g，山药 20g，茯苓 20g，莲子 10g，芡实 10g，共煮为粥。

3. 高血压患者的中医饮食疗法

夏枯草茶：夏枯草、绿茶各等量。将夏枯草切碎成小段，与绿茶混匀，每次取适量泡茶。功效清热护肝，本品用于肾炎高血压属于肝阳上亢者。

冬瓜赤豆粥：冬瓜 100g，赤小豆 200g。先将赤小豆熬粥，待快熟时加入切成块的冬瓜，闷熟后食用。功效清热利水，本品用于肾炎高血压水肿较重属于湿热者。

芹菜葛根茶：芹菜 50g（或绞取汁），葛根 30g（洗净切成薄片），加水煮沸后当茶饮用。

莲子心茶：莲心 12g，开水冲泡后代茶饮用，每天早晚各饮一次，除了能降低血压外，还有清热、安神、强心之功效。

4. 高脂血症患者的中医饮食疗法

黑木耳粥：黑木耳 10g，山楂 20g，粳米 100g，砂糖适量。将黑木耳用水发开，切成碎末，山楂洗净去籽，在粳米中加水 400mL，同黑木耳、山楂、砂糖用文火煮到汤稠，盖紧焖 5～7min 即可。

绞股蓝山楂茶：绞股蓝 15g，生山楂 15～30g，丹参 30g，甘草 6g。每日水煎，代茶饮。

山楂荷泽茶：山楂 15g，荷叶 12g，泽泻 10g。将上述 3 味共切细，加水煎或以沸水冲泡，取浓汁即可。每日 1 剂，代茶饮。

5. 高尿酸血症患者的中医饮食疗法

薏苡仁红枣汤：薏苡仁 50g，红枣 5 枚。煮汤，喝汤食薏苡仁、红枣。

玉米须丝瓜络茶：玉米须 30g，丝瓜络 30g。煎汤代茶，频饮。

百合车前汤：百合 50g，车前子 30g（包煎）。煎汤代茶，频饮。

综上所述，邹燕勤教授认为，慢性肾脏病患者饮食营养疗法十分重要，可以说是药物治疗的基础，饮食忌宜要把握以下几条：①忌吃公鸡、老鹅、猪头肉、海鲜、螃蟹、龙虾、香椿、芫荽、辛辣刺激性食物及一切发物；②宜食清淡、易消化食物，忌油腻；③宜食新鲜蔬菜和少量常见水果；④忌大补及上火食品；⑤忌食生冷；⑥有水肿、高血压、心力衰竭者，应严格低盐饮食，并严格限水，控制体重的增长；⑦血尿酸高者，忌吃动物内脏、鱼、虾、蟹、蚌、酒类、菇类、豆类、菠菜；⑧尿毒症患者宜以优质低蛋白饮食为主，高血钾者忌吃高钾食品，如水果、豆类、坚果、腌制产品、菜汤等；血钾低的患者相反。